AF475176

TRAITÉ

SUR LA NATURE ET LE TRAITEMENT

DE LA GOUTTE

ET

DU RHUMATISME.

DE L'IMPRIMERIE DE J.-L. CHANSON,

RUE DES GRANDS-AUGUSTINS, N° 10, A PARIS.

TRAITÉ

SUR LA NATURE ET LE TRAITEMENT

DE LA GOUTTE

ET DU RHUMATISME,

Renfermant des Considérations générales sur l'état morbide des Organes digestifs, des Remarques sur le Régime, et des Observations pratiques sur la Gravelle;

PAR CHARLES SCUDAMORE,

Membre du Collége royal des Médecins et de la Société Medico-Chirurgicale de Londres.

TRADUIT DE L'ANGLAIS, SUR LA DERNIÈRE ÉDITION.

> Principiis obsta ; serò medicina paratur
> Cùm mala per longas invaluere moras. OVID.

TOME PREMIER.

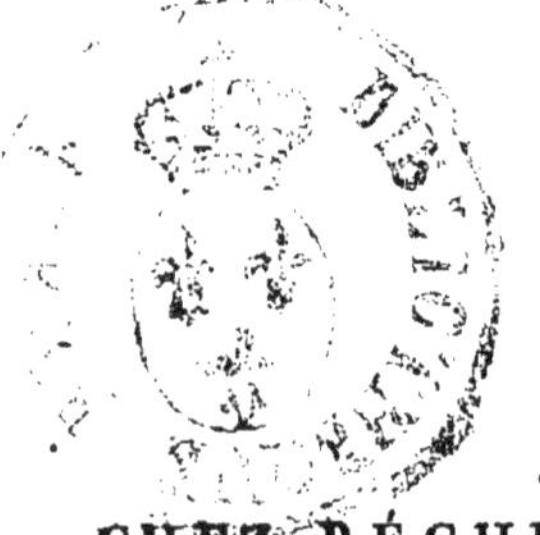

A PARIS,
CHEZ BÉCHET JEUNE, LIBRAIRE,
RUE DE L'OBSERVANCE, N° 5;
A MONTPELLIER,
CHEZ ANSELME GABON, LIBRAIRE.
1819.

TABLE
DES MATIÈRES.

TOME II.

De la Goutte chronique.

De la Goutte remontée.

Du Rhumatisme chronique.

PRÉFACE

DE LA

PREMIÈRE ÉDITION.

DÈS les premiers siècles de la Médecine, la goutte fixa l'attention des maîtres de l'art; et néanmoins il existe peu de maladies dont la théorie soit plus incertaine, et le traitement plus rempli de préjugés et d'erreurs.

On peut dire que dans tous les temps, la goutte fut l'objet favori des empiriques; et l'observation journalière démontre que, tandis que les impostures du charlatanisme sont reçues par les goutteux avec la plus aveugle crédulité, l'art de la médecine rationnelle est traité par eux avec indifférence, ou même rejeté; tant l'action d'un agent inconnu peut influencer puissamment l'imagination, et indisposer l'esprit contre l'exercice de la faculté plus réservée du jugement.

Il est facile de faire voir en peu de mots combien est antirationnel en principe l'emploi des remèdes empiriques. Le succès fortuit d'un *arcane* est même nuisible par ses conséquences, par les fausses applications sans nombre auxquelles donne lieu un tel résultat ; et le mal sera d'autant plus étendu, que le caractère du remède sera plus vulgaire. Les médicamens dont la composition et les propriétés sont connues, administrés pour la même maladie chez diverses personnes, ne sont-ils pas tellement modifiés dans leur action, par la constitution individuelle, qu'ils aggravent les symptômes dans un cas, tandis qu'ils les allègent dans un autre? Combien donc plus dangereuse et plus indéfiinie doit être l'application d'un remède présenté dans presque toutes les maladies, et indistinctement adopté pour toutes les constitutions! Si un tel médicament est pourvu de propriétés actives, son emploi contre-indiqué doit produire les plus grands désordres : si ses vertus sont inertes, il n'en est pas moins une source de maux négatifs, en faisant exclure les autres moyens qui auraient pu être avantageux. Nous avons maintenant à examiner jusqu'à quel point sont fondés les reproches adressés à l'art médical, relativement à la goutte.

Une classe nombreuse de goutteux se livre entièrement au traitement empirique. Une autre partie, et probablement ce n'est pas la moindre, préfère sa sécurité apparente, et exerce cette philosophie difficile qui a pour devise, *patience et flanelle*. Les personnes en agissent ainsi, soit par défiance à l'égard de l'efficacité des remèdes, soit à cause de ce préjugé qui, faisant regarder la goutte comme un préservatif certain contre les autres maladies, engage à favoriser son apparition et sa durée. L'observation du savant Heberden est encore applicable à la question présente. « Comme l'opinion générale attribue au hasard la guérison de la goutte, il me paraîtrait raisonnable, pour l'honneur de l'art, de n'entreprendre le traitement de cette maladie que lorsque les malades ayant surmonté leurs craintes, conviendraient qu'elle peut être guérie d'une manière rationnelle. Il serait à souhaiter, pour le bien de l'humanité, que la difficulté de la guérison de la goutte ne fût pas plus grande que le danger de cette même guérison (1) ».

Le plus grand nombre des auteurs qui ont écrit sur la goutte, depuis la plus haute antiquité jusqu'à nous, ont adopté une espèce d'empirisme, en fondant toutes leurs règles de pratique sur quelque hypothèse imaginaire d'*une cause prochaine*.

Les médecins vraiment dignes de ce nom ne peuvent entièrement se laver du reproche d'avoir donné leur approbation à

(1) Commentaires, p. 47. « Elle n'est point une maladie sacrée, et l'on n'est point sacrilége pour entreprendre son traitement. » — Rush.

des remèdes empiriques. Pour preuve de cette assertion, je renvoie à la protection médicale si hautement et si généralement accordée à l'*eau médicinale* : sa puissance magique de soulagement était naturellement invoquée avec plaisir par l'homme souffrant; et la goutte désormais ne paraissait plus devoir être une maladie difficile, ni une source de terreur.

La suite cependant a montré l'erreur du charme, et a fait reconnaître que les meilleurs remèdes ne sont pas ceux qui produisent instantanément un soulagement palliatif et passager, mais bien ceux qui, administrés d'après des principes généraux certains, sont modifiés ensuite par les variétés de l'âge et du tempérament, et sont poursuivis avec soin et persévérance.

Ici, néanmoins, je dois avouer que le traitement régulier de la goutte a été très-négligé par les médecins. Elle paraît avoir moins attiré leur attention que toute autre maladie d'une importance égale ; et ordinairement ils prononcent qu'elle est intraitable de sa nature, et qu'on doit peu s'en occuper. En revanche, cette opinion n'a pas empêché, depuis quelques années, de proposer, à différentes époques, divers modes d'une pratique active. Pour moi, je n'en resterai pas moins convaincu que les idées qu'on s'est formées sur la nature et le traitement de la goutte ont été trop exclusives de part et d'autre, et que les deux partis auraient dû ne pas mettre aussi complètement de côté les principes généraux si essentiels à la véritable connaissance et au traitement de chaque maladie.

Cette conviction m'a fait entreprendre le présent ouvrage. Je sais qu'il ne suppléera qu'imparfaitement aux lacunes dont je me plains dans les écrits que nous possédons déjà ; mais je n'en croirai pas moins avoir fait un essai utile, si l'on m'accorde d'être entré dans la vraie route d'observation, et d'avoir réussi à faire quelques pas vers la connaissance précise et entière du sujet.

Dans la table annexée au présent traité, j'ai détaillé la méthode analytique d'examen que j'ai adoptée dans l'étude des cas de ma pratique particulière. Cette méthode m'a donné une grande facilité pour disposer mes faits et en tirer mes conclusions; et ce n'est qu'après des observations nombreuses et de profondes réflexions, que je me suis hasardé à présenter cet ouvrage au public. Appuyé sur ces bases, je me crois fondé à avancer les propositions générales suivantes :

1°. Que la goutte est une maladie non-seulement nuisible à la constitution, mais en outre destructive de l'organisation des tissus particuliers qu'elle affecte; ce qui ne tend à rien moins qu'à raccourcir la vie et à la rendre misérable ;

2°. Qu'elle peut être influencée par l'art d'une manière utile et complète, ainsi que toute autre maladie dangereuse ;

3.° Que l'accès peut être immédiatement soulagé dans ses douloureux symptômes, et matériellement diminué pour sa durée;

4°. Qu'enfin la plupart de ses conséquences naturelles funestes peuvent être prévenues avec du temps et des soins, et par des moyens qui, en détruisant la maladie, tendent en même temps à rétablir la constitution.

La sécurité du malade à l'égard des attaques subséquentes est une question qui demande un examen séparé. Il est vrai qu'elle dépend beaucoup du traitement médical suivi pendant le paroxisme et la convalescence; mais elle a des rapports encore plus intimes avec la conduite particulière du malade. La diathèse goutteuse une fois établie dans la constitution, est mise en action par plusieurs causes éloignées; et certainement, de toutes les maladies chroniques, celle-ci paraît être influencée par une plus grande variété d'agens nuisibles que toute autre. De là vient que, sans un régime sévère correspondant à des soins généraux, les retours de la goutte sont de longue durée. Il arrive alors ordinairement que le traitement, avantageux pendant le paroxisme, est regardé comme d'une légère efficacité, quelque judicieux qu'il ait pu être, et qu'on va même quelquefois jusqu'à l'accuser d'être la cause de la rechute.

Les moyens prophylactiques méritent donc, dans tous les cas particuliers, l'examen le plus attentif et le plus sérieux. Dans aucune maladie, l'habileté du médecin ne peut prévaloir contre le défaut de soins dans les habitudes générales du malade; et ceux qui, à cet égard, ne sont pas leur propre médecin, n'ont pas droit de censurer des avis qu'ils ne suivent qu'imparfaitement.

Quant au rhumatisme, je n'en ai parlé que d'une manière concise, et j'ai entièrement réservé pour un autre ouvrage les considérations pratiques sur la variété chronique de cette maladie.

Depuis long-temps j'ai pensé qu'on ne pourrait répandre quelques lumières utiles sur les phénomènes du rhumatisme, qu'en cherchant, relativement à sa théorie et à son traitement, une classification plus méthodique que celle qui est établie jusqu'ici par les auteurs ; ce sera en appliquant l'analyse à nos recherches, que nous parviendrons à connaître parfaitement les causes variées qui ont de l'influence sur cette maladie, et les phénomènes, tant locaux que constitutionnels, qui la caractérisent.

Selon l'illustre Sydenham, la médecine ne fera des progrès qu'en recueillant l'histoire ou la description exacte et complète de toutes les maladies, et en basant dessus une méthode fixe de traitement.

PRÉFACE
DE LA
SECONDE ÉDITION.

La demande d'une nouvelle édition d'un ouvrage est, pour un auteur, la preuve satisfaisante que son travail n'a pas été jugé superflu et entièrement dénué d'intérêt.

Encouragé par cette idée, j'ai mis tous mes soins à rendre la présente édition plus étendue et plus utile que la première. Dans cette intention, j'ai attentivement revu les opinions que j'avais d'abord avancées; j'ai étudié de nouveau les cas d'où j'avais tiré mes conclusions, et j'ai ajouté le détail des résultats et des observations qu'une expérien progressive et des refléxions plus profondes m'ont depuis procuré.

Convaincu des avantages réels et étendus que l'on retire de la culture patiente et scientifique de l'art de guérir, je me suis opposé avec force à toute innovation de l'empirisme et des principes empiriques ; et j'ai cherché à démontrer que c'est seulement par une observation attentive et continuelle des phénomènes de la nature que la médecine philosophique peut être établie sur des bases stables, et la profession de médecin élevée au rang distingué qui lui appartient.

Il existe entre la goutte, la gravelle et le rhumatisme, plusieurs points d'affinité naturelle qui me paraissent rendre ces maladies propres à être comprises dans le même ouvrage.

Quant au traité sur le rhumatisme, que j'offre encore d'une manière limitée si on le compare à l'étendue du sujet, j'ai présenté dans mon introduction une apologie relative à sa brièveté, qui, j'espère, sera trouvée satisfaisante.

En avançant plusieurs objections critiques contre les expériences et les opinions des autres auteurs, j'espère qu'on ne me taxera pas d'injustice ou de partialité. Je n'ai employé envers eux qu'une liberté d'opinion que je désire et que je réclame contre moi. Dans toute science, l'opposition des idées et la comparaison des observations tendent d'une manière invariable à faire connaître et à établir la vérité.

Dans un art comme celui de la médecine-pratique, qui, dans les circonstances les plus favorables, est toujours difficile et souvent trompeur, la méfiance des opinions reçues et des autorités imposantes doit conduire à la découverte de faits nouveaux et utiles, et rendre les recherches du génie et de la sagesse plus stables dans leurs fondemens. Une satisfaction passive de ce qui a été déjà fait tendrait tout à la fois à rétrécir les avenues de la science, à arrêter ses progrès ultérieurs, et à présenter de fortes barrières à l'avancement des connaissances humaines.

Le seul désir de la nouveauté est une

passion méprisable ; mais ce scepticisme inquisiteur qui force l'esprit à scruter profondément les richesses actuelles de la science, est, à mon avis, le plus puissant moyen qu'on puisse faire servir à son perfectionnement.

Comment, sans cette méthode, pourra-t-on séparer l'ivraie du bon grain? comment, sans elle, dissipera-t-on les illusions d'une philosophie fausse ou trompeuse, et lui fera-t-on céder la place aux formes substantielles de la vérité?

Fortement imbu de ces idées, et en même temps désireux d'accorder un respect convenable aux opinions d'autrui, je dois adopter le sentiment de Pline, lorsqu'il dit :

Quamvis enim cedere auctoritati debeam, rectiùs tamen arbitror, in tantâ re, ratione quàm auctoritate superari. Lib. 1, *chap.* 20.

TRAITÉ

SUR LA NATURE ET LE TRAITEMENT

DE LA GOUTTE

ET DU RHUMATISME.

L'ARRANGEMENT régulier et l'exposition claire des principes d'une science conduisent essentiellement à établir des idées justes par rapport à sa théorie, et à faciliter ses applications pratiques. Tel est surtout le cas à l'égard de la médecine, et je crois toute apologie inutile pour l'étendue des faits préliminaires renfermés dans lse pages suivantes.

Il me semble d'abord convenable de faire connaître les motifs qui, dans ma description de la goutte, m'ont fait proposer une disposition nosologique différente de celle qui est suivie par Cullen.

Cet auteur, qui continue à faire loi pour la nosologie dans toutes les écoles de médecine de la Grande-Bretagne, a établi de la manière suivante les caractères généraux et les variétés de cette maladie.

« Podagra, morbus hæreditarius, oriens » sine causâ externâ evidente, sed præeunte » plerumque ventriculi affectione insolitâ; » pyrexia; dolor ad articulum et plerumque » pedis pollici, certe pedum et manuum junc» turis potissimum infestus; per intervalla re» vertens, et sæpe cum ventriculi, vel aliarum » internarum partium affectionibus alternans.

» *Varietas* 1. Podagra (regularis) cùm inflam» matione artuum satis vehementi, per aliquot » dies perstante, et paulatim cum tumore, pru» ritu et desquamatione partis, recedente.

» *Varietas* 2. Podagra (atonica) cùm ventri» culi vel aliûs partis internæ atonia, et vel » sine expectatâ aut solitâ artuum inflamma» tione, vel cum doloribus artuum lenibus » tantum et fugacibus, et cum dyspepsia vel » aliûs atoniæ symptomatis subitò sæpe alter» nantibus.

» *Varietas* 3. Podagra (retrograda) cùm in» flammatione artuum subitò recedente, et » ventriculi vel aliûs partis internæ atonia mox » insecuta.

» *Varietas* 4. Podagra (aberrans) cum partis » internæ inflammatione vel non prægressa, » vel prægressa et subitò redeunte inflamma- » tione artuum. »

Je présenterai ici quelques courtes réflexions à l'égard des passages que je viens de transcrire sur le texte original de l'auteur, passages dont j'admets néanmoins les bases générales : je me réserve des observations ultérieures plus étendues dans le cours de cet ouvrage, lorsqu'il sera question de ces diverses sortes de gouttes.

La goutte est une maladie héréditaire. — La goutte se trouvant plus souvent acquise qu'héréditaire, c'est à tort qu'on établit cette circonstance comme un caractère précis de l'affection.

Naissant sans aucune cause évidente. — Le docteur Cullen se sert évidemment ici de ces expressions pour distinguer la goutte, du rhumatisme qu'il définit *une maladie due à une cause externe et souvent évidente.* Quoique la goutte soit une maladie qui provient d'un vice interne du système, et que, comme le rhumatisme, elle ne se manifeste pas comme une affection locale de structure, excitée seulement par des causes externes, cependant son double caractère ne doit pas être, sous ce rapport, passé sous silence. La goutte est souvent mise en action, même pendant le premier accès, par une cause aussi externe et aussi évidente que celle qui produit le rhumatisme; savoir : par la vicissitude de la température, par une entorse, une contusion, ou par toute autre espèce d'injure locale qui, chez une personne non disposée à la goutte, donnerait lieu à une inflammation ordinaire, ou à une action morbide quelconque, selon la disposition spécifique de la constitution individuelle.

Avec fièvre. — En proposition générale, la fièvre est avec raison un des caractères d'un paroxisme de goutte, quoiqu'elle ne l'accompagne pas d'une manière invariable : on peut dire seulement qu'elle existe quand l'action du cœur sympathise avec l'inflammation locale et la douleur, ou quand les causes prédisposantes ont amené la diathèse inflammatoire.

Avec douleur dans une articulation, le plus souvent dans celle du gros orteil, mais toujours affectant avec le plus de force les articulations des pieds et des mains. — Cela implique trop fortement que les articulations sont le seul siége de la véritable goutte. J'admets cette description comme juste, quand le pied est la partie affectée, et je conviens que dans le plus grand nombre des cas, la goutte choisit le pied dans sa première attaque, et qu'alors la première articulation du gros orteil est l'endroit le plus ordinairement entrepris. Cette circonstance est surtout remarquable dans le principe de la maladie; mais il arrive aussi, même pendant le premier accès, que l'inflammation se fixe sur les parties tendineuses du pied ou de la main; mais dans les attaques consécutives, plusieurs autres endroits éloignés des pieds et des mains, et non-seulement les surfaces articulaires, mais encore les tendons et les capsules synoviales étant également affectés d'une manière caractéristique, c'est-à-dire d'une manière propre à faire reconnaître la maladie pour la goutte, il me semble que la définition qui nous occupe, doit être rejetée, comme propre à induire en erreur, en plaçant de fausses limites aux indications externes. J'ajouterai de plus que le mot *podagra*, choisi par Cullen (1), à l'imitation de Boerhaave,

---

(1) Arthritis nomen, utpote apud medicos ambiguum

est réellement trop limité dans sa signification.

Le terme *arthritis*, par son acception plus générale, me semble préférable, quoiqu'il ne soit pas entièrement à l'abri de la critique.

Et souvent alternant avec des affections de l'estomac ou des autres parties internes.— Je présume que ce passage signifie qu'il y a fréquemment une grande sympathie mutuelle entre l'estomac ou quelque autre partie interne et le siége extérieur de l'affection ; ensorte que quand l'estomac, par exemple, éprouve des douleurs, des spasmes, des frissons, des nausées, ou d'autres sensations pénibles, l'apparition de l'inflammation et des douleurs externes peut souvent produire un soulagement interne, et que jusqu'à un certain degré le contraire peut avoir lieu : mais si l'idée est étendue à la signification d'une alternative dans l'action inflammatoire, elle dénote alors un changement d'action qui conduit au danger et à la mort, et elle n'est

---

rejeci, et podagræ nomine, utpote typum morbi præcipuum notante, cum celebri Boerhaavio usus sum. Sympt not. Cullen.

plus une expression appropriée à la description générale, de la goutte.

L'action sympathique que paraît décrire Cullen a plutôt rapport à la forme passive de la goutte à laquelle je donnerai le nom de chronique, et dans laquelle l'inflammation externe est légère et erratique, et où les douleurs extérieures coïncident avec plusieurs sympathies internes. Cette définition s'accorde en partie avec sa *variété atonique*.

1re VARIETÉ. *Goutte régulière.*—Les distinctions fondamentales adoptées par le docteur Cullen, de goutte régulière et irrégulière, conduisent, d'une part, à une plus grande précision de définition que ne semblent permettre les modifications variées sous lesquelles se montre la maladie, et, d'un autre côté, elles laissent une latitude d'application plus grande que celle qui est compatible avec une bonne pratique.

Une attaque de goutte n'en est pas moins régulière parce qu'elle se manifeste dans une partie qui n'appartient pas à une articulation, ou bien dans quelque endroit qui n'est ni le pied, ni la main, ou enfin parce qu'elle est de longue durée et qu'elle change fréquemment de siége. Le passage suivant manque aussi d'exactitude, et me paraît devoir être rejeté comme définition : *Avec une inflammation suffisamment forte, continuant pendant plusieurs jours et diminuant graduellement, avec tumeur, démangeaison, et desquammation de la partie.* Le temps de la durée dont il est fait ici mention appartient presque entièrement au premier accès, et encore y a-t-il à cet égard beaucoup d'exceptions. La tuméfaction n'est pas différée jusqu'à ce que l'inflammation ait graduellement diminué ; mais elle a lieu ordinairement dans les vingt-quatre heures et rarement au-delà de quarante-huit. La démangeaison, la dernière et la moins durable des irritations nerveuses, quelquefois accidentellement due à un état herpétique de la peau, est un symptôme ordinaire; mais la desquammation de la partie n'est pas assez fréquente pour servir à une description pathognomonique.

2e VARIÉTÉ. Goutte atonique. — *Avec une atonie de l'estomac ou d'un autre organe interne, soit avec l'inflammation ordinaire des articulations, ou seulement avec des douleurs légères et instantanées des parties arti-*

culaires, douleurs qui alternent tout à coup avec la dyspepsie ou d'autres symptômes atoniques. La première partie de cette définition ne décrit que la dyspepsie ou les autres dérangemens internes qui surviennent ordinairement chez un goutteux, mais qui ne dépendent pas nécessairement de cet état du système qui prédispose à la goutte. La dernière partie ne décrit que la forme passive ou chronique de l'affection.

3e VARIÉTÉ. Rétrocessive. *Avec inflammation des articulations disparaissant tout à coup, et promptement suivie par l'atonie de l'estomac où de quelque autre organe interne.* Je suis bien convaincu que l'inflammation, même avec une tendance funeste, est une suite plus fréquente de la goutte rétrocessive, que l'atonie, et cette définition est donc d'une grande importance pratique. Chez deux personnes auxquelles j'ai donné des soins, et qui étaient devenues malades pour s'être exposées au froid et à l'humidité, il se manifesta des douleurs excessivement vives dans les viscères abdominaux qui exigèrent de promptes et et abondantes saignées.

Je ne prétends pas nier que chez des personnes débilitées, qui ont une circulation faible, l'action goutteuse locale ne puisse tout à coup, et pour des causes légères, être changée contre une attaque interne, d'une nature spasmodique; mais je considère de tels cas comme des exceptions aux effets les plus ordinaires de la véritable goutte rétrocessive, et je suis persuadé que nous devons mettre une grande réserve à en tirer la conclusion, que l'atonie est l'affection interne qui succède à la suspension de l'affection externe.

4e VARIÉTÉ. Goutte déplacée.—*Avec inflammation de quelque organe interne, soit que l'inflammation des articulations n'ait pas précédé, soit qu'ayant précédé, elle soit promptement disparue.* Le commencement de cette définition désigne évidemment la manifestation d'une phlegmasie quelconque, chez un individu goutteux, soit qu'il existe en même temps ou non, une disposition au paroxisme. Elle est terminée par une répétition de ce qui a été dit précédemment, de la variété rétrocessive, avec la différence que la nouvelle action interne est ici clairement désignée comme celle de l'inflammation.

Quant au terme de *goutte irrégulière*, qui n'est autre que celle désignée par *Musgrave* sous le nom d'anomale, j'ai déjà déclaré que je le regardais comme incertain, sans limites dans son application, et qu'il ne me paraissait propre qu'à exclure toute possibilité de l'entendre, tant en théorie qu'en pratique.

Cullen a dit: « Nous donnons le nom de goutte irrégulière à tous les symptômes qui nous paraissent dépendre de l'affection inflammatoire des articulations, ou avoir des rapports avec elle, mais qui ne surviennent pas, ou ne sont pas présens en même temps. »

J'accorde et même je soutiens que la maladie a un caractère complexe, et qu'elle consiste dans une action locale, externe, dépendante de causes constitutionnelles, en sorte que s'il était vrai que l'on découvrît quelque état particulier du système qui fût une circonstance invariable, soit antécédente à l'action locale que nous nommons *goutte*, soit coexistante avec elle dans une relation évidente de cause et d'effet, nous pourrions alors avec juste raison, lorsqu'un tel état du système se manifesterait sans être accompagné des symptômes externes ordinaires, affirmer que la maladie que nous avons sous les yeux, n'est autre qu'une goutte irrégulière ou anomale ; mais nos connaissances sur sa nature intime sont-elles parvenues au point de nous autoriser à de semblables conclusions? En supposant même cette connaissance acquise, ne faudrait-il pas encore examiner si les diverses sympathies morbides éprouvées intérieurement par les goutteux sont d'une nature particulière ou spécifique, puisqu'il est certain que ces individus ne sont pas à l'abri des autres maladies? Il est donc incontestablement vrai, que l'emploi familier de ces mots, *irrégulier* et *anomal,* donne une latitude sans bornes à appeler chaque maladie (1) et chaque sympathie morbide, survenant chez un goutteux, une goutte déguisée.

Cette considération est d'une importance plus grande qu'elle ne le paraît à la première vue ; je ne veux cependant pas en faire un argument pour une dispute de mots. Lorsqu'un nom se trouve si facilement pour une

---

(1) Pour preuve de cette assertion, je renvoie le lecteur à l'ouvrage de Musgrave, *de Arthritide anomale*, et aux pages 518, 519 et 520 de celui de Cullen.

maladie obscure, le praticien se regarde comme excusé, par la difficulté d'un examen plus approfondi : en conséquence il dirige son traitement d'après quelques préjugés sur la nature de la goutte, au lieu de tirer ses indications d'une recherche attentive, basée sur les connaissances anatomiques, sur les raisonnemens physiologiques et sur une saine pathologie. En d'autres termes, il traite la maladie *selon ce qu'elle n'est pas*, plutôt que d'après *ce qu'elle est*. Le malade influencé seulement par ses terreurs personnelles, désire avec anxiété fixer aux extrémités ce qu'il appelle la goutte errante, et dans cette intention il boit de l'eau-de-vie ou du vin de Madère. Pour remédier à l'abattement qu'il éprouve par fois, il recherche le secours trompeur des cordiaux stimulans, et se procure ainsi une excitation passagère aux dépens d'une lésion positive de sa constitution.

La circulation ainsi excitée par les cordiaux peut être adoucie par cette sorte d'inflammation à laquelle la constitution a une tendance principale; et ce qu'on doit regarder comme un résultat heureux, après une telle manière d'agir, la goutte surviendra peut-être; mais on produira en même temps, par des appels aussi énergiques, l'apoplexie ou toute autre maladie pire que la goutte.

Je conviens que la dyspepsie, les autres affections chroniques et même les maladies aiguës peuvent recevoir des modifications considérables dans leurs symptômes, par l'influence d'une disposition goutteuse, et que dans ces cas il est nécessaire d'apporter quelques modifications correspondantes au traitement : mais cette concession est plutôt générale que particulière, et elle se rattache à ce principe de médecine, que nos règles de traitement doivent toujours être appliquées et variées selon le caractère des habitudes et de la constitution individuelle.

Enfin, quant à ce qui regarde une maladie quelconque, soit simple, soit anomale, chez un individu goutteux, j'adhérerais à la nomenclature ordinaire, si l'on désirait un nom, en prenant seulement en considération les influences probables exercées par le tempérament et les dispositions arthritiques.

Le docteur Cullen a combattu la doctrine d'une matière morbifique, avec beaucoup de talent et d'esprit; mais le passage suivant de sa Pathologie, page 533, n'est pas très-satisfaisant. « Il existe, chez quelques individus, un certain état vigoureux et pléthorique du système qui, à une certaine époque de la vie, est sujet à une perte de ton aux extrémités. Toutes les fonctions s'en ressentent, principalement celles de l'estomac et de ses dépendances. Quand cette perte de ton survient pendant que l'énergie du cerveau est encore entière, la force médicatrice de la nature est excitée à restaurer le ton des parties, et elle tend à ce but en produisant une affection inflammatoire dans quelque endroit des extrémités. Après une durée de quelques jours, cette inflammation rétablit la tonicité des extrémités et de tout le système, et le malade revient à son état de santé ordinaire. »

La perte de ton aux extrémités, que l'on représente ici comme le premier anneau de la chaîne des phénomènes, est inventée à plaisir. On ne peut pas dire que le système est vigoureux, quoiqu'il soit dans un état de pléthore. La communication aux fonctions internes de la perte de tonicité des extrémités, l'impulsion donnée à la force médicatrice de la nature, et le rétablissement consécutif de la tonicité générale et locale, au moyen de la production de l'inflammation, sont autant d'hypothèses confusément rassemblées pour constituer un corps de doctrine qui ne peut qu'égarer le jugement dans des routes trompeuses.

C'est néanmoins sur cette théorie que le docteur Cullen paraît avoir établi ses règles de traitement.

Sauvages a singulièrement compliqué la classification de la goutte, en créant plusieurs espèces distinctes, d'après les modifications occasionnelles que cette maladie peut prendre par sa combinaison avec d'autres, ou par l'influence de la saison de l'année (1).

Les Grecs distinguaient les variétés de la goutte selon le siége de la maladie, et ils l'appelaient *podagra* aux pieds, *chiragra* aux mains, *pechyagra* au coude, *gonagra* au genou, *dentagra* ou *odontagra* aux dents, *cleisagra* aux articulations des clavicules, *omagra* à celles de l'épaule, *rhachisagra* à l'épine du dos, et *tenontagra* dans les larges tendons (2). Les Latins s'approprièrent ces termes et les appliquèrent indistinctement à la goutte et au rhumatisme. En effet, si nous considérons

---

(1) Arthritis asthmatica, rheumastica, æstiva, hyemalis, etc., etc. *Sauvages*, Nosol. method.

(2) Cœlius aurelianus, lib. v, cap. 11.

que, jusqu'au temps de Baillou (1), le rhumatisme ne paraît pas avoir été séparé de la goutte, nous nous trouverons autorisés, en toute occasion, à n'admettre qu'avec une grande circonspection les idées des anciens sur le traitement de cette dernière maladie.

Boerhaave, dit-on, ne fit pas non plus mention du rhumatisme dans ses premières leçons, mais par la suite il ne fut que trop familiarisé avec cette maladie qui le tourmenta si cruellement.

On peut regarder Sydenham comme le premier auteur qui, en 1683, ait écrit avec beaucoup de sagacité sur la goutte et le rhumatisme; mais je ne puis dissimuler, en parlant de cet homme distingué par ses talens, et modèle de tout vrai médecin, que ses doctrines sur la goutte, conçues pendant toute la ferveur de la pathologie humorale, n'aient eu jusqu'à ce jour, sur le traitement de cette affection, l'influence la plus déplorable.

L'antiquité des idées concernant la nature humorale de la goutte est démontrée par

---

(1) De rheumastimo et pleuritide dorsali. Paris, 1642.

l'étymologie même de son nom, *gutta*, une goutte, signifiant, dit-on, que la maladie était causée par quelque humeur qui coulait goutte à goutte dans les articulations (1).

On peut remarquer à ce sujet que la nomenclature des Anciens, quoique presque toujours expressive, était souvent erronée. L'examen de l'étymologie médicale entière serait une branche de recherches aussi curieuses qu'intéressantes. Je ne poursuivrai pas plus loin cette digression, et j'entrerai immédiatement dans la considération de mon sujet. Il me semble que dans les divisions nosologiques, on introduit quelquefois des subtilités plus propres à embarrasser qu'à éclairer le praticien. En médecine plus que dans toute autre science, il est dangereux d'établir des distinctions qui ne soient pas bien marquées. Convaincu de cette vérité, et dans l'intime persuasion que les séparations bien claires sont aussi utiles que difficiles, je propose de diviser la goutte en *aiguë*,

(1) « Gutta dicitur, ex absurdâ veterum hypothesi, quâ ab humoris cujusdam stillicidio, in articulos facto, eum dolorem oriri putabant. » *Sauvages*, Nosol. method. t. v, cl. vii, p. 7.

chronique (1) et *remontée*, considérant la forme aiguë de la maladie, sans égard à son siége particulier, comme la première variété; la *chronique*, comme la seconde, et la *remontée*, comme la troisième. Dans un essai pour faire connaître les caractères généraux de la goutte, je sens la nécessité d'entrer plutôt dans une description de détails que de me borner à une courte définition, attendu que la maladie est trop complexe dans sa nature pour être distinguée avec certitude seulement par quelques signes.

---

(1) Le docteur Latham, en parlant de la dénomination ordinaire des variétés de la goutte, pense qu'on pourrait avec plus de fondement la distinguer, comme dans le rhumatisme, en aiguë et en chronique. — Letter on rhumatism and gout ; 1796. — Le docteur Hamilton fait l'observation suivante : « Peut-être serait-il plus simple de diviser seulement cette maladie en deux genres, la goutte aiguë et la goutte chronique, dans lesquels on renfermerait aisément les différens phénomènes, les diverses gradations, si l'on peut les nommer ainsi, entre l'état aigu dans la plus haute période inflammatoire, et l'état chronique au plus bas point de débilité. Ces deux extrémités de la même maladie renferment en effet toutes ses irrégularités. — Letters on gout, p. 70 ; 1806.

GOUTTE.

Maladie constitutionnelle, produisant une inflammation locale externe d'un genre spécifique; la susceptibilité à l'avoir, dépendant souvent d'une conformation et d'une constitution héréditaires, mais plus fréquemment étant acquise; ne survenant pas avant l'âge de puberté, rarement avant vingt-cinq ans, et le plus souvent entre vingt-cinq et quarante; affectant principalement le sexe masculin, et particulièrement les individus qui ont la poitrine développée et une constitution pléthorique; dans la première attaque, se manifestant ordinairement sur un seul pied, et le plus souvent à la première articulation du gros orteil; mais, dans les paroxismes suivans, affectant les deux pieds à la fois, ou d'autres parties, comme les mains, les genoux et les coudes, et non-seulement les articulations, mais aussi tous les autres tissus qui servent à la locomotion, dont les diverses parties sont attaquées simultanément ou successivement; accompagnée souvent d'une fièvre inflammatoire sympathique, caractérisée par des exacerbations nocturnes et des rémissions le matin; très-disposée a revenir à des intervalles périodiques, et précédée, dans le plus grand nombre des cas, par quelques symptômes avant-coureurs.

GOUTTE AIGUE.

Inflammation et douleur des tissus articulaires, tendineux ou synoviaux, se déclarant ordinairement dans une seule partie à la fois; mais, dans les attaques subséquentes, affectant simultanément différentes parties; avec plénitude contre nature des veines adjacentes, et dans certaines parties avec gonflement œdémateux des tégumens survenant dans les vingt-quatre ou quarante-huit heures qui suivent l'invasion de l'accès; rougeur vive de la surface qui est quelquefois brillante; inutilité entière de la partie malade, avec des sensations particulières de chaleur, d'élancemens, de picotemens et de pesanteur; le mal changeant quelquefois facilement de place, soit d'une manière spontanée, soit par les causes les plus légères; se terminant presque invariablement sans suppuration, et habituellement avec quelques indications critiques.

GOUTTE CHRONIQUE.

Inflammation et douleur plus légères, plus irrégulières et plus vagues que dans la goutte aiguë; rougeur faible de la surface; distention plus permanente des parties, ou œdème continu et gênant les mouvemens; sans indications critiques de sa terminaison; associée ordinairement avec un état morbide des organes digestifs, une circulation languissante ou entravée, et une grande irritation nerveuse du système.

GOUTTE REMONTÉE.

Métastase ou transport de l'action goutteuse, pendant le paroxisme, d'une partie externe à quelque organe interne.

HISTOIRE DE LA GOUTTE AIGUE.

Dans quelques occasions, et pendant le premier accès, l'invasion immédiate de la maladie n'est précédée par aucun avertissement; mais le malade, après s'être mis au lit, avec les apparences ordinaires de la santé, est surpris, pendant la nuit, par les premiers symptômes de l'affection. Néanmoins, à l'exception du premier accès, il arrive le plus ordinairement que quelques signes précurseurs avertissent, plusieurs jours d'avance, que la goutte est sur le point de se manifester. Je puis énumérer les suivans, comme ayant eu une connexion plus ou moins intime avec une attaque certaine de la maladie chez les divers individus que j'ai observés : abattement d'esprit, assoupissemens et bâillemens fréquens, cauchemar et sommeil agité, ardeur brûlante et aridité de l'estomac allant quelquefois jusqu'à faire rendre une matière acide; flatulence, appétit irrégulier et oppression après le repas; sensation fréquente de froid et de mal-aise à la région épigastrique; démangeaison générale de la peau; constipation; urine rare et très-colorée, devenant trouble par le refroidissement; picotement et engourdissement des extrémités; tiraillemens musculaires pendant le jour et crampes dans les membres supérieurs ou inférieurs, plus particulièrement dans celui qui va être attaqué; froid très-grand des jambes et des pieds, et frisson général occasionnel; quelques ressentimens fébriles universels, avec les extrémités froides, chaleur de tête pénible, et rougeurs fréquentes. Parmi les troubles des fonctions digestives, il n'est pas extraordinaire de voir survenir un appétit excessif la veille ou quelques jours auparavant, mais accompagné d'une chaleur brûlante de l'estomac, et de nausées. Un malade m'a assuré qu'une semaine avant l'accès, il ne peut satisfaire son appétit; pour me servir de ses propres expressions, il mangerait toute la journée. Un autre décrit au même degré ce symptôme précurseur auquel se joint une sécrétion excessive de salive. Le système nerveux est souvent averti de l'approche de la goutte par une lassitude générale, de grandes agitations d'esprit, des palpitations de cœur (1), et des tressaillemens internes. Un individu affligé de la goutte depuis plusieurs années, éprouve, pendant les deux jours qui précèdent son attaque, des frissons et des bouffées de chaleur alternatifs, une agitation de nerfs extrême, et

(1) Les sympathies morbides sont diversement rapportées et souvent sans aucune connexion apparente avec la cause à laquelle elles sont dues. Le docteur Baillie m'a raconté qu'un gentilhomme qui, depuis six mois, était en proie à des palpitations de cœur qu'aucun moyen n'avait pu soulager, en fut tout-à-coup entièrement délivré par la manifestation d'un accès de goutte.

il ne peut, dit-il, s'empêcher de répandre des larmes en abondance.

Une toux, accompagnée d'une sécrétion très-copieuse de muscosités de la membrane trachéale, précède quelquefois l'accès; elle cesse quand la goutte devient fixe, ou par fois, elle continue avec les autres symptômes.

Cette toux doit être entièrement distinguée de la toux catarrhale récente et des autres symptômes qu'on voit dans certains cas se déclarer pendant le paroxisme, et qui reconnaissent pour cause excitante, l'exposition au froid et à l'humidité. Les membranes muqueuses des parties qui ont été une fois affectées par la maladie, ou qui y sont prédisposées, ont une grande tendance à devenir le siége d'une action morbide : cette sympathie apparente s'accorde, soit avec cet état de la constitution qui touche à un accès de goutte, soit avec celui où la maladie menace de son retour, sans se développer elle-même.

Chez certaines personnes, une chaleur des yeux avec une légère inflammation de leurs membranes, est un des symptômes précurseurs ordinaires.

Une irritabilité remarquable de la vessie et de l'urètre, et une augmentation de sécrétion dans la membrane muqueuse de ces parties se déclarent chez quelques individus peu avant l'accès : ces symptômes sont presque certains chez ceux dont l'urètre est le siége d'un rétrécissement.

Un malade qui en a un léger, m'a appris que pendant quelques jours, avant une de ses attaques, se voyant tourmenté par une grande ardeur en urinant, par la dysurie, et un écoulement, il s'était imaginé avoir réellement une gonorrhée, et s'était en conséquence adressé à un médecin qui lui avait judicieusement conseillé de ne faire aucun traitement. La goutte s'étant manifestée sur un de ses pieds, tous les symptômes en question disparurent presqu'à l'instant.

Sir Evérard Home observe dans son ouvrage sur les rétrécissemens de l'urètre, que la goutte a une telle influence sur ce canal dans son état naturel, qu'il s'en ressent quelquefois à chaque attaque qui se déclare, d'où résultent tous les symptômes de l'inflammation, comme douleur en urinant et écoulement purulent, symptômes qui disparaissent complettement aussitôt que la goutte se fixe au pied. Il ajoute que cette susceptibilité naturelle de l'urètre, à être influencé par la goutte, paraît augmenter beaucoup lorsqu'il est dans un état morbide ; de-là, l'accroissement de tous les symptômes de la maladie locale, la prédisposition à leur retour, lorsqu'ils sont dissipés, et les obstacles apportés à une guérison radicale. Il présente des observations à l'appui de ces remarques, en disant néanmoins avoir vu quelques goutteux, sujets même à des rétrécissemens, être exempts de cette irritation particulière, en connexion avec le paroxisme.

Je n'ai été témoin moi-même que d'un seul cas où tous ces symptômes se soient manifestés, sans qu'il y eût de rétrécissement : mais à l'exception de l'écoulement, j'ai vu des personnes ainsi affectées d'une manière très-remarquable, peu de temps avant l'accès; et chez elles, ces accidens ont toujours été un sûr présage que la goutte allait se déclarer.

Quelquefois ces symptômes surviennent en même temps que le paroxisme, et qu'ils en soient précurseurs ou qu'ils existent simultanément avec lui, ils persistent à un degré plus ou moins prononcé pendant les premiers jours de sa durée. Néanmoins, dans certains cas, ainsi que nous l'avons déjà dit, tous se dissipent aussitôt après la manifestation de la goutte.

Nous devons aussi joindre les signes suivans aux symptômes locaux précurseurs dont il vient d'être fait mention. On voit survenir une faiblesse extraordinaire et une sensibilité des articulations, plus particulièrement dans le membre menacé immédiatement de la goutte, accompagnées d'élancemens, d'engourdissemens, de picotemens et de spasmes passagers; une plénitude des veines du membre, et une couleur foncée de la peau dans la partie qui est sur le point d'être le siége de l'inflammation. Quoiqu'en général, il y ait un peu de gêne et de roideur dans le mouvement des articulations, les derniers jours qui précèdent l'accès, je n'en connais pas moins un malade qui s'attend à un paroxisme de longue durée, s'il a ressenti un jour ou deux auparavant de la vigueur et de la légèreté dans les membres, tant sont curieuses les modifications morbides qui reconnaissent pour cause l'idiosyncrasie constitutionnelle!

Nous ne devons pas oublier le gonflement du pied après un léger exercice, compliqué d'une roideur pénible et d'une sécheresse de la peau, avec une chaleur plus ou moins grande à la plante des pieds. Un goutteux m'a raconté qu'en général il était averti de l'approche de son attaque par les picotemens qu'il ressentait aux orteils quelques jours auparavant. D'autres se sont aperçus avant le paroxisme d'une cessation soudaine de la transpiration habituelle des pieds.

J'ajouterai, en thèse générale, que les plus pénibles des symptômes locaux dont il vient d'être question, ne se manifestent que chez ceux qui ont eu des retours fréquens de la maladie et dont les membres ont éprouvé une désorganisation de structure plus ou moins forte.

Les goutteux affectés de concrétions (d'urate de soude), ressentent, quelques jours avant l'accès, des picotemens douloureux dans les parties qui en sont le siége. Ce symptôme est décrit, même par ceux qui n'ont que des concrétions très-petites dans les lobes des oreilles et qui n'en offrent dans nulle autre partie du corps. Quand ces concrétions ont donné lieu à des ulcérations aux pieds et aux mains, les ulcères sont en général sensibles, et quelquefois même très-douloureux, à mesure que l'accès s'approche.

Nous devons remarquer au sujet des signes avant-coureurs du paroxisme, qu'il arrive quelquefois que par suite de la diathèse inflammatoire générale du système, et ordinairement après une exposition partielle à l'action du froid comme cause excitante, une partie interne se trouve primitivement affectée d'une inflammation plus ou moins longue, ce qui constitue la variété à laquelle Cullen a donné le nom de *déplacée*; mais cette inflammation venant à cesser tout-à-coup, succède la goutte qui paraît concentrer en elle-même toute la disposition inflammatoire du système.

Dans deux cas de pneumonie que j'ai rencontrés, tous les symptômes d'affection pulmonaire ont disparu immédiatement après la manifestation de la goutte, qui a eu lieu au bout de quelques jours.

Chez un autre malade, l'inflammation des poumons a parcouru toutes ses périodes, conjointement avec la goutte aux deux pieds.

Morgagni en parlant de lui-même dit: qu'il avait souffert d'une ophthalmie des deux yeux, qui n'avait éprouvé nul soulagement des remèdes ordinaires. A la fin, il lui survint à un pied une attaque modérée de goutte, sollicitée sûrement, quoique non attendue, puisque c'était le premier accès, par les pédiluves et les frictions dont il avait fait un fréquent usage. Il ajoute : « oculorum inflammatio» nem statim minuit, ac diebus insequentibus » sustulit (1). »

On a donné le nom de *conversions* à de semblables changemens de maladie, et ce sujet a été traité par plusieurs auteurs. (2)

DU PAROXISME.

La description que fait Sydenham de ses propres souffrances dans cette cruelle maladie, est en général citée comme un modèle d'exactitude et d'élégance de style : mais comme dans quelques parties, l'ouvrage de cet auteur célèbre est obscurci par les doctrines de la pathologie humorale, et qu'il est d'ailleurs trop circonscrit au sujet de la goutte, je me hasarderai à tracer l'histoire

(1) Morgagni Epist. LVII, p. 221.

(2) Le docteur Hofmann, *De morbis mutandis.* Le docteur Ferriar, *on the conversion of diseases.* Le docteur Parry, dans son dernier ouvrage de Pathologie, nous a présenté des observations très-intéressantes sur ce sujet.

de cette dernière affection, d'après le résultat des recherches et des observations qui me sont personnelles.

Des symptômes du premier accès.

Soit que le malade ait éprouvé quelques-uns des symptômes précurseurs, ou qu'il ait été saisi de la goutte pendant qu'il jouissait d'une santé apparente, il n'en est pas moins vrai que le plus souvent, l'invasion active de l'accès a lieu entre minuit et trois heures du matin : la période exacte est sujette à quelques variations, selon les habitudes de l'individu et ses heures de sommeil. Il est tout-à-coup éveillé (1) par une douleur dans la partie affectée, qui est le plus ordinairement la première phalange du gros orteil d'un des

(1) J'ai récemment observé un cas de premier accès, dans lequel le malade dormit plus profondément qu'à l'ordinaire pendant toute la nuit ; il fut étonné, le matin, de trouver que la goutte s'était fixée avec violence dans un de ses pieds, et il ne s'en aperçut qu'en essayant de quitter son lit. Chez un autre, le sommeil ne fut troublé que par des songes pénibles ; et lorsque l'heure de se lever fut venue, il demeura surpris de voir la goutte aussi fortement déclarée dans une des articulations du pied.

pieds seulement, et il éprouve immédiatement à un degré modéré des sensations de chaleur, de roideur et de pesanteur qui vont bientôt jusqu'à la chaleur brûlante et aux élancemens. Il y a de l'inquiétude, de la fièvre et de l'insomnie jusqu'à cinq ou six heures du matin, ou, dans des circonstances favorables, une diminution des symptômes et une douce transpiration permettent un sommeil assez calme. Ordinairement le lendemain matin, les tégumens environnans sont tuméfiés, la peau est légèrement rouge, et les veines du pied, dans la direction de la partie enflammée, offrent une plénitude remarquable. Dans une attaque intense, à peine remarque-t-on quelque rémission dans les symptômes, pendant les deux ou trois premiers jours; mais, le plus communément, ils sont suspendus ou très-diminués pendant le jour, et ils reviennent avec violence dans la soirée ou avant minuit; ils persistent ainsi jusqu'à cinq heures du matin. Dès le premier jour de l'affection, les tégumens cèdent un peu à la pression; mais c'est surtout le second jour que cet effet est très-distinct. La surface est alors d'un rouge écarlate brillant. Le malade se plaint d'élancemens, de pulsations, de chaleur et de pesanteur. La pyrexie et le désordre des fonctions naturelles qui dépendent du premier accès, paraissent être purement sympathiques, et sont proportionnées à l'inflammation locale et à la douleur. Dans les attaques très-légères, l'influence sensible de la maladie sur le système est si modérée, que quelquefois le malade pense avoir reçu une entorse ou quelque autre lésion locale, et qu'il se traite en conséquence (1).

Pendant le premier accès, ces sortes d'attaques n'ont ordinairement qu'une durée de deux ou trois jours; mais, en opposition avec cette règle générale, je connais un cas dans lequel l'inflammation d'un pied, pour la première fois affecté, ayant été considérée comme due à une entorse, fut traitée en conséquence par un cataplasme de farine d'avoine et de vinaigre. L'autre pied ne tarda

---

(1) Une attaque de goutte inattendue s'étant manifestée pendant l'hiver chez un malade, celui-ci se persuada d'abord qu'il avait au pied une engelure très-douloureuse. Mais, des frictions répétées sur la partie, avec une embrocation stimulante, ayant augmenté beaucoup l'inflammation, lui firent alors reconnaître son erreur.

pas à être entrepris, et trois mois s'écoulèrent avant que ce malade eût recouvré sa santé. Chez un autre, pour la première fois attaqué de la goutte à la phalange du gros orteil, on crut également à une lésion locale, et on appliqua un cataplasme stimulant. Cet accès fut plus douloureux et plus long qu'aucun de ceux qu'il a essuyés depuis, quoique son mal remonte à plusieurs années d'ancienneté.

L'œdème dont on a parlé continue quelque temps encore après la disparition de l'inflammation, et quelquefois l'épiderme de la partie affectée se détache avec de vives démangeaisons. La durée du premier accès a rarement moins de cinq jours et plus de dix. Il peut arriver aussi que l'autre pied s'affecte successivement, ce qui donne lieu à des phénomènes semblables, mais en même temps à des désordres consécutifs plus grands de tout le système : les accès de cette espece se prolongent également d'une manière très-ennuyeuse, si on les abandonne à leur cours naturel. Une dame éprouva pendant son premier accès, d'abord une affection successive de chaque pied, ensuite une affection simultanée des deux pieds, puis un rétablissement apparent, et enfin de nouvelles rechûtes alternatives; cinq mois de souffrances se passèrent de la sorte avant de parvenir au premier degré de la convalescence. Chez une autre dame, la série des douleurs du premier accès s'étendit au-delà de quatre mois : dans cet espace de temps, un pied, chacun des genoux, le poignet, le coude et l'épaule furent affectés au degré le plus intense que l'on puisse voir (1). Je trouverai encore l'occasion de parler d'autres cas semblables. Je puis établir en thèse générale, que le premier accès de goutte est plus disposé à être doux et régulier chez les hommes que chez les femmes.

J'ai fait le tableau suivant des parties affectées pendant le premier accès, dans 107 cas de goutte.

Au gros orteil d'un des pieds seulement. . . . . 70 cas.

(1) Ce cas qui, d'après ma classification, semblerait appartenir au rhumatisme, était certainement un exemple de goutte aiguë ou chronique. Je suis certain de ce fait, tant d'après le rapport du médecin qui a d'abord vu la malade, que d'après mes observations personnelles depuis que la malade s'est adressée à moi

Aux gros orteils des deux pieds . . . 8 cas.
A l'orteil et au tarse. . . . . 2.
A la partie externe des deux pieds . . 2.
Aux talons des deux pieds, à la main et au coude. . . . . 1.
A l'articulation d'un des pieds. . . 3.
Aux articulations des deux pieds. . . 1.
A l'articulation d'un des pieds et à l'orteil de l'autre, mais, en premier, à l'articulation . . . . 1.
A l'articulation et au tarse d'un des pieds. 3.
A l'orteil, au tarse et à l'articulation d'un des pieds. . . . . 1.
Au tarse d'un des pieds. . . . . . . 2.
Aux tarses des deux pieds. . . . . . 1.
A l'un des tarses d'abord, ensuite à chacun des genoux. . . . . 1.
Au poignet, au coude et à l'épaule. 1.
Au talon d'un des pieds. . . . . . . 1.
Aux talons des deux pieds. . . . . . 1.
Aux deux pieds et à la main. . . . . 1.
Au pouce de la main droite, et ensuite à l'orteil du même côté. . . . . . . 1.
Au genou droit. . . . . 1.
Au genou gauche. . . . . 1.
A la main et au poignet. . . . . 1.
Au dos d'une des mains. . . . . 1.

Au dos des deux mains. . . . . 1 cas.
A un des poignets. . . . . 2.

D'après cette table, il est facile de voir que le mot *podagra*, composé des deux mots ποῦς, gén. οδος, pied, et d'αγρα, proie, capture, est d'une signification trop limitée pour désigner convenablement le premier accès.

La fréquence des retours de la goutte après le premier accès est en proportion de la tendance constitutionnelle à la maladie, et de la vie plus ou moins réglée de l'individu. Si l'orteil de l'un des pieds a été le siége du mal, dans la première attaque, il l'est le plus ordinairement encore dans la seconde ; mais il arrive rarement que l'autre pied en soit tout-à-fait exempt. Les phénomènes qui se développent alors sont les mêmes que ceux que j'ai déjà décrits, quoique plus remarquables par leur intensité plus grande, par leur durée plus longue, et par les rapports qu'on découvre en eux avec le système général, rapports que la nature constitutionnelle de la maladie rend graduellement de plus en plus manifestes.

A mesure que les dispositions du tempérament à la goutte augmentent, les intervalles sont plus courts, les accès de plus longue durée, et les parties affectées plus nombreuses. La goutte, plus qu'aucune autre des phlegmasies, est disposée à revenir à des époques périodiques, et quelquefois, dans sa visite annuelle, elle est presque ponctuelle au même jour. Un de mes malades m'a dit que, depuis trois ans, son accès est revenu régulièrement le 12 avril. La première partie du printemps, et la fin de l'automne sont les époques où on l'observe le plus ordinairement, par l'effet des changemens de température et des vicissitudes alternatives de chaleur et de froid qui ont lieu dans ces saisons et qui, de toutes les causes excitantes de la goutte, sont les plus fortes, en même temps qu'elles sont les causes les plus productives de toutes les maladies humaines en général. Nulle partie de l'année n'exempte absolument de cette affection, une fois qu'elle est bien établie dans la constitution, et l'été seul peut présenter quelques motifs de sécurité.

J'ai vu plusieurs fois le premier accès survenir au milieu de l'été. Un malade m'assure que ses attaques les plus violentes ont lieu dans cette saison, et un second, que tous ses accès arrivent à cette époque, à l'exception d'une année où il éprouva une récidive pendant l'hiver. Dans notre climat, on peut encore expliquer ce phénomène par la cause excitante des vicissitudes de température.

Les circonstances générales de l'attaque sont telles que nous les avons mentionnées; mais les symptômes précurseurs, et les sympathies consécutives du paroxisme augmentent ordinairement d'intensité à chaque accès nouveau. Malgré ses annonces, telle est la nature capricieuse de cette maladie, que les goutteux confirmés sont quelquefois entrepris au moment même où ils se réjouissaient le plus de la possession de leur santé et de leurs forces, et j'ai vu quelques-uns de ces accès soudains et inattendus être aussi cruels que prolongés. Chez un petit nombre d'individus, la goutte ne choisit jamais d'autre siége que les pieds; mais chez la plupart, pendant le cours de ses progrès, plusieurs parties deviennent affectées dans le même paroxisme; et quoique l'inflammation s'établisse successivement d'elle-même en différens endroits, elle occupe souvent plusieurs parties à la fois : alors, ou elle déploie, dans toutes simultanément, une action permanente, ou bien elle les affecte successivement avec une violence alternative. Les pieds, les genoux, les mains et les coudes sont indistinctement affectés (1). Les ligamens des articulations, les capsules synoviales, les gaines tendineuses et les aponévroses musculaires des divers endroits du corps sont aussi des siéges fréquens de la goutte.

Je n'ai vu qu'une seule fois la totalité de la portion tendineuse du muscle gastrocnémien en être cruellement atteint. Chez quelques martyrs de cette maladie, non-seulement les épaules, mais encore les hanches sont de temps en temps affectées de toutes les douleurs caractéristiques de la maladie, pendant le cours d'un long accès. La manière rapide et vraiment instantanée dont l'inflammation abandonne quelquefois une partie pour se transporter sur une autre du même membre ou du membre correspondant, n'est pas des caractères divers de la goutte le moins curieux ni le moins intéressant. Quoique dans les pre-

---

(1) Une circonstance digne d'attention, c'est qu'assez souvent la maladie a une disposition remarquable à observer un certain ordre, attaquant par exemple le pied droit, le pied gauche, le genou droit, le genou gauche, et *vice versâ*.

mières attaques de la maladie, ainsi que dans toutes ses récidives, la nuit soit le temps le plus ordinaire de son invasion et de ses douleurs les plus vives, il n'est pas rare néanmoins de voir des cas où le malade est surpris pendant le jour par cette incommode visite, et souvent d'une manière subite, presque incroyable. Chez quelques-uns, la douleur est plus intense pendant le jour, et la nuit apporte quelque soulagement par l'intermédiaire du sommeil; mais chez d'autres, ni le jour ni la nuit ne donnent de rémission à leurs tortures durant les premiers jours d'une attaque invétérée. L'un d'eux me racontait que dans un accès récent, les tourmens que la goutte lui avait fait endurer aux deux pieds, n'avaient, pendant soixante-douze heures, que légèrement diminué dans la journée. Chez un autre, les quinze jours du paroxisme ne furent qu'une suite continuelle de misères et de tortures, sans presque aucune diminution dans la matinée, et pendant tout ce temps, à peine put-il endurer le poids des draps sur ses membres. La goutte, dans ce cas, avait son siége aux deux pieds et aux deux genoux.

Les apparences externes de la maladie varient considérablement, selon la situation et le tissu propre de la partie qui est affectée. La rougeur de la surface et le gonflement œdémateux sont plus remarquables au gros orteil, au pied, au dos de la main et au coude, tandis qu'à l'articulation du pied, au genou et au poignet, l'augmentation de volume est principalement produite par la distension des capsules synoviales et des gaines tendineuses, et a lieu souvent avec peu de changement dans la couleur naturelle de la peau. S'il y a de la rougeur dans ces parties, elle se manifeste surtout par des taches. Dans celles, au contraire, dont nous avons parlé précédemment, la couleur, après avoir continué à être pendant quelque temps d'un rouge écarlate, s'étend sur une surface très-étendue, et revêt par fois l'aspect d'une efflorescence érysipélateuse. Lorsque les parties cellulaires ont été pendant quelque temps tuméfiées et tendues, le sang qui stagne dans les vaisseaux engorgés, cesse de leur communiquer une couleur d'un rouge vif, et c'est alors qu'elles se couvrent de différentes taches pourpres.

J'ai vu, chez quelques malades très-vigoureux, d'un tempérament pléthorique et fortement sanguin, les vaisseaux capillaires se déchirer partiellement par l'énergie de la circulation, et la peau présenter çà et là des taches dues à l'extravasation du sang.

Quand les capsules synoviales sont attaquées par l'inflammation goutteuse, elles se distendent, deviennent excessivement sensibles et douloureuses, et acquièrent tout à coup un volume très-considérable. Sydenham observe que quelquefois la matière morbifique s'épanche sur les coudes et y occasionne une tumeur blanchâtre de la grosseur d'un œuf, qui rougit et s'enflamme par degrés. Cette tumeur est formée par les capsules synoviales engorgées. Je l'ai vu se développer dans le cours d'une nuit, quelquefois même plus vîte, et acquérir un gros volume au jarret, à la hanche près des muscles fessiers et au coude, comme on vient de le dire. Quelquefois ces gonflemens des capsules diminuent tout à coup, mais le plus ordinairement ils sont permanens, de longue durée et souvent incurables. Les tendons affectés, examinés avec soin, paraissent très-épaissis, et dans certains cas, outre qu'ils sont larges, distendus et rigides, ils sont en même temps confondus ensemble d'une manière inséparable.

Dans la goutte urgente et continue, les

veines du membre entier sont extraordinairement distendues par le sang, et, en opposition avec le membre sain, elles offrent l'apparence d'une plénitude universelle. Cet état des veines est plus remarquable à la jambe, mais au bras il est aussi distinct. Auprès de la partie enflammée, les branches veineuses paraissent très-nombreuses, divergentes dans leur distribution, et sur le point de s'ouvrir par excès d'engorgement. La congestion dont il est ici question, diminue un peu quand un épanchement abondant a lieu dans le tissu cellulaire de la partie goutteuse, quoique les symptômes s'aggravent alors bientôt par tout effort pour tenir le membre dans une position inclinée : si le malade essaie de le soulever tant soit peu, il le sent comme enchaîné par un poids énorme et irrésistible.

L'aspect désorganisé des parties qui ont été long-temps sujettes aux ravages de l'inflammation goutteuse, aspect qui est quelquefois assez distinctement marqué pour simuler la paralysie, est surtout frappant aux mains et aux doigts des malades.

La douleur produite par la goutte est bien plus atroce que celle de presque toutes les autres inflammations, et les sensations compliquées qui en résultent, sont réellement d'une nature particulière à cette maladie. La douleur décrite par le malade, semble être considérablement modifiée par le tissu propre et la situation de la partie affectée. L'observation m'a appris que la sensation de pesanteur et l'impossibilité du mouvement se font ressentir plus cruellement, quand la totalité de la partie antérieure du pied est le siége de l'affection, que l'inflammation de la première articulation du gros orteil produit les plus forts élancemens, et que la sensation de resserrement est plus urgente, quand l'articulation du coude et les tendons du poignet sont entrepris. Une comparaison attentive des divers cas que j'ai rencontrés, m'a appris que ces deux dernières parties sont celles qui deviennent le siége des douleurs les plus excessives. Dans un accès où la goutte attaque divers endroits tant anciens que nouveaux pour elle, toute partie qui d'abord est atteinte par l'inflammation, est ordinairement indiquée comme la source des plus vives souffrances. Sydenham décrit la sensation de chaleur éprouvée dans le fort du paroxisme, comme celle produite par une eau tiède qu'on verserait sur les membranes de la partie affectée, « *cum sensu quasi aquæ*

» *tantùm non frigidæ, partis affectæ membra-*
» *nis affusæ.* » Cette description de la sensation de température produite par l'action locale de la goutte, est très-inexacte, puisque cette sensation donne plutôt à l'esprit des malades l'idée d'eau bouillante, et même dans le langage très-énergique de quelques-uns d'entre eux, celle de plomb fondu. La quantité de calorique qui se développe à la surface enflammée, augmente toujours plus ou moins l'élévation naturelle du thermomètre. Les termes métaphoriques expressifs qu'emploient les goutteux pour donner une idée de leurs sensations durant le paroxisme, sont des preuves évidentes de l'extrême intensité des souffrances causées par cette maladie. Pour rendre ce point particulier frappant et familier par des exemples, je rapporterai ici l'abrégé de quelques observations, en me servant du langage même des malades, lorsqu'ils voulaient me décrire ce qu'ils éprouvaient durant la plus haute période du paroxisme.

J. L., âgé de 46 ans, a une goutte *acquise*, qui s'est déclarée pour la première fois à 35 ans. Pendant le dernier accès, différentes parties ont été affectées dans l'ordre suivant :

à la main droite, le coude droit, l'orteil droit, le genou gauche, l'articulation du pied droit, l'orteil gauche, l'articulation du pied gauche. L'inflammation s'est déclarée en même-temps dans plusieurs de ces parties; mais en général avec des alternatives d'intensité pour la douleur. Il semble au malade que des coins sont enfoncés avec force dans les articulations pour effectuer leur séparation, et il ressent un resserrement vibratoire, comme si une forte ligature, une chaleur brûlante et un poids incommode étaient réellement présens à un degré extrême; au plus léger mouvement des doigts, une douleur instantanée et des spasmes s'emparent de l'avant-bras et du coude, et lorsqu'il remue les orteils, de semblables sensations se font ressentir dans la totalité du pied et dans son articulation avec la jambe.

M. K., âgé de 35 ans, a eu pour la première fois une goutte acquise à 28 ans. Il compare ses douleurs au travail d'une scie dans ses articulations; il éprouve des spasmes la nuit, dès qu'il cherche à s'endormir, et ensuite des sensations atroces de coupures, de picotemens et d'élancemens extrêmes, accompagnées d'une chaleur semblable à celle que causerait de l'eau en ébullition qu'on verserait sur les parties affectées.

T. L. a eu pour la première fois une goutte *acquise* à 30 ans. Il croirait qu'un chien lui ronge l'articulation ; il ressent des picotemens, des élancemens et une chaleur qui quelquefois est celle du plomb fondu ; la sensation de pesanteur est intense. Il décrit aussi la douleur de l'articulation du gros orteil, comme pareille à celle d'un violent mal de dents.

A. G., âgé de 42 ans, a eu pour la première fois une goutte *acquise* à 35 ans. Ses jambes, pendant le paroxisme, sont souvent froides, tandis que les pieds brûlent comme des charbons allumés, avec de grands élancemens et des picotemens déchirans, comme si l'on y enfonçait un couteau de temps en temps ; quant au poids intolérable qu'il éprouve, il peut à peine le décrire.

J. P., âgé de 42 ans, a eu la goutte *acquise* à 36. Il exprime la sensation de chaleur, comme si les parties étaient dans une fournaise ; il a des élancemens, des picotemens, et le sentiment de pesanteur est celui d'un poids de cent livres qui serait placé sur le pied.

E. S., âgé de 50 ans, a eu pour la première

fois la goutte héréditaire (de son père), à 47 ans. La chaleur brûlante des parties affectées est comparable à celle que produirait un fer rougi à blanc ; et la sensation de pesanteur est comme si ces parties étaient recouvertes d'une meule de moulin ; à cela s'ajoutent des élancemens atroces, des tressaillemens des tendons et des spasmes des muscles ; la peau semble être serrée par une forte ligature.

J. S., âgé de 41 ans, a eu pour la première fois la goutte héréditaire à 34. Dans son dernier accès, qui a eu lieu aux pieds, il crut que quelqu'un lui perçait l'articulation avec une vrille, et qu'ensuite il se formait un abcès; au plus haut point de ses souffrances, il pensait qu'il n'aurait pas ressenti plus de douleurs, même par l'amputation de la partie. Les crampes des muscles des jambes et des orteils, ainsi que des muscles intercostaux, étaient excessivement pénibles.

Outre les symptômes douloureux de la goutte seule, le malade est quelquefois affligé d'un rhumatisme concomitant qui affecte, soit le cou ou l'épaule, soit les reins ou le nerf sciatique ; et dans quelques cas graves, où une exposition continuelle à l'humidité et au froid était la cause excitante, j'ai vu deux ou même davantage de ces parties être sous l'influence rhumatismale, tandis que la goutte exerçait toute sa rage sur d'autres endroits. Si quelqu'une des autres phlegmasies a précédé ou immédiatement accompagné l'attaque de goutte, elle ne tarde pas à céder la place à cette dernière maladie, ainsi que j'ai déjà dit précédemment; mais le rhumatisme, quand il accompagne la goutte, est plus obstiné et plus fixe.

Nous avons maintenant à faire connaître les symptômes généraux du paroxisme.

Dans les attaques légères de goutte, il arrive quelquefois que les sécrétions n'offrent à l'œil aucune apparence morbide; mais dans les cas graves, les fonctions digestives sont évidemment très-affectées, ainsi que le prouvent les symptômes suivans :

La langue est chargée; il y a soif et perte d'appétit; l'estomac éprouve des flatulences, des spasmes occasionnels, et diverses autres sensations pénibles. Outre les nausées et les éructations, un fluide aqueux très-âcre et acide est quelquefois rejeté. Il est sans couleur ou d'une apparence verdâtre; et dans un accès de longue durée, ces vomissemens arrivent de temps en temps. Le tube intestinal est le plus souvent dans une sorte d'engourdissement : produites par l'action des purgatifs, les déjections de matières fécales sont d'une mauvaise nature, d'une couleur foncée, et souvent elles sont enveloppées d'un mucus vicié. L'urine est d'une couleur plus prononcée qu'à l'ordinaire ; sa sécrétion est peu abondante relativement à la quantité des boissons du malade ; par le refroidissement, elle dépose un sédiment briqueté, ainsi qu'une grande quantité de mucosités. Sa pesanteur spécifique est bien plus considérable que dans l'état de santé.

Pendant les symptômes les plus douloureux du paroxisme, elle est rendue fréquemment, avec une irritation considérable et une sensation de chaleur. Le sédiment se manifeste plus ou moins dans chaque portion de l'urine, pendant les symptômes d'inflammation (1). Lorsqu'ils ont entièrement disparu, et que le foie, dont ce symptôme

---

(1) Le critique qui m'a fait l'honneur de donner de longs extraits de cet ouvrage, dans le *London medical Repository*, est dans l'erreur au sujet de l'objection suivante : « Il y a quelque inexactitude à regarder le dépôt d'un sédiment briqueté, comme l'un des symptômes qui se manifestent pendant la durée du paroxisme, puis-

dépend principalement, est encore dans un état morbide, le sédiment de l'urine prend souvent une couleur blanchâtre qui le fait comparer par le malade à de la magnésie. L'un et l'autre de ces sédimens alternent fréquemment dans leur apparition, selon la prédominance plus considérable de l'action nerveuse ou de l'action inflammatoire.

La sensibilité du système nerveux, ainsi qu'on a pu le voir parce que nous avons rapporté des sensations des parties enflammées, est dans un état très-élevé d'excitation morbide.

Sydenham décrit ses douleurs au commencement de l'accès, avec toute la force des expressions figurées, tant les termes du langage ordinaire sont insuffisans pour donner une idée des souffrances de la goutte. Il représente la douleur, comme celle d'un os disloqué, et quelquefois comme l'action d'un

---

qu'on ne commence à l'apercevoir que lorsque la crise est terminée ou qu'elle est sur son déclin. » N° d'octobre 1816, p. 294. Je puis affirmer, en toute assurance, que le dépôt d'un sédiment briqueté commence avec le paroxisme, pourvu que le paroxisme lui-même commence avec les symptômes urgens; dans ce cas, il les accompagne.

chien qui ronge. Il ajoute que les membranes des parties affectées deviennent si sensibles, qu'elles ne peuvent endurer le poids des vêtemens ni l'ébranlement communiqué au plancher de la chambre par une personne qui s'y promène à grands pas. De-là vient que la nuit se passe dans les souffrances, et que le malade, en changeant continuellement de place la partie affectée, ne peut lui-même rester un instant dans la même position. L'agitation perpétuelle du corps qui accompagne toujours l'accès dans ses commencemens, n'ôte rien pour cela à l'agitation et à la douleur du membre goutteux.

Une dame m'a dit que dans ses accès les plus intenses, elle souffrait davantage de l'irritation nerveuse générale, que de la douleur locale.

En examinant les symptômes de soixante-dix cas de goutte, que j'ai transcrits dans les plus petits détails, je trouve que dans le nombre total, il y en a quarante-sept où l'on fait mention de crampes plus ou moins fortes, parmi les souffrances accidentelles de la constitution goutteuse; et, dans presque tous, on rapporte leur manifestation, soit avant le paroxisme, soit pendant sa plus haute période, soit à sa fin, et chez quelques individus à chacune de ces trois époques. Les muscles de la cuisse et de la jambe sont les plus fréquemment entrepris; mais les muscles moteurs des orteils et des doigts, le diaphragme, les muscles du thorax, de l'abdomen, les intercostaux, ne sont pas non plus épargnés dans cette pénible affection. Presque tous les changemens de position servent à produire l'action spasmodique, quand la disposition à cette action prédomine. J'ai vu un malade instantanément saisi d'une crampe au moindre effort pour étendre la jambe, lorsque la goutte était présente: les muscles gastrocnémiens devenaient ensuite le siége, d'une manière visible, de tremblemens et de convulsions. Une personne m'exprimait qu'à chaque spasme, il lui semblait qu'on l'électrisait douloureusement à toute la surface du corps.

Une action fébrile générale accompagne pour l'ordinaire l'inflammation locale. Cette action fébrile est symptomatique; elle revient, avec la douleur et l'accroissement de l'affection locale, à la nuit: sa rémission a lieu également avec elles le matin; mais lorsqu'il n'y a point de rémission des symptômes locaux, l'irritation fébrile est aussi constante. Dans la soirée, et quelquefois pendant le jour, le malade se plaint de frissons passagers qui parcourent toute la périphérie du corps, ou qui, d'une manière plus partielle, ne s'étendent que le long de l'épine du dos. Quelques malades éprouvent ce symptôme accompagné d'un grand abattement d'esprit, aussitôt qu'ils se mettent au lit : il est suivi par une irrégularité dans la distribution de la chaleur animale, une partie ayant la sensation d'une chaleur sèche et brulante, tandis qu'une autre a celle d'un froid glacial. Lorsqu'il existe une forte diathèse inflammatoire, ou après une application excessive de quelqu'une des causes excitantes, l'action du cœur et des artères est augmentée violemment d'une manière permanente, et la chaleur universelle de la peau ainsi que les symptômes ordinaires de pyrexie sont proportionnellement accrus.

Des hémorroïdes douloureuses et une évacuation occasionnelle de sang accompagnent quelquefois la goutte.

Les mêmes causes internes qui entretiennent une longue et fatigante durée de l'accès, ou, comme Sydenham l'a si bien exprimé, la chaîne des accès, produisent souvent aussi une rechute cruelle, au moment où le malade se flatte de l'espérance de son rétablissement. Dans cet état de la constitution, une rechute peut suivre l'application légère de quelqu'une des causes éloignées.

Le rétablissement de la santé générale et de la vigueur du corps précède quelquefois le rétablissement des membres ; mais d'autres fois il n'a lieu que long-temps après. Dans les gouttes anciennes et violentes, la sensibilité et l'état morbide des parties affectées sont permanens ; le malade choisit avec le plus grand soin un lieu convenable pour marcher ; et encore, malgré toutes ses précautions, son pied tourne-t-il quelquefois tout-à-coup, comme s'il était luxé.

Sydenham a observé, par rapport à la longueur des intervalles entre les paroxismes, que selon que l'accès immédiatement précédent a été plus ou moins intense, l'accès suivant revient après un espace de temps plus ou moins court : si le dernier accès a été violent, le suivant n'attaquera le malade qu'au retour de la même saison, dans l'année qui suit.

Cette observation n'est pas dénuée d'une apparence de vérité; mais on doit remarquer que de cette manière l'avantage d'un plus long répit est chèrement acheté, et qu'encore n'est-il pas certain. Un accès long et violent est souvent suivi, dans la même année, par un autre d'une égale étendue.

Enfin, on peut dire de la goutte, à très-peu d'exceptions près, qu'elle acquiert des forces à chaque accès nouveau, tant par rapport au nombre des parties qu'elle attaque, que pour la durée et l'intensité des souffrances, et que, différente de quelques autres maladies chroniques, elle ne s'affaiblit ni par sa répétition, ni par le bénéfice du temps. Sa susceptibilité constitutionnelle et locale s'accroît également. Une vieillesse prématurée survient; les membres sont perclus et douloureux, et le système nerveux tellement affaibli, que l'esprit et le corps deviennent aussi impuissans l'un que l'autre à soutenir les efforts du mal.

Tel est le triste mais fidèle portrait de la goutte, quand on lui laisse suivre son cours naturel; tel est son empire certain et tyrannique, quand on la néglige ou qu'on l'irrite!

Suites de la Goutte aiguë.

Les suites ou conséquences de la goutte aiguë, peuvent se diviser en constitutionnelles et en locales.

La forme chronique de cette maladie est très-fréquente. Le même état de système qui a produit fréquemment la goutte, donne lieu quelquefois à l'apoplexie et aux affections paralytiques, et très-ordinairement amène des crampes habituelles et une irritation nerveuse.

Une condition morbide du foie, qui va même quelquefois jusqu'à un changement matériel de structure, appartient à la série des symptômes de goutte; car rarement l'action de cet organe est saine, soit avant, soit durant le paroxisme. Chez deux femmes atteintes d'une goutte très-enracinée, j'ai observé une splénite chronique. Par les raisons dont nous avons parlé, l'hypocondrie est une conséquence commune de la goutte fréquente.

L'estomac s'affaiblit souvent d'une manière permanente; ou, quand il conserve sa vigueur, ce qu'on juge par la continuation de l'appétit, on n'en découvre pas moins du dérangement dans les autres fonctions digestives : dans ce dernier cas, l'action irrégulière et l'état d'inertie générale des intestins sont les conséquences presque certaines qui suivent une longue série d'attaques de goutte.

L'irritation des organes urinaires et la gravelle se rencontrent plutôt avant et durant le paroxisme que dans l'intervalle : d'après mes observations, les calculs vésicaux sont très-communs chez les goutteux. L'opinion contraire paraît néanmoins prévaloir. Sydenham, après avoir énuméré les effets de la maladie, tels que la douleur, la perte du mouvement des parties affectées, et les autres symptômes, ajoute que la goutte engendre des calculs rénaux chez plusieurs sujets, soit parce que le malade est long-temps obligé de se tenir couché sur le dos, soit parce que les organes sécréteurs ont cessé d'exécuter leurs fonctions propres, ou enfin parce que ces calculs sont formés d'une partie de la même matière morbifique, ce qu'il ne prétend pas cependant déterminer. Quelle qu'en soit la cause, Sydenham assure que le patient est quelquefois en peine de savoir ce qui le fait le plus souffrir de la goutte ou de la pierre.

Morgagni (1) rapporte le cas d'un goutteux, qui avait aussi une néphrite calculeuse. Il mourut apoplectique. A l'ouverture du cadavre, on trouva les reins plus volumineux que dans l'état naturel, surtout le droit. Ce dernier, avec la graisse qui l'enveloppait, avait presque le volume de la tête d'un homme. Il renfermait onze pierres grosses, et pour la plupart à rameaux. Le rein gauche n'en contenait qu'une petite aussi à rameaux. Elles ressemblaient par leur couleur et leurs branches à du corail noir. Morgagni, dans un autre endroit de la même épître, observe que les calculs rénaux accompagnent souvent la goutte.

En cherchant à éclaircir par mes recherches la question de la fréquence des calculs de la vessie chez les goutteux, je trouve que sur cent vingt-sept de ces derniers, quatre seulement en étaient affligés. Quant à la gravelle, j'en parlerai plus en détail dans la suite de cet ouvrage.

Les changemens locaux produits par l'inflammation goutteuse sont variables.

Les ligamens sont épaissis, raccourcis, en

(1) Epist. LVIII.

grande partie privés de leur élasticité, et habituellement douloureux.

Les capsules synoviales acquièrent une distension permanente qui est quelquefois très-considérable ; le fluide qu'elles contiennent devient, dans certains cas, tellement épais, qu'il forme des tumeurs dures et solides, qu'on distingue avec peine de l'os lui-même. La sécrétion des gaines tendineuses est altérée de la même manière : à cette cause sont dues les nodosités des tendons affectés de la goutte, ainsi que leur dureté, leur contraction et leur rigidité.

L'aponévrose musculaire s'épaissit par fois et se contracte, à la suite de l'inflammation arthritique, et les muscles eux-mêmes sont en apparence raccourcis par l'influence des spasmes fréquens. Ce changement mordide dans les aponévroses, entrave en grande partie les mouvemens qui ont lieu au-dessous d'elles, parce que leur liberté entière est indispensable dans la flexion ou l'extension des membres. Chez un malade qui avait éprouvé une inflammation goutteuse, intense et répétée du muscle gastrocnémien d'une des jambes, j'observai un état d'endurcissement assez considérable pour en conclure que l'adhérence avait eu lieu entre le tissu aponévrotique, les fibres tendineuses du muscle et les tégumens environnans. On rencontre assez souvent chez les goutteux avancés en âge, un état variqueux des veines des jambes, qui cause des sensations habituelles de mal-aise, de plénitude et de chaleur, et qui est accompagné quelquefois de taches cutanées d'une couleur pourpre : plus rarement on observe avec cet état des ulcérations de la peau. J'ai vu aux jambes de trois vieillards goutteux, un *icthyosis* très-prononcé.

Le docteur Monro Jeune (1) fait observer qu'on a prétendu que chez les individus depuis long-temps affligés de la goutte, les os des pieds et des mains se convertissaient par fois en une substance blanchâtre semblable à de la chaux. D'après mon propre examen des parties chez le vivant et sur le cadavre, je suis porté à croire que les os n'éprouvent aucun changement de structure par l'influence de la goutte, et qu'il en est de même pour le périoste. Il ne m'a pas paru qu'elle pénétrât assez profondément pour atteindre ces tissus.

(1) Out lines of Anatomy, vol. 1, p. 154.

Dans un cas intéressant de dissection du cadavre d'un goutteux, on trouva les altérations suivantes : à la partie moyenne du tibia de la jambe droite, on apercevait une tumeur oblongue, semblable à un nodus; les tégumens qui la recouvraient étaient très-minces et prêts à se déchirer. C'était un simple dépôt de matière calcaire, entre la peau et le périoste, et quoiqu'il fût large et épais, il n'avait fait encore aucune lésion à l'os. L'auteur ajoute aussi, « l'un des gros orteils » était très-tuméfié ; la dissection nous fit re» connaître que sa première articulation était » enfermée dans un lit de matière calcaire, à » l'instar d'un coquillage fossile ; mais l'os » lui-même n'était ni augmenté de volume, » ni altéré dans son tissu (1).

Les concrétions goutteuses, vulgairement appelées *pierres calcaires*, *chalk stones*, ne se rencontrent que chez un petit nombre d'individus d'une idiosyncrasie arthritique particulière. Elles résultent de l'épaississement de la sécrétion morbide qui constitue leur composition, et on les trouve en divers

(1) Medical Communications, vol. 1.

endroits dans l'intérieur de la membrane synoviale de l'articulation, même entre les tissus de la peau. Je les ai observées chez le vivant, remplissant les capsules synoviales et devenues d'une grande dureté ; dans les gaines tendineuses, semblables presqu'à des pierres ; dans le tissu cellulaire, par fragmens durs ou mous et sous l'épiderme qu'elles comprimaient pour parvenir au dehors.

Chez un goutteux que j'ai eu occasion de voir fréquemment, les concrétions voisines de la surface ont causé des ulcérations nombreuses tant aux mains qu'aux pieds, et ces ulcérations sécrètent continuellement de la matière calcaire. J'ai été témoin de plusieurs autres cas semblables, mais moins frappans. Chez trois personnes qui avaient des concrétions goutteuses aux mains et aux pieds, j'ai observé une dureté remarquable des ongles des orteils et des doigts, qui étaient très-fragiles, et qu'on pouvait à peine couper.

Dans les cas très-confirmés de concrétions aux pieds et aux mains, les doigts et les orteils présentent un triste spectacle de désorganisation. Quand le dépôt est extérieur à l'articulation et renfermé dans l'intérieur

5

des capsules synoviales ou des gaines tendineuses, le doigt ou l'orteil devient presque aussi roide que dans une ankylose parfaite. Lorsque la concrétion se trouve dans l'intérieur du ligament capsulaire, l'absorption d'ulcération a lieu ; le cartilage se détruit, et une ou plusieurs des phalanges éprouvent de la distorsion par l'action des muscles. J'ai vu, par ces causes, un doigt et un orteil s'étendre sur les autres, d'une manière transversale complète, et il existe toujours des distorsions plus légères dans les cas de ce genre. J'ai examiné au muséum d'Hunter à Glascow, diverses préparations qui font connaître les changemens de structure occasionnés par ces concrétions, et j'en offrirai ici l'exposé suivant que j'ai transcrit (1).

L. L. n° 26. S. Un doigt d'une main goutteuse ; l'articulation ouverte et repliée sur elle-même pour faire voir les cartilages un peu corrodés.

27. Cartilages très-corrodés, l'articulation remplie d'une substance calcaire.

---

(1) Les observations sont de la main du docteur Baillie.

27. A. S. L'articulation tapissée partout d'une couche mince de chaux.

28. S. Le pouce de la même main offrant un effet semblable.

29. S. Autre pouce de même.

29. B. S. Autre pouce; la chaux accumulée en grande quantité aux environs de l'articulation.

Mon ami, M. Brodie, m'a fait part des détails suivans, aussi clairs qu'intéressans, sur la dissection du cadavre d'un goutteux.

Apparences extérieures. Plusieurs articulations des doigts étaient ankylosées et les doigts diversement contournés. Le doigt médius de la main gauche était plus court que les autres, et la peau qui le recouvrait était lâche. L'os de la seconde phalange paraissait avoir été presque absorbé, en sorte qu'il en restait à peine des vestiges : une petite quantité d'une substance molle le remplaçait.

Le poignet droit et le coude étaient ankilosés ainsi que plusieurs des articulations des orteils. Les genoux n'étaient susceptibles que d'une flexion et d'une extension incomplètes, et le mouvement des articulations était accompagné de craquemens.

Dans diverses parties du corps, on voyait les orifices de la peau communiquer avec des kystes membraneux, situés dans la substance adipeuse et qui déchargeaient un fluide calcaire ayant la consistance de crême.

Dissection. Les plèvres pulmonaire et costale étaient partout adhérentes. L'estomac, la rate, le foie et la vésicule biliaire adhéraient entièrement les uns aux autres, ainsi qu'aux parties contiguës. La vésicule biliaire contenait deux calculs volumineux. Il n'y avait aucune autre apparence extraordinaire dans le thorax ou l'abdomen.

On n'apercevait pas de vestiges des cartilages du genou gauche. Les parties correspondantes de la rotule et des condyles du fémur présentaient des rainures et des sillons, évidemment dûs à des frottemens réciproques : on voyait assez à la surface compacte de ces enfoncemens que les frictions n'avaient pas eu lieu sur le cadavre. Une couche mince d'une matière calcaire blanchâtre était déposée sur les os, dans plusieurs des endroits d'où les cartilages, avaient disparu. On apercevait plusieurs petites exostoses sur le bord des surfaces articulaires. Les ligamens et la membrane synoviale étaient dans leur état naturel, à l'exception d'une couche mince de la dernière qui s'étend sur les cartilages et qui avait disparu avec eux.

Au poignet droit les os de la première rangée du carpe était réunis les uns aux autres, ainsi qu'au radius par une ankylose.

On n'examina pas les autres articulations.

La malade était une vieille femme qui avait été sujette à des attaques très-vives de goutte depuis plusieurs années, et dont la mort avait été attribuée à une affection cancéreuse de l'estomac.

L'observation suivante dont je suis redevable à M. Howship, démontre victorieusement l'influence active exercée sur les vaisseaux absorbans par le stimulus des concrétions goutteuses, quand elles sont situées profondément.

Une femme âgée de 43 ans, était sujette depuis plusieurs années à des attaques cruelles de goutte. Les ravages de la maladie, d'abord bornés à la première articulation du gros orteil, s'étendirent consécutivement aux articulations des doigts, des poignets et des pieds; à la fin, les mains furent presque entièrement couvertes de tumeurs, et l'action des articulations des doigts devint très-gênée ou en grande partie détruite, par les épanchemens répétés de matière calcaire.

Dans l'espace de trois ou quatre ans, l'affection se manifesta principalement par une inflammation très-étendue, douloureuse et longue au pied, qui s'ulcéra et qui rejeta au dehors une quantité considérable et continuelle de matières calcaires et purulentes: un pied n'était pas plutôt guéri, que l'autre s'affectait de la même manière.

En 1815, cette malade encore confinée au lit, et totalement privée d'appui par l'état d'inflammation et d'ulcération du pied gauche, éprouvait en outre une légère inflammation érysipélateuse à la jambe droite; quand cette inflammation commença à se dissiper, une autre violente survint plus bas à l'articulation du gros orteil. Les tégumens de l'articulation s'ulcérèrent bientôt, et mirent à découvert une surface profondément ulcérée. Un peu de charpie sèche, recouverte d'un cataplasme tiède, fut la seule application qu'on fit aux parties, qui chaque jour étaient examinées. Environ une quinzaine de jours après la séparation de l'escarre, on aperçut au fond de l'ulcère un peu de matière blanchâtre, qu'on enleva avec l'appareil. Quelques jours après, on découvrit une masse d'une substance calcaire molle, de la grosseur d'un pois ; on la fit sortir avec l'extrémité d'une sonde. Au bout d'une semaine, je remarquai que de nouveau la même sécrétion calcaire avait eu lieu, exactement dans le même endroit de l'ulcère qu'auparavant : comme elle semblait être enfoncée plus profondément que la surface de la tête de l'os du métatarse, j'en fis un examen particulier avec une sonde, et je reconnus ainsi, qu'une partie de la surface de l'os était détruite : on distinguait aisément le bord de l'ouverture, au milieu des granulations. Dans cet espace, se trouvait un enfoncement répondant pour la forme à chacune des petites masses calcaires qu'on avait précédemment enlevées. L'ulcère, malgré l'affaiblissement du tissu osseux, allait assez bien ; il était recouvert de granulations, et il sécrétait un pus de bonne nature.

Cette sécrétion particulière continua pendant quelques semaines : tous les trois ou quatre jours, un dépôt nouveau d'une substance calcaire compacte sortait et était enlevé de l'ouverture ulcérée qui se trouvait à l'os.

A la fin de cette période, l'action perdit son caractère spécifique, et la plaie se guérit.

Cette malade infortunée dont j'ai déjà rapporté l'histoire dans une observation pratique de chirurgie, comme faisant connaître les symptômes produits par l'affection goutteuse du cerveau, devint une des victimes de cette maladie.

On peut voir, dans ce cas, que les artères capillaires du tissu osseux participèrent évidemment à l'action spécifique de la goutte, en sécrétant la matière calcaire propre à cette maladie. Il me semble que l'irritation de la surface enflammée a d'abord considérablement troublé la circulation dans les expansions membraneuses qui environnaient le tissu de la partie affectée de l'os, en augmentant tout à la fois son activité de sécrétion et d'absorption. Dans les Mémoires publiés dans les Transactions médico-chirurgicales, j'ai déjà avancé que le premier effet d'un certain degré d'irritation qui a lieu sur les enveloppes membraneuses de l'os, et leurs expansions dans son intérieur, est un changement dans l'état de ces membranes, qui, de claires et de transparentes, deviennent granuleuses et opaques par l'augmentation de leur vascularité, et qu'une absorption plus ou moins étendue de l'os est une des conséquences les plus prochaines de ce changement.

La circonstance de la destruction partielle de l'os par l'absorption, dans le cas présent, ne prescrit aucune règle nouvelle de traitement dans ceux qui lui ressembleraient; mais la sécrétion de l'urate de soude par les artères capillaires de l'intérieur de l'os, est une preuve aussi curieuse qu'intéressante, que la circulation des parties osseuses de notre corps n'est pas assujétie à des lois différentes de celles qui gouvernent les parties molles; cette circulation peut également éprouver les effets de toute impression passagère dépendant des circonstances accidentelles environnantes.

Quant aux changemens d'ossification que l'on rencontre dans ces cas, et qui d'abord sont si nombreux et si remarquables, il me paraît nécessaire de les considérer comme entièrement secondaires, et comme des effets de l'absorption ou d'ulcération occasionnées par le stimulus de l'urate de soude renfermé dans l'intérieur des ligamens capsulaires, et agissant comme corps étranger. Il semble plus facile à la nature de détruire par l'absorption les os comprimés et résistant à ce dépôt, résultant de l'action morbide des petits vaisseaux, que d'exercer dans cette circonstance sa force médicatrice, en arrêtant cette action des vaisseaux, quand il y a trop peu d'espace pour contenir à la fois l'os et la matière sécrétée. J'aurai occasion plus loin de faire quelques remarques au sujet de ces concrétions.

CAUSES ÉLOIGNÉES, PRÉDISPOSANTES ET EXCITANTES DE LA GOUTTE.

Quoique je doive traiter séparément de ces diverses causes, il est évident que leur distinction est en quelque sorte artificielle. L'application accidentelle et plus forte de quelqu'une des causes prédisposantes, telle, par exemple, que le régime, les liqueurs spiritueuses, etc., la rend cause excitante; et l'effet ainsi produit sera en relation avec l'état du système, et proportionné à sa disposition à recevoir l'action goutteuse.

Causes prédisposantes.

Prédisposition héréditaire. — Cullen et les autres auteurs, en général, ont trop expressément défini la goutte, une maladie *héréditaire.* D'après ce caractère, les descendans de goutteux échapperaient rarement à cette maladie ; et encore moins trouverions-nous dans nos recherches, que les exemples de goutte *acquise* et non *héréditaire*, forment la classe la plus nombreuse. Pour démontrer avec précision cet objet, j'ai établi la comparaison suivante :

Chez 113 malades, le nombre de ceux chez lesquels la maladie était

héréditaire de père, s'élevait à . . . . 32.
— de mère, à . . . . 9.
— de père et de mère, à . . . . . . 3.
De ceux dont le grand-père seulement avait eu la goutte, à. . . . . 6.
— la grand'mère seulement, à . . . . 1.
— un oncle seulement dans la famille. 3.
— une tante seulement . . . . 1.
De ceux dont ni le père ni la mère n'y avaient été sujets, à . . . . 58.

D'après ce tableau, il paraît que les cas de

goutte acquise, dans lesquels on ne découvre aucune trace de cette maladie dans les familles, est au reste comme 58 à 55, et que ces premiers sont aux exemples de goutte immédiatement héréditaire, comme 58 est à 44.

Morgagni cite sa goutte comme originelle.

Heberden dit qu'il a connu une femme qui souffrait de la goutte, au point d'avoir de nombreuses ulcérations par l'effet des pierres calcaires, quoiqu'elle ne connût personne dans sa famille qui y eût été sujet. Un malade, qui n'en peut découvrir nulle trace dans ses père et grand-père, m'apprend que lui et ses trois frères en sont cruellement tourmentés. Il a deux sœurs, dont une est affligée de la gravelle.

Cadogan assurait que la goutte n'est pas héréditaire. Dans la véritable acception de cette expression, elle serait inexacte; mais elle se rapprocherait néanmoins beaucoup plus de la vérité, que la doctrine contraire si universellement admise. Par maladie héréditaire, je parle de celle qui dépend d'une similitude d'organisation entre le père et l'enfant, quoique cet objet soit d'une nature trop délicate pour être découvert d'une manière directe par l'observation de nos sens. De ce que les fonctions naturelles du corps dépendent de sa structure particulière, nous pouvons en conclure qu'il en est de même par rapport à plusieurs actions morbides d'une nature spécifique, telles que les scrophules, le cancer, la phthisie idiopathique ou la goutte héréditaire.

Dans mes premières observations sur cette partie de mon sujet, je m'étais trop pressé de conclure que la tendance de la goutte à se manifester de bonne heure et avec rigueur, se rencontrait surtout évidemment chez ceux qui avaient une disposition héréditaire à la maladie. Je me suis de nouveau occupé de cette question, en examinant les cas de 68 personnes auxquelles j'ai donné mes soins, et qui ont eu la goutte à un degré très-intense : j'ai eu soin de laisser de côté tous les autres exemples où elle était légère. Voici le résultat que j'ai obtenu :

Goutte acquise *chez les hommes.*

Ayant commencé	entre 20 et 30 ans. .	11.
	entre 30 et 40 ans. .	15.
	entre 40 et 50 ans. .	7.
	entre 50 et 60 ans. .	1.

Goutte héréditaire *chez les hommes, soit de père ou de mère.*

Ayant commencé entre 20 et 30 ans. . 7.
entre 30 et 40 ans. . 12.
entre 40 et 50 ans. . 3.

Goutte acquise *chez les femmes.*

A 18 ans . . . . . . 1.
A 20 ans . . . . . . 1.
A 26 ans . . . . . . 1.
A 34 ans . . . . . . 1.
A 40 ans . . . . . . 1.
A 46 ans . . . . . . 1.
A 57 ans . . . . . . 1.
A 60 ans . . . . . . 1.

Goutte héréditaire *chez les femmes, soit de père ou de mère.*

A 37 ans . . . . . . 1.
A 47 ans . . . . . . 1.
A 52 ans . . . . . . 1.
A 64 ans . . . . . . 1.

En parcourant les détails des cas précédens, je trouve que chez les hommes, les gouttes invétérées les plus intenses ont été du côté *de la portion acquise*, par opposition avec *la partie héréditaire*, comme 18 est à 8. Chez les femmes, la proportion est de quatre de chaque côté.

D'après la comparaison précédente, le nombre proportionnel de cas *d'intensité extrême* est, chez les femmes, du côté de la goutte héréditaire. Cette partie de la question me paraît bien décidée négativement pour les goutteux; mais je pense qu'on a besoin d'observations ultérieures à cet égard, pour ce qui concerne les femmes : aussi rétracterai-je l'assertion suivante que j'avais anciennement avancée, ce qui est en contradiction avec les résultats que je viens de faire connaître : « il arrive très-rarement qu'une » femme dont les parens ont été exempts de » la goutte, en soit atteinte. » Je présenterai des considérations séparées sur la rare occurrence de cette maladie parmi les femmes, en contraste avec sa fréquence chez les hommes.

Le docteur Adam, dans son dernier ouvrage (1), a établi une distinction qui me

---

(1) On the suposed hereditary properties of diseases, etc.

paraît très-bien fondée, entre la disposition et la prédisposition à la maladie. Il attache la signification la plus expressive au premier de ces termes. Les épithètes de *forte* et de *légère*, jointes à l'une ou à l'autre de ces expressions, rendraient, du moins je l'imagine, la distinction suffisamment claire et marquée. L'auteur, après avoir défini ces termes, observe « que s'il était vrai, dans tous les cas, comme cela se voit dans le plus grand nombre, que des habitudes sédentaires et modérées fussent suffisantes pour amener l'action goutteuse, on ne pourrait mettre en question qu'elle est seulement héréditaire en prédisposition; mais chez quelques individus, la susceptibilité à la goutte est si prononcée, qu'il n'est besoin, pour produire son action, que de stimulans qui semblent absolument nécessaires pour l'entretien de la santé ordinaire. Dans la goutte, nous devons donc admettre les deux degrés de susceptibilité, *disposition* et *prédisposition*, il ne sera pas difficile de fixer leurs limites exactes. » Dans l'arrangement fondamental de son ouvrage, il présente l'exposé suivant :
« Les maladies se manifestent ou au moment

de la naissance, et dans ce cas on les appelle *congéniales* ou *connées*, ou bien elles se développent après. Les premières méritent seules d'être appelées maladies *héréditaires* ou *de famille ;* toutes les autres doivent être considérées comme des suceptibilités *héréditaires* ou *de famille* à certaines maladies. » Cette distinction me paraît aussi judicieuse que nécessaire ; mais je pense qu'on doit la rapporter dans tous les cas à l'organisme. Pour moi, j'avoue que je ne peux me former aucune notion satisfaisante de qualité héréditaire, ou saine ou morbide, qui ne soit pas fondée sur l'organisme. La goutte nous offre de nombreux exemples de parens qui n'ont été sujets eux-mêmes à cette maladie que plusieurs années après la naissance d'enfans devenus goutteux dans un âge adulte plus ou moins avancé. La maladie n'en est pas moins héréditaire dans la véritable signification de ce terme, parce que la susceptibilité qui est transmise du père à l'enfant, ne se manifeste qu'à une période reculée de la vie, au lieu d'être *connée* ou apparente avant l'âge de puberté (il m'a toujours paru que dans l'enfance les actions du système s'opposaient à la production de la goutte). Pour rendre ma pensée plus claire, je renverrai, malgré la faiblesse de l'analogie, à la ressemblance personnelle acquise par un enfant, à mesure qu'il grandit, avec son père, sa mère, ou quelques-uns de ses parens plus éloignés; ressemblance qui n'était pas manifeste pendant les premières années de sa vie. Un développement graduel de fonctions, en rapport avec une tendance constitutionnelle à des maladies particulières, s'observe journellement et familièrement, et implique également, ce me semble, une similitude de structure amenée à maturité par les années.

Quant à la disposition *de famille* à la goutte, et à sa dépendance d'une influence héréditaire ou d'une autre cause quelconque, la comparaison que j'en ai faite présente les résultats suivans : plusieurs individus d'une famille dont les ancêtres, des deux côtés, n'en avaient point été atteints, s'en sont trouvés affectés avec une intensité aussi grande que les enfans de père ou de mère goutteux; dans une famille, trois frères et une sœur, sur six enfans, en ont été cruellement tourmentés; dans une autre, composée aussi de six membres, quatre frères ont éprouvé des accès de goutte très-graves, et les deux sœurs seulement n'en ont rien ressenti. Dans ces cas, la maladie n'avait pas été connue des deux générations précédentes. Par opposition, le père, deux de ses fils et une fille, sur cinq enfans, ont eu une goutte intense; dans une seconde famille, le père, la mère et tous les fils et filles, au nombre de quatre, en ont été affligés.

On doit tenir compte aussi de la manifestation de la goutte chez un ou deux individus seulement d'une nombreuse famille. Ainsi, sur quatorze enfans, il n'y avait qu'un frère et une sœur qui eussent la goutte, et elle avait été acquise, sans aucune apparence d'influence héréditaire. Chez dix enfans dont le père avait la goutte, un seul de ses fils en était affecté, mais avec beaucoup de violence. Voulant établir une conclusion générale au milieu de ces variations, je dois me borner à dire que, toutes choses égales d'ailleurs, les membres d'une famille dont les père et mère auront été goutteux ou non, seront le plus exposés à cette maladie, lorsque, par la conformation, la constitution, le tempérament et les habitudes particulières de vie, ils marcheront le plus directement vers cet état propre du système que je regarde comme générateur de la goutte, et dont je traiterai dans un ordre régulier. Mais avant de quitter ce sujet, je dois remarquer que, dans deux ou trois cas où, par transmission héréditaire, un ou deux des enfans d'une nombreuse famille avaient la goutte, j'ai trouvé une ressemblance personnelle bien plus frappante entre ces enfans goutteux et leur père ou leur mère aussi goutteux, qu'entre ces derniers et leurs autres enfans. Quand le père ou la mère ont la goutte, nous pouvons prévoir que la disposition à cette maladie se manifestera chez plusieurs des enfans. Je n'ai pas encore rencontré d'exception à ce fait. Certainement on doit lui assigner pour cause l'influence héréditaire; mais jusqu'ici les auteurs ont étrangement étendu la question.

L'âge adulte. — L'exemption de la goutte pour la jeunesse, est un caractère frappant de cette maladie. Pour donner quelque explication de ce phénomène, je crois que, durant l'accroissement rapide du corps dans les premières années de la vie, il y a absence totale de cet état pléthorique du système qui est lié avec une congestion plus ou moins grande du système de la veine porte, d'où dépend singulièrement, à mon avis, le premier accès de goutte en particulier. Les maladies qui surviennent avant l'âge adulte, affectent plus particulièrement le système artériel général. Il est vrai que pendant la jeunesse, plusieurs des causes prédisposantes les plus énergiques de la goutte n'existent pas ; mais cela ne suffirait pas pour donner une explication suffisante du point en question. La goutte n'a lieu ordinairement qu'après plusieurs années de l'action entière et continuelle de toutes les indiscrétions et irrégularités qui appartiennent à la vie plus avancée de l'adulte. Je suis persuadé que tous les cas de goutte qu'on a cités dans la jeunesse, n'étaient réellement que des exemples de rhumatisme. Quelques goutteux m'ont assuré affirmativement que leur premier accès avait eu lieu à quinze ans, et l'un d'eux a même été jusqu'à me dire qu'il n'avait alors que sept ans. Je suis sceptique à l'égard de sa déclaration, quoique j'admette une exception à la règle générale par rapport à la manifestation de la goutte entre la quinzième et la vingtième année ; mais à une période moins avancée, ce serait un phénomène extraordinaire.

Sydenham remarque qu'il n'a jamais vu

d'enfans ni de personnes très-jeunes atteints de la véritable goutte.

Hippocrate a laissé un aphorisme à cet égard, qu'on peut ainsi rendre en latin : *Puer non laborat podagrâ, antè Veneris usum.* Aph. xxx. Sect. vi.

Heberden dit n'avoir jamais connu un exemple de goutte qui ait commencé avant l'âge de puberté. Sydenham (1), en parlant de la goutte chez les femmes, se trompe lorsqu'il dit que cette maladie attaque seulement les femmes âgées. Certainement la goutte n'est pas aussi précoce chez la femme que chez l'homme, mais rarement elle attend chez elle un âge très-avancé; et je connais une jeune personne de dix-huit ans qui en a été affectée à la première articulation du gros orteil. L'accès à été de longue durée et irrégulier dans sa marche. La maladie n'était pas connue dans sa famille, mais la constitution, le tempérament et quelques-unes des habitudes de la malade étaient pour elle autant de causes prédisposantes à cette affection. Je vais maintenant examiner en particulier les causes prédisposantes.

---

(1) Commentaries, p. 33.

La table suivante montre l'époque de la première attaque chez cent goutteux :

A 18 ans	1.
Entre 20 et 25 ans . .	11.
De 25 à 30 ans . . .	23.
De 30 à 35 ans . . .	19.
De 35 à 40 ans . . .	22.
De 40 à 45 ans . . .	4.
De 45 à 50 ans . . .	11.
De 50 à 55 ans . . .	4.
De 55 à 60 ans . . .	3.
De 60 à 65 ans . . .	2.

Je n'ai vu qu'un seul exemple de premier accès avant 20 ans, et aucun après 65 ans.

Conformation particulière du corps. — On peut observer chez la plupart des goutteux, une poitrine vaste et circulaire, des veines grosses et distendues et des solides mous. Même chez ceux dont les veines sont naturellement petites, on les voit pour l'ordinaire s'engorger beaucoup, aux approches de la goutte. Pour ce qui regarde la stature et la corpulence, j'en ai fait la comparaison dans cent cinquante sujets, et voici les résultats que j'ai obtenus.

	Hommes.	Femmes.
Corpulence et taille élevée..........	47	9.
Corpulence et petite stature..........	16	8.
Taille moyenne et corpulence..........	30	3.
Taille moyenne et mince..............	3	».
Stature moyenne et embonpoint........	12	1.
Taille et embonpoint médiocres........	6	».
Taille courte et embonpoint médiocre..	10	».
Taille courte et mince................	9	2.
	133	23.

Ce tableau confirme l'observation de Sydenham, que la goutte attaque principalement les personnes grosses et corpulentes ; mais quant à son opinion que ceux qui sont sujets à cette maladie ont des têtes volumineuses, et à celle de Cullen, qu'elle attaque surtout les hommes dont la peau est recouverte d'un réseau muqueux (*rete mucosum*) plus épais et qui offre une surface plus grossière, je n'ai pu les trouver fondées sur la vérité ; malgré les recherches les plus attentives.

Des quatorze individus classés dans le tableau précédent, comme ayant une taille courte et mince ou une taille moyenne et mince, douze avaient une goutte *héréditaire*.

Constitution et tempérament. — Je crois pouvoir affirmer avec vérité que les goutteux ont en général de bonnes constitutions *détériorées* par des excès, et de là l'adage familier : la goutte est la maladie de ceux qui veulent l'avoir. Un état de corpulence (1) précède ordinairement l'invasion de cette maladie, et chez plusieurs personnes, cet état augmente à mesure que l'affection fait des progrès ; mais quand les accès sont fréquens et intenses, la perte des chairs, soit partielle, soit générale, devient une conséquence certaine et va même quelquefois jusqu'à l'émaciation. Voici ce que dit Cullen à l'occasion du tempérament des goutteux : « Si, avec les anciens, nous pouvions établir par des termescertains, le tempérament des hommes, je dirais que la goutte attaque spécialement les individus d'un tempérament *cholérico-sanguin*, et rarement les sanguins purs ou les mélancoliques. Il est toutefois très-difficile de traiter cette matière avec une précision convenable. » Je suis entièrement d'accord avec l'auteur pour sa conclusion. Nous devrions, pour ce qui concerne les

(1) La corpulence est souvent un tel excès de santé, qu'elle est réellement le commencement d'une maladie.

tempéramens, viser à une précision plus grande que celle qu'on a trouvée jusqu'à présent dans les nomenclatures de médecine. Les notions des anciens sur ce point, ainsi que leurs opinions générales sur la maladie, étaient tellement obscurcies par les doctrines exclusives de la pathologie humorale, et enveloppées de tant de fictions et de ridicules hypothèses, que, dans notre langage de pratique, nous devons nécessairement cesser d'employer leurs expressions: on les retrouve néanmoins encore dans les ouvrages, et sans qu'on ait essayé de les rendre meilleures.

Le mot *tempérament* pour exprimer le caractère particulier et le penchant des actions vitales tels qu'on les observe dans la constitution originelle et qu'ils sont empreints dans le cours de la vie, offre un sens aussi convenable qu'évident. Qu'on rejette seulement quelques-unes des anciennes épithètes qu'on appliquait aux états morbides supposés, du sang et des fluides sécrétés, et nous pourrons avec avantage conserver une partie de la classification des tempéramens.

Les bornes que je me suis prescrites m'obligent d'être court: je voudrais seulement essayer de proposer une simple distinction entre deux genres de tempéramens ; par le mot de tempérament *sanguin*, je désignerais celui des personnes chez lesquelles l'inflammation est facilement produite ; et le *nerveux* s'appliquerait à ces constitutions dans lesquelles l'action inflammatoire est excitée avec difficulté, mais qui offrent une prédominance distincte de la sensibilité morbide des nerfs : les combinaisons de ces deux types, dans des proportions diverses, pourraient être désignées par les expressions de *sanguin nerveux* ou de *nerveux sanguin.* J'exprimerais par l'ancien terme *diathèse* (διάθεσις), qui signifie disposition, les tendances morbides particulières ; telles que la diathèse goutteuse, la diathèse bilieuse, la diathèse hydropique, etc.

Le terme *mélancolique*, quoiqu'on doive physiquement le rapporter à la structure du système nerveux, pourrait s'appliquer convenablement à la disposition mentale, et on pourrait mettre en contraste avec lui, celui de *vif*, c'est-à-dire, qui est doué de vivacité. Les mots *irritable* et *nerveux*, appliqués au système nerveux en général, sont à peu près synonymes dans leur acception ordinaire ;

mais probablement il serait correct d'appliquer le terme *irritable* à la sensibilité morbide nerveuse associée à la promptitude et à la véhémence du tempérament, ainsi qu'à l'énergie de l'action mentale ; et celui de *nerveux*, à l'association d'un état nerveux semblable, avec faiblesse d'esprit et timidité plus grande de caractère.

Les goutteux présentent dans l'état de plénitude et de dilatation de leurs veines, de fortes marques de l'excitation de la circulation associée à la faiblesse des vaisseaux, et je m'accorde avec Cullen pour les regarder comme doués d'un tempérament *mixte.* Même dans l'état aigu de la maladie, on peut employer chez eux des stimulans actifs, quoique de tels stimulans soient toujours contre-indiqués, sans produire le même degré de mal que dans toutes les autres espèces d'inflammations. Ils sont ordinairement très-irritables et nerveux, non-seulement par suite des souffrances de la goutte, mais le plus grand nombre par l'influence de leur constitution originelle.

Le sexe masculin. La fréquence moins grande et comparative de la goutte chez les femmes, porte naturellement à rechercher d'où le sexe masculin tient sa prédisposition particulière à cette maladie, et si sa fréquence chez ce sexe ne proviendrait pas réellement d'une prédisposition plus forte. Mais si cela n'est pas, quelle autre cause pourrait-on assigner à ce fait ? L'occurrence plus commune de cette maladie chez l'homme que chez la femme, doit sans doute être principalement rapportée aux causes éloignées, telles que les excès de tous genres, et surtout ceux du vin, poussés à un degré bien plus fort chez l'homme. Mais, en outre, la délicatesse plus grande de l'organisation et du tempérament de la femme, met quelque obstacle à l'acquisition de l'état pléthorique et inflammatoire des vaisseaux qui appartient à la goutte. Les actions de l'utérus ne sont pas sans effet pour arrêter la surabondance générale du sang (1). La

(1) Hippocrate a laissé un aphorisme à ce sujet (aphorism. XXIX, sect. VI), qu'on rend ordinairement ainsi : « Mulier non laborat podagrâ, si non menses ipsi defecerint. » Dans le *Medical and Physical Journal*, n° 214, le critique a mis en question l'exactitude de mon interprétation de cet aphorisme. Il attache, très-improprement à mon avis, au mot *defecerint*, la signification littérale de *deficient*, le considérant comme une expression compa-

goutte imparfaitement développée ou d'une forme chronique, est plus ordinaire chez la femme que chez l'homme. On la rencontre rarement chez la première, à moins qu'il n'y ait concurremment l'influence d'une forte prédisposition héréditaire. Dans le petit nombre d'exceptions à cette règle générale, nous observerons une poitrine circulaire, des veines grosses et distendues, des solides relâchés et une tendance à la corpulence, que nous avons déjà décrits comme des signes prédominans chez les hommes goutteux.

Genre de vie et occupations. — Sydenham, en parlant de la calamité de la goutte, dit avec une modestie et une beauté d'expression égales : « Mais ce qui est une consolation

---

rative. Il me paraît évident que dans l'aphorisme, le mot grec εκλιπη signifie *dereliquerint*, ou ayant entièrement quitté. Les femmes qui souffrent de la goutte ont été très-sujettes à la ménorrhagie, et ont eu cette affection soit dans leur jeunesse, soit dans la partie moyenne de leur vie; chez elles, la goutte est survenue quelques années plutôt ou plus tard, après la cessation définitive des menstrues. La goutte survient le plus fréquemment pour les femmes à cette dernière période, et c'est aussi à elle que fait allusion l'aphorisme.

pour moi et pour les autres goutteux, d'un mérite et d'une fortune médiocres, c'est que les rois, les princes, les généraux, les amiraux, les philosophes et la plupart des autres grands hommes sont morts et ont vécu avec la goutte. Au total, on peut affirmer de cette maladie, qu'elle enlève plus de riches que de pauvres, plus de sages que de fous, ce qui semble démontrer la stricte impartialité de la Providence, qui a procuré abondamment d'autres avantages à ceux qui manquent de quelques-unes des commodités de la vie, et qui a tempéré sa profusion à l'égard des autres par un mélange égal de maux : de la sorte, il paraît être absolument et universellement décrété, qu'aucun homme ne jouira sur la terre d'un bonheur ou d'une misère sans mélange, mais qu'il connaîtra l'un et l'autre : ce mélange de biens et de maux, ainsi adapté à notre faiblesse et à notre condition périssable, est peut-être admirablement convenable à notre état présent (1). »

---

(1) C'est par une réflexion morale semblable, que Virgile s'est si heureusement écrié :

O fortunatos nimium sua si bona norint
Agricolas ! GEORG. v. 458.

Depuis l'époque où ces sentimens ont été exprimés, le luxe a fait de tels progrès dans la société, qu'on rencontre actuellement la goutte jusque dans les dernières classes du peuple. A Londres, j'ai vu des goutteux parmi les bouchers, les hôteliers, les sommeliers et les portiers qui étaient à leur aise. Cette maladie est aussi fréquente chez les cochers, principalement chez ceux qui vivent dans leurs familles, et qui, outre l'abus qu'ils font des liqueurs fortes, sont constamment exposés aux intempéries de l'atmosphère. Enfin le genre de vie et les occupations qui amènent la réplétion et forcent à l'inactivité, ou bien une nourriture abondante et des exercices passifs, conduisent à la goutte : dans quelques constitutions très-disposées à la pléthore et à la corpulence, un genre de vie modéré et des exercices actifs ne semblent pas suffire pour combattre la tendance à cette maladie.

État de l'esprit. — On sait quelle fut dans tous les temps l'influence des passions sur la santé du corps : pour ce qui regarde la goutte, je pense que les passions tristes ont sur elle les plus puissans effets. Le chagrin et l'anxiété attaquent primitivement l'énergie naturelle du cerveau, et affectent d'une manière secondaire les fonctions digestives, la circulation et la sécrétion du foie, et les actions du canal intestinal : aussi, dans une diathèse goutteuse, elles prédisposent singulièrement à cette maladie.

Études opiniâtres. — Cette cause comprend non-seulement le défaut d'exercice, l'irrégularité dans les heures du sommeil et du repos, mais aussi ses conséquences, comme la faiblesse de l'estomac et la paresse du ventre : par ses effets sur le système nerveux, et antérieurement sur l'action du cerveau, elle donne lieu à cette forme de débilité d'irritation, qui augmente la susceptibilité de la constitution à la maladie, et conséquemment à la goutte, si telle est la prédisposition de l'individu (1). Sydenham rapporte que son application immodérée à la composition de son ouvrage, lui occasionna l'accès le plus intense de goutte qu'il ait jamais eu (2).

Nourriture animale. — Cette nourriture

(1) Feu M. Pitt et son père ont eu la goutte à des périodes très-peu avancées de leur vie. Le père n'avait jamais encensé ni Bacchus, ni Vénus; mais tous deux se livraient à des études opiniâtres.

(2) [illegible] ître dédicatoire au docteur Short.

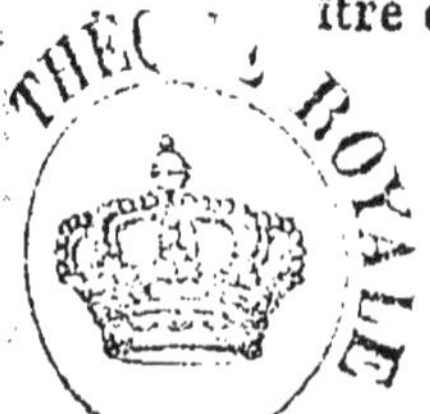

prise en trop grande quantité, affaiblit l'estomac par la distension qu'elle occasionne, et, en outre, stimule et oppresse tout le canal alimentaire au-delà de ses forces. Sous la forme de mets très-assaisonnés, elle devient une cause d'excitation morbide, et amène un faux degré d'appétit, tel qu'une quantité d'alimens suffisante pour plusieurs repas, est souvent prise dans un seul. Une nourriture trop abondante, quoique divisée dans les vingt-quatre heures, sert d'une manière évidente à produire un état de pléthore ; mais pour que la goutte puisse être excitée, il faut sur-ajouter l'influence des liqueurs fermentées.

Liqueurs fortes. — De ces liqueurs, par rapport à la goutte, le vin bu avec excès est de toutes la plus nuisible. L'usage des spiritueux détruit l'appétit, affaiblit le ton de l'estomac d'une manière permanente, et même conduit à des maladies organiques, en sorte que malgré la production de l'état inflammatoire des vaisseaux, on contracte ce que l'on a nommé la *plethora ad molem.* Le vin contient bien plus d'alcohol dans un volume donné, que les liqueurs fermentées, et c'est probablement à cette cause et à ce qu'il n'abat pas l'énergie de l'estomac comme les spiritueux, qu'il devient un agent introducteur de la goutte, si actif. Une grande partie de cet effet dépend aussi du genre de vin que l'on boit, et les goutteux connaissent cette vérité par une expérience constante. Le Champagne, le mauvais Bordeaux ou le Porto nouveau prédisposeront bien plus fortement à la goutte que des quantités égales, ou même supérieures, de Madère ou de vin d'Andalousie, parce qu'outre leurs effets de chaleur égaux ou plus grands, les premiers produisent une grande acidité qui fait éprouver à l'estomac et au canal alimentaire une irritation certaine. Dans un système prédisposé à la goutte, ou dans une habitude goutteuse confirmée, les membres s'affectent promptement par sympathie. Les vins légers et les liqueurs acescentes faites avec nos propres fruits, produiront la gravelle de préférence à la goutte, tandis que les spiritueux donneront lieu plus particulièrement à des dyspepsies intenses, aux obstructions, au squirrhe du foie, et enfin à l'hydropisie. En comparant l'influence des différentes liqueurs, on doit considérer aussi que les buveurs de vin se livrent en même temps à des excès de table plus fréquens que ne peuvent le faire les buveurs de spiritueux et de liqueurs fermentées ; en sorte que les premiers ressentiront plus énergiquement que les autres les effets combinés de l'excitation chaude et de l'assimilation trop abondante. Le docteur Rush, en mettant en opposition les maladies et les remèdes des Indiens de l'Amérique du nord avec ceux des nations civilisées, fait les observations suivantes : « J'ai entendu parler de deux ou trois cas de goutte parmi les Indiens, mais seulement parmi ceux qui avaient appris des blancs l'usage du rum. Une question se présente naturellement ici, c'est de savoir pourquoi la goutte n'est pas plus fréquente dans cette classe du peuple qui, parmi nous, consomme la plus grande quantité de rum? A cela je répondrai que les effets de cette liqueur sur ces individus affaiblis, sont trop soudains et trop violens pour se faire ressentir aux extrémités, ainsi qu'on le voit chez les Indiens. Ces effets se manifestent seulement, dans ces cas, par des obstructions des viscères et par une série compliquée de maladies chroniques. Ainsi les miasmes putrides, quelquefois trop violens pour donner naissance à la fièvre, produisent une débilité instantanée, ou la mort. La goutte s'observe rarement en Russie, en Pologne, en Danemarck. Cela vient-il de la constitution vigoureuse particulière aux habitans de ces contrées du nord? ou bien la cause en est-elle dans l'usage excessif qu'ils font de ces liqueurs spiritueuses, qui engendreraient chez eux les mêmes maladies chroniques que nous venons de dire être communes parmi les dernières classes du peuple de ce pays? La similitude de leurs maladies rend la dernière de ces suppositions la plus probable. Les effets du vin, comme ceux de la tyrannie dans un gouvernement bien formé, se font ressentir d'abord aux extrémités, tandis que les spiritueux, comme un usurpateur hardi, s'emparent de suite des principes vitaux de la constitution. »

Je vis dernièrement un homme corpulent et robuste, âgé de 34 ans, attaqué pour la quatrième fois d'une goutte très-intense. Les deux pieds étaient affectés. La maladie était entièrement acquise, et elle s'était manifestée d'abord à l'âge de 29 ans. Dans sa première jeunesse, il avait constamment demeuré sur les côtes de la mer comme contrebandier, et en même temps qu'il était exposé aux fatigues de cette vie irrégulière, il avait bu, pendant la longue période de quatre à cinq ans, jusqu'à deux et trois pintes de Hollande par jour, sans autre effet que d'être devenu très-irritable, et par fois d'avoir les digestions difficiles. Devenu ensuite maçon et possesseur d'une propriété, il prit du vin et du porter, ainsi qu'une légère quantité de liqueurs spiritueuses. Ses exercices étaient bien moins actifs qu'autrefois; et au bout de deux ans de ce nouveau genre de vie, la goutte se déclara.

Dans un autre cas très-analogue à celui-là, le malade, jusqu'à 28 ans, avait vécu à la campagne, dans une situation à faire un abus constant des boissons. Il obtint une place de sommelier à Londres, et outre l'inactivité obligée de ces fonctions, il se trouva à même de satisfaire son penchant pour le vin et les liqueurs fortes fermentées, en même temps qu'il avait une nourriture abondante. Il a présentement 59 ans, et, depuis 24 ans, il n'a pas été une seule année sans éprouver une attaque très-intense de goutte. Cette maladie était inconnue aux familles de ces deux individus, dont le tempérament et les habitudes étaient tels que ceux que j'ai décrits comme les plus propres à prédisposer à cette maladie.

Van-Swieten pose en principe (1) que les Hollandais connaissent peu cette affection, tant qu'ils ne changent pas la bierre, leur boisson favorite, contre le vin. Linnée nous apprend que les Lapons et les peuples de Suède qui boivent des liqueurs spiritueuses fermentées, mais jamais de vin, sont étrangers à la goutte.

Je suis disposé à penser qu'en Angleterre, et particulièrement à Londres, la goutte est devenue bien plus fréquente dans les basses classes de la société, depuis l'usage très-général et très-abondant du porter. C'est un liquide très-nutritif, qui, joint aux spiritueux, et même à une quantité modérée d'alimens solides, peut être regardé comme très-propre à amener cette pléthore inflammatoire, dont la goutte doit nécessairement être précédée.

En Ecosse, la goutte est beaucoup plus rare qu'en Angleterre. A Edimbourg, où les habitudes du peuple se rapprochent davantage de celles qui existent à Londres, on la rencontre très-souvent; mais à peine cette affection est-elle connue des classes infé-

(1) Comment., 1255.

rieures. Parmi deux mille deux cents malades admis à l'infirmerie royale, dans la Clinique du docteur Gregory, on n'a compté que deux exemples de goutte. J'ai appris également que le docteur Hamilton, qui a été l'un des médecins de cette infirmerie pendant près de 30 années, et qui a vu, dans ce long espace de temps, plusieurs milliers de malades, n'a rencontré dans ce nombre que deux goutteux. Dans les hôpitaux de Londres, au contraire, d'après mes nouvelles recherches, la goutte n'est pas aussi rare; mais comme il n'est pas ordinaire d'y admettre ceux qui en sont atteints, on ne doit pas s'attendre à sa fréquence dans la liste des maladies d'hôpital (1).

---

(1) Dans la première édition de cet ouvrage, j'avais commis une erreur remarquable par rapport à la goutte, en renvoyant à un estimable mémoire des Transactions médico-chirurgicales, intitulé : *De la fréquence, de la mortalité et du traitement comparatifs des différentes maladies, par sir* Gilbert BLANE, *etc.* Les cas de goutte que j'avais rangés à tort dans la liste des maladies d'hôpital, se sont seulement présentés dans la pratique particulière de ce médecin, ainsi que le prouve le passage suivant : « Les maladies les plus communes dans les hautes classes de la société, sont la goutte, les affections

A Glascow, la goutte est très-rare, même dans les hautes classes ; à l'appui de ce fait, je dois mentionner les circonstances suivantes : Dans une population d'environ 110,000 ames que renferment Glascow et les environs, on ne trouverait pas, ainsi qu'on me l'a assuré, vingt voitures particulières en usage. Les demandes de voitures de place sont si peu nombreuses, que le propriétaire a été obligé de discontinuer le service régulier de ces voitures, et que leur nombre total n'excède pas

---

de l'estomac et celles du foie. Quant à ce qui concerne la goutte, on n'en trouve pas un seul cas dans le relevé de l'hôpital, tandis qu'il y en a cent trente dans la liste privée, ce qui fait environ la vingt-sixième partie du tout. Nulle autre maladie n'offre des preuves aussi fortes de l'influence du genre de vie sur la santé. »

Ce calcul de la pratique d'hôpital de sir Gilbert Blane, s'étend depuis 1784 jusqu'à 1794, et comprend 2406 malades. Pour la raison que j'ai indiquée, on n'en doit pas conclure que la goutte ne se présente point dans la classe d'individus admis dans les hôpitaux de Londres, avec d'autres maladies. En même temps, j'accorde tout-à-fait que la prédominance de la goutte dans les classes respectives de la société est en raison exacte de l'usage abondant de la nourriture animale, des liqueurs fortes et des excès de tout genre.

quatre ou cinq. Les chaises à porteurs sont usitées pour les dames, mais les hommes préfèrent l'exercice salutaire de la marche; et comme cette cité ne le cède à aucune autre pour ce qui regarde une hospitalité et une bienfaisance libérales, le peu de fréquence de la goutte doit être en grande partie attribué à l'activité comparative plus considérable du peuple et à un genre de vie plus régulier que celui des habitans de Londres. A Glascow aussi, le punch est une boisson plus générale que le vin, même aux meilleures tables. De là vient que j'ai entendu dire quelquefois en plaisantant, que le punch était un préservatif de la goutte. Ce qu'on peut assurer, c'est que le punch faiblement acidulé est bien plus diurétique que le vin, et qu'il est beaucoup moins chaud dans ses effets. Mais, quoiqu'on puisse maintenir l'argument que le punch n'amène pas une prédisposition à la goutte, personne ne niera, je pense, qu'un abus excessif de cette liqueur ne puisse détruire les forces de l'estomac et conduire à quelque maladie sérieuse. Le bas peuple d'Ecosse qui ne fait usage que de boissons du pays, et qui vit principalement de végétaux et de farineux, est sujet à des dyspepsies intenses, à des maladies du foie, à l'hydropisie ou au diabetès (1), mais rarement, ou jamais à la goutte.

L'indolence favorise puissamment la prédisposition à la goutte : elle aide la tendance d'une nourriture abondante à produire la pléthore, en arrêtant les diverses fonctions d'excrétion : elle empêche aussi cette distribution régulière et cette dépense convenable de l'énergie nerveuse, exigées pour l'action saine du cerveau et des divers organes sécrétoires. On peut dire qu'elle occasionne une accumulation morbide de l'excitabilité nerveuse.

Je pourrais prouver par une multitude de faits, l'influence directe de la cause prédisposante qui nous occupe actuellement, sur la production de la goutte : je me contenterai de rapporter les suivans :

Un homme, dont une tante seulement

---

(1) Je suis porté à croire, d'après une observation attentive, que le diabetès est bien plus commun en Ecosse qu'en Angleterre, et que les habitudes opposées des peuples de ces deux pays, telles que je viens de les décrire, tendent à produire la goutte chez le dernier, et le diabetès ou l'hydropisie chez l'autre.

avait eu la goutte dans sa famille, mais qui avait une forte prédisposition constitutionnelle à cette maladie, en fut d'abord attaqué à l'âge de 35 ans, pendant qu'il remplissait les fonctions de maître d'école à la campagne. Il avait l'habitude de manger une grande quantité de viande, tant à son dîner qu'à son souper, et de boire une liqueur fermentée, soit une petite portion de vin, soit un verre de liqueur. La goutte revenait avec intensité à de courts intervalles. Bientôt après, il eut occasion de faire un voyage en Irlande, qui dura neuf mois, et de boire pendant tout ce temps du vin et d'autres liqueurs avec excès; mais comme son genre de vie fut extrêmement actif, il se trouva exempt de la goutte. Ayant repris ses habitudes sédentaires, la goutte reparut aussitôt avec violence, quoiqu'il fût beaucoup plus sobre dans sa nourriture : dans le cours de ses progrès, l'affection parcourut successivement les pieds, les genoux, les jarrets, les mains et les coudes.

Un officier dont le grand-père seul dans la famille avait été sujet à la goutte, en éprouvait, chaque année, deux accès très-intenses. Il fut employé à un service très-actif en Egypte, pendant neuf mois, et souvent il coucha sur le sable, couvert seulement par des tapis; les nuits étaient froides et les jours chauds. Il buvait en abondance du vin ou des liqueurs spiritueuses, et en bien plus grande quantité qu'auparavant et que depuis; mais ses fatigues corporelles étaient excessives, et son ame était enthousiasmée de l'amour de ses devoirs. Il fut pendant tout ce temps délivré de la goutte. Ayant quitté cette contrée, il revint à Gibraltar où pendant trois mois il mena une vie très-inactive : la maladie reparut aussitôt avec toute sa violence; et depuis, il en a été attaqué cruellement deux fois chaque année, comme par le passé.

La pléthore. — Une surabondance de sang dans le système général, est certainement un résultat de l'influence combinée des trois causes éloignées précédentes, et paraît être, comme je l'ai observé, la condition la plus préparatoire à l'action des causes excitantes. Cette forme de pléthore, en liaison avec une congestion dans la circulation du foie, doit être certainement considérée comme intéressée d'une manière particulière, dans la production de la goutte.

Plaisirs vénériens poussés à l'excès. — Cette cause épuise plus qu'il ne convient l'énergie nerveuse ; elle produit une grande débilité, et dérange les fonctions digestives, ainsi que les forces générales. Les excès de ce genre sont si constamment joints à ceux de la table (1), qu'on peut indirectement les considérer comme une cause prédisposante de la goutte. Sydenham décrit cette cause comme produisant les semences de la goutte, et son assertion a quelque fondement : néanmoins, la réunion des plaisirs de la table et des jouissances me semble nécessaire pour amener l'affection arthritique. Ces deux genres d'excès se tiennent pour ainsi dire, et c'est ce qui fait la justesse des deux épigrammes grecque et latine, sur les goutteux, que je viens de citer.

---

(1) La goutte, selon les poëtes grecs, était fille de Bacchus et de Vénus :

Λυσιμελȣς Βάκχȣ, καὶ λυσιμελȣς Ἀφροδίτης
Γέννᾶται θυγάτηρ, λυσιμελὴς, ποδάγρα.

C'est ce que signifient aussi les vers latins suivans :

Ut Venus enervat vires, sic copia vini,
Et tentat gressus, debilitatque pedes.

De l'état morbide des organes digestifs, considéré d'une manière générale.

En considérant la goutte comme une simple maladie de réplétion, il s'ensuit nécessairement que la sur-excitation de l'estomac et des fonctions digestives doit conduire à la débilité et au dérangement relatif de ces mêmes fonctions. Sydenham observe qu'en portant toute son attention sur les divers symptômes de cette maladie, il la juge provenir de l'affaiblissement dans la *coction* des solides et des fluides. Cette expression est synonyme du terme plus moderne d'assimilation morbide, qui, par sa quantité et probablement par sa qualité, doit être regardée comme la source originelle de cette affection. C'est en cela que consiste la prédisposition acquise ou celle *non héréditaire;* et dans un très-grand nombre de cas, la prédisposition héréditaire est aggravée par la même cause, avant qu'aucun développement de goutte n'ait eu lieu. Dans un premier accès, et quelquefois aussi dans les attaques consécutives, il n'y a aucun trouble sensible dans les organes digestifs ; mais il n'en résulte pas qu'ils soient réellement dans un état naturel d'action. Le malade juge seulement d'après des indications partielles. Un grand appétit est souvent joint à un état morbide de l'estomac, et particulièrement à un accomplissement imparfait des fonctions du tube intestinal, après que les alimens ont subi leur première élaboration. Chez l'épicurien, il existe un très-grand appétit artificiel produit par la complaisance habituelle et excessive qu'il a pour son palais. Le malade se trompe souvent, en s'imaginant que, parce qu'il est doué d'appétit et d'une force apparente de l'estomac, pour manger d'un aliment qui lui fait plaisir, ses organes digestifs, d'après celá même, ne puissent être en défaut. Mais nous devons considérer que c'est seulement dans l'estomac que commencent les opérations importantes de la digestion. Le second changement matériel des substances alimentaires, s'opère dans le duodénum, et à celui-là se rattachent l'action sécrétoire propre du foie et l'influence salutaire de la bile. L'excrétion convenable des matières fécales, du canal alimentaire, constitue également une partie essentielle de la chylification naturelle, et l'on peut établir que de l'exécution parfaite de ces actes préparatoires, dépend en grande partie l'assimilation complète et consécutive du chyle et du sang. L'interruption morbide d'une partie quelconque de la série des actions digestives, peut devenir une cause prédisposante ou excitante de la goutte, par les mêmes raisons qui font exercer à cette cause une influence forte et ordinaire sur les autres maladies.

Les symptômes particuliers qui se manifestent, indiqueront en général, avec la fidélité la plus scrupuleuse, mais au moyen d'un examen attentif, le siége propre de l'action morbide. Je vais chercher à offrir, sur ce point de mon sujet, quelques remarques générales.

Lorsque l'estomac est la partie la plus affectée, l'indigestion se fait reconnaître d'une manière sensible par quelques-uns ou par la totalité des symptômes suivans : — ardeur brûlante; éructations aigres, accompagnées d'une sensation de chaleur et souvent du rapport de l'odeur des alimens de la veille; appétit qu'on ne peut rassasier; oppression après le repas, avec une sensation pénible de distension, et un malaise dans toute la région épigastrique. A ces signes on doit joindre une langue chargée, un état pâteux de la bouche et une salive visqueuse, surtout le matin en s'éveillant. Les individus dyspeptiques, chez lesquels prédomine le tempérament nerveux, ont la langue couverte d'un enduit blanc ou jaunâtre ; et chez les personnes d'un tempérament sanguin, la couleur de l'enduit est d'un brun foncé ou d'un brun mêlé de blanc. Dans la première classe des malades dont nous venons de parler, la couleur naturelle de la langue est très-ordinairement pâle; chez la dernière, elle est presque rouge. Mais de toutes les apparences de la langue, celles qui annoncent au plus haut degré l'état de débilité de l'estomac, ce sont la couleur rouge-cerise de toute sa surface, les fentes plus ou moins nombreuses dans sa substance, et la proéminence de ses papilles. Outre ces derniers caractères, on doit aussi considérer la pâleur de la langue, après une dyspepsie de longue durée, comme étant quelquefois une des preuves les plus défavorables de la faiblesse de l'estomac. Une langue extrêmement nette, offrant en même temps des stries blanches et rouges, est un autre indice de débilité. Selon que l'irritation nerveuse prédomine dans la constitution générale, on peut encore apercevoir, concurremment avec les symptômes que je viens de décrire, une sorte d'écume sur la langue et dans l'arrière-bouche. Les nausées, le malaise, la rougeur après avoir mangé un aliment stimulant, des vertiges lorsqu'on change brusquement de position, et une céphalagie plus ou moins intense, s'observent également. Cet état dyspeptique de l'estomac entraîne avec lui l'irrégularité des fonctions du tube intestinal, mais le plus souvent sa torpeur. La sécrétion de l'urine varie sous les rapports de sa quantité et de ses qualités. Quelquefois elle est peu abondante, d'une couleur foncée et d'une pesanteur spécifique plus considérable ; dans d'autres cas, elle est rendue en grande quantité, et de plus, elle est pâle et très-légère ; quand il en est ainsi, l'irritation nerveuse est forte, quoique ce fluide soit émis sans difficulté.

Quand le siége principal du mal est au-dessous de l'estomac, la langue offre souvent une apparence presque naturelle, l'appétit est énergique et presque toujours régulier. Les symptômes sont par fois semblables à ceux qu'on appelle *bilieux*, en langage vulgaire : il s'y joint une pâleur générale, des plaques jaunes partielles sur la peau, et un cercle foncé autour de la paupière inférieure. Tandis que l'indigestion survient dans le canal intestinal, l'estomac lui-même paraît éprouver une action trop forte, en recevant plus d'alimens qu'il n'en peut ensuite convertir dans un bon chyle, propre à s'assimiler au corps d'une manière convenable. Toutes les sécrétions sont altérées. Les intestins, en proie à une vive irritation, ressentent souvent des excitations douloureuses, suivies d'un soulagement momentané, et qui vont quelquefois jusqu'au ténesme. Leur action péristaltique est irrégulière; les matières fécales, d'une consistance et d'une couleur contre nature, ont une odeur fétide particulière. Quelquefois elles sont rendues en forme de balles, et quand elles sont plus moulées, il arrive assez souvent qu'elles sont tellement déliées, qu'on peut craindre quelque rétrécissement du canal; mais cet effet paraît être dû à l'état morbide des sécrétions et aux contractions spasmodiques et irrégulières de l'intestin, par suite de l'irritation. Néanmoins, le plus ordinairement, les évacuations alvines ne sont pas formées, et elles ont une ténuité remarquable. Elles prennent l'apparence d'une poix noirâtre, et quand la maladie est très-ancienne, il se fait dans les intestins une sécrétion d'une quantité considérable de mucosités, qui, s'incorporant avec les matières fécales, leur donnent de la ressemblance avec un écoulement purulent(1). On doit distinguer ces mucosités, de l'apparence comme gélatineuse des évacuations qui ont lieu à la suite de l'irritation extrême du tube intestinal par un purgatif âcre ou par une affection dysentérique; dans ces deux derniers cas, la substance gélatineuse paraît détachée des excrémens; sa consistance solide la fait paraître presque organisée, et différente essentiellement de l'accumulation muqueuse dont il a été parlé précédemment. Cette sécrétion muqueuse habituelle m'a paru toujours une indication de l'ancienneté de l'état morbide du canal alimentaire. C'est ainsi que nous voyons l'urine chargée de mucosités, dans les maladies de la vessie. L'examen des altérations subies par les fonctions digestives, et l'observation fréquente des excrétions sont une source essentielle d'informations

(1) Si l'on verse de l'eau sur ces matières, les mucosités se séparent par petits flocons.

pour le praticien. M. Abernethy a rendu de grands services à la médecine, en appelant l'attention des gens de l'art sur ces objets si importans. Il fait observer qu'il y a variation de couleur des excrétions alvines, dans les affections des viscères. Quelquefois elles paraissent simplement le résidu des alimens, non altéré par la bile. Dans d'autres cas, leur couleur légèrement jaunâtre, dénote une altération de quantité dans la sécrétion biliaire. Les matières brunâtres qui ne deviennent pas jaunes lorsqu'on les étend dans l'eau, doivent être considérées comme se trouvant dans un état morbide, puisque la couleur de la bile naturelle est d'un jaune foncé, qui paraît brun par la concentration (1). On peut établir que l'apparence d'un jaune foncé indique une sécrétion de bile récente et obligée, et prouve plutôt l'irritation que l'action régulière de l'état sain. Une apparence argilleuse est un sûr indice de l'obstruction de la bile dans le duodénum; et la couleur opposée, qui va quelquefois jusqu'à celle de la poix la plus noire, peut

(1) On the constitutional origin and treatment of local diseases, p. 35.

nous porter à conclure que non-seulement la bile est au plus haut point d'état morbide, mais qu'il y a de plus des altérations très-prononcées, dans les sécrétions du canal alimentaire lui-même. Une autre preuve du dérangement de l'action du foie, se trouve très-fréquemment dans l'apparence verdâtre des évacuations intestinales, provenant évidemment d'une altération très-grande de la bile. Il est encore d'autres indices du dérangement des sécrétions générales du canal. Quelques médecins ont objecté que les conclusions tirées de l'observation des excrétions étaient fausses, parce que plusieurs des apparences dont nous venons de parler, étaient produites par fois chez des individus bien portans, à la suite d'irrégularités dans le régime.

On peut répondre à cela, que les individus en question auront leur santé habituelle troublée, quoique d'une manière passagère, quand les sécrétions alimentaires s'altéreront ainsi. L'hypocondrie occasionnelle éprouvée par plusieurs sujets jouissant d'une bonne santé générale, se trouvera, je pense, le plus communément en rapport avec une sorte de désordre dans les organes digestifs et avec une indication correspondante dans l'espèce des excrétions.

Une jaunisse plus ou moins apparente accompagne ordinairement les dérangemens les plus importans des fonctions dont je viens de parler, et c'est en proportion de l'intensité de ce symptôme que la nature de cette maladie devient évidente pour l'observateur ordinaire.

J'ai vu plusieurs fois un état dyspeptique ou bilieux survenir quelques semaines avant un premier accès de goutte; et dans ces cas, le malade a éprouvé un développement graduel de l'abdomen, de l'oppression à l'estomac, et un grand nombre de sensations nerveuses. Tout récemment j'ai donné des soins à un malade en proie à un premier accès, qui, pendant les deux ou trois mois précédens, avait ressenti de l'embarras du côté du foie et de grands désordres dans l'estomac et le canal alimentaire. Son système nerveux était tellement attaqué, qu'outre des battemens et des palpitations de cœur, il éprouvait fréquemment une perte presque complète de la vue, quand il sortait. Quelquefois les objets lui paraissaient doubles, et une obscurité profonde l'environnait. Tous ces dérangemens de la vision cédaient à l'action de médicamens, dont les purgatifs mercuriels formaient la base. Aussitôt qu'il s'écartait en quelque chose du régime qui lui avait été prescrit, avant le parfait rétablissement des fonctions internes, il était sûr de voir la goutte reparaître.

Chez un autre malade qui offrait des symptômes presque semblables, le moindre effort pour se baisser, par exemple pour mettre ses souliers, était à l'instant suivi par ce spasme subit du diaphragme, auquel on donne vulgairement le nom de crampe d'estomac. Ce symptôme s'observe chez les personnes qui ont beaucoup d'embonpoint : chez celles surtout qui offrent une prédominance du système nerveux ; mais il se rencontre aussi par fois chez les sujets d'un tempérament sanguin. Aussi voit-on souvent les goutteux recevoir des complimens sur leur bonne mine et sur leur santé apparente, à l'instant même où la maladie approche d'une manière insidieuse.

On peut dire de ceux qui ont eu des attaques fréquentes de goutte, que les symptômes précurseurs du mal sont urgens, en proportion du degré de dérangement des viscères abdominaux qui a existé précédemment.

Les rapports qui existent entre le diaphragme et les viscères abdominaux, et surtout le foie, rendent très-ordinairement la respiration imparfaite, et, dans quelques cas, difficile et pénible, toutes les fois qu'avec un état morbide un peu considérable de ces parties, le malade se livre à des exercices plus forts que de coutume. Ce trouble peut être produit d'une manière passagère par la simple influence des fonctions dérangées, ou être le résultat permanent de l'altération de structure des parties contiguës.

J'ai vu une fois cette affection sympathique du diaphragme parvenir au degré d'un asthme spasmodique, attaquant le malade périodiquement, d'abord deux fois et ensuite une seule fois dans les vingt-quatre heures; chaque paroxisme faisait craindre une suffocation prochaine. Il durait trois ou quatre heures, et jusqu'à l'adoption d'un traitement actif, il suivait avec certitude, et presque instantanément la moindre imprudence relative à la quantité ou à la qualité des alimens que prenait le malade.

L'on remarque quelquefois la prédominance des symptômes les plus violens de l'hypocondrie chez les goutteux dyspeptiques; et cet effet dépend et de leur tempérament, et de l'influence établie de la goutte sur leur système nerveux. Dans ces circonstances, la connexion des fonctions du cerveau et de celles des organes digestifs, est prouvée d'une manière particulière, et offre un tableau frappant de l'influence mutuelle qui existe dans cette maladie entre l'esprit et le corps. Dès que cet état du système, qui est le précurseur du retour de la goutte, se manifeste, l'action régulière des intestins n'a plus lieu; la sécrétion de l'urine est variable sous les rapports de sa quantité et de son apparence; le malade s'aperçoit d'une tuméfaction de l'abdomen, et quelquefois en même temps d'un raccourcissement des membres, et d'une sorte de mollesse des fibres musculaires; il se plaint de diverses sensations nerveuses pénibles, comme par exemple de crampes ou du cauchemar.

Cullen, en décrivant l'état atonique de la goutte, remarque, au sujet des affections du canal alimentaire, qu'elles sont souvent accompagnées de tous les symptômes de l'hypocondrie, tels que abattement de l'esprit, attention pénible et constante aux moindres sensations, accroissement imaginaire des symptômes, et crainte du danger qui peut en résulter.

J'examinerai bientôt la sympathie active qui existe entre l'estomac et les membres, dans certains états de goutte chronique.

Lorsqu'il y a dérangement des fonctions digestives (que le malade soit goutteux ou non), les symptômes qui proviennent de leur sympathie avec les parties éloignées ou les organes contigus, sont fortement et diversement caractérisés, en proportion de l'ancienneté de la maladie et de sa dépendance du changement de structure des viscères. Outre les palpitations, la disposition à tomber en faiblesse, et les autres symptômes que j'ai déjà décrits, je puis encore faire mention d'un autre effet de la sensibilité morbide nerveuse qui prédomine alors : c'est une tendance remarquable des nerfs des bras et des jambes, à être affectés d'engourdissement, le jour et la nuit, à la plus légère pression résultant d'un changement accidentel de position.

Les intestins sont fréquemment distendus par des alimens non digérés et par les gaz qui en sont la conséquence, et dans tout le trajet du canal, des sensations pénibles qui ressemblent à des spasmes, se font ressentir.

Les flatuosités de l'estomac ou des intestins, ou des intestins seulement, sont l'unique symptôme d'indigestion dont le malade accuse la présence, et peut-être encore ne s'en aperçoit-il que par un examen attentif. La sensibilité de l'estomac est quelquefois aussi tellement grande, que la plus douce pression extérieure ne se supporte qu'avec peine.

Les veines hémorrhoïdales sont douloureuses dans certains cas, et une évacuation sanguine, irrégulière, chez quelques personnes; et presque périodique chez d'autres, accompagne très-ordinairement la diathèse goutteuse. L'évacuation en question est par fois très-abondante, et sa couleur, semblable alors à celle du sang veineux, est plus ou moins foncée, et même noirâtre. Quand l'hémorragie est légère, elle est le plus ordinairement artérielle et d'un rouge vermeil.

Les sensations abdominales locales varient selon les parties qui sont les plus affectées. Il est difficile néanmoins de fixer le siége précis de l'action morbide, à l'égard de laquelle il nous arrive souvent d'être trompés. Outre l'association des fonctions des parties, on voit un assez grand nombre de sympathies dépendre de leur contiguité. M. Abernety observe qu'il est vraisemblable qu'aucun désordre matériel ne peut avoir lieu ordinairement dans un des organes digestifs, sans troubler en même temps les fonctions des autres. Quand la digestion s'exécute imparfaitement, les fonctions du canal intestinal participent bientôt au dérangement de l'estomac. Dans ces circonstances, la sécrétion de la bile deviendra également irrégulière. Si la maladie commence dans les gros intestins, dans le rectum, par exemple, elle trouble les fonctions de l'estomac et les sécrétions du foie, et elle augmente à son tour par la sympathie existante entre les parties où elle a son siége et ces derniers organes. Si au contraire le foie est malade dès le principe, l'estomac et les intestins, quoique ne sympathisant pas immédiatement avec lui, ne tarderont probablement pas à être bientôt affectés (1).

Quelquefois le malade rapporte exactement ses douleurs au trajet du duodénum, ainsi qu'au dos, dans la direction opposée. Ce sont, d'après lui, des douleurs vives, avec des pulsations et une chaleur qui de-

(1) On the constitutional origin., etc., p. 44.

vient par fois brûlante. Dans d'autres cas, l'hypocondre droit ou le gauche est le siége d'une douleur profonde qui augmente par la pression (1). Ce symptôme est très-dépendant, relativement à son intensité, de l'état des intestins, et il est joint également à une douleur du dos et de l'omoplate. Il arrive fréquemment que la seule partie qui soit sensible ou douloureuse à la pression, se trouve être précisément le cartilage xiphoïde. S'il existe conjointement un dérangement des fonctions digestives, cette sensibilité, surtout lorsqu'elle est indépendante de la distension de l'estomac par les alimens, indique avec

---

(1) En explorant les régions abdominales, par la pression, lorsque nous soupçonnons que les viscères qui y correspondent sont affectés, nous ne devrions pas nous presser, d'après notre tact délicat, de tirer des conclusions sur l'état sain ou morbide d'aucun organe. La méthode dont on se sert pour faire l'examen, est importante. Lorsque le malade est au lit, les jambes doivent être arrangées de manière à relâcher les muscles abdominaux. S'il n'est pas au lit, et qu'il n'y ait point de sopha, la position la plus favorable pour l'examen du malade est de lui faire appuyer les mains sur une table et de pencher son corps, ou mieux, de le placer à son aise sur une chaise, et de porter le corps en avant.

certitude une condition morbide du foie. L'irritabilité des muscles abdominaux, qui s'observe à un degré remarquable dans quelques constitutions, est une suite ordinaire des maladies du foie de longue durée. Dans ces cas, les muscles se contractent tout-à-coup, au plus léger examen, et l'abdomen, en conséquence, offre une sensation de dureté et de rigidité. On voit des sujets éprouver du malaise et même de vives douleurs dans les parties dont je viens de parler, et ces mêmes sujets supporter sans se plaindre la plus forte compression. Nous en pouvons inférer, dans ces cas, que les viscères sont affectés dans leur tissu interne, ou à leur face postérieure.

Les douleurs sympathiques sont quelquefois plus éloignées et plus anomales, et se font ressentir dans les omoplates, les clavicules ou même dans les bras, à l'instar du rhumatisme, avec lequel on les confond souvent.

Une pulsation à la région épigastrique, qui prend par fois un degré d'intensité alarmant chez les dyspeptiques (1), se rencontre

(1) Le docteur Baillie a présenté plusieurs observations remarquables sur ce sujet, dans un mémoire ayant

rarement chez les personnes sujettes à la goutte aiguë, et appartient plutôt à celles qui, outre un état morbide de l'estomac et du foie, ont une obstruction et une altération des glandes mésentériques, ainsi qu'aux individus qui se nourrissent mal et qui présentent une sensibilité morbide portée à un très-haut degré. On l'observe aussi chez les personnes affaiblies par des attaques fréquentes de goutte, chez celles qui ont perdu leurs chairs, et qui n'ont plus alors cette maladie que sous sa forme chronique.

Dans la dyspepsie qui accompagne l'obstruction du foie et les divers symptômes d'indigestion des gros intestins, le pouls offre rarement quelque indication correspondante d'un tel dérangement : mais je dois ajouter néanmoins que la circulation ne s'accomplit pas également dans ces circonstances, selon les excitations particulières dépendant du régime, et l'on voit réellement survenir, en proportion avec le tempérament sanguin, des signes d'une congestion morbide de sang vers la tête, accompagnés de douleur, de pulsations,

---

pour titre, *Upon a strong pulsation of the aorta in the epigastric region*, med. trans. of the college, vol. IV.

de chaleur, de pesanteur et des vertiges. Quand les forces de l'estomac, chez une personne d'un tempérament nerveux, ont été détériorées par des erreurs de régime, ou par d'autres causes défavorables, la circulation est généralement languissante, les extrémités se refroidissent aisément, et l'apparence générale est malade et délicate.

On sait combien les personnes dyspeptiques sont sensibles à l'influence des variations de l'atmosphère, et combien aussi, chez les goutteux en particulier, toute atteinte considérable portée à l'action ordinaire de la peau, est suivie infailliblement par quelques sensations internes pénibles, ainsi que par des douleurs sympathiques dans les membres qui ont été affectés de la goutte. Un état de sécheresse de la peau accompagne ordinairement la dyspepsie bilieuse, et les goutteux en général se plaignent beaucoup d'une démangeaison insupportable dans le dos et les bras. Il n'est pas rare de la voir survenir comme un des symptômes précurseurs. L'érythème et l'urticaire s'observent aussi; j'ai vu même, dans un cas très-remarquable, cette dernière éruption se manifester avec une intensité extrême, pendant les deux jours qui précédèrent le paroxisme, et céder immédiatement à celui-ci, ainsi qu'au traitement qui avait été adopté.

Ayant maintenant parcouru d'une manière sommaire les divers points relatifs aux dérangemens de l'estomac, du foie, du canal intestinal et de la peau, et noté les sympathies de la circulation et du système nerveux, il ne me reste plus qu'à dire quelques mots de la fonction des reins qui forme un objet si important dans la pathologie des organes digestifs.

L'observation attentive des changemens et de l'état de l'urine est une source abondante de lumières par rapport à la goutte. La quantité de ce fluide sécrétée pendant le paroxisme, est ordinairement peu considérable, et quand il est dans sa proportion naturelle, il est très-concentré. Une portion de celui qui est rendu le premier, au matin, sera surtout convenable pour l'observation et l'examen du médecin. La couleur de l'urine morbide varie, et dépend de diverses causes; mais qu'elle soit plus ou moins foncée, sa pesanteur spécifique n'en est pas moins bien plus considérable que dans l'état de santé. Cette pesanteur de l'urine saine, d'après mes expériences, qui ont été très-nombreuses, peut aller entre 1,010 et 1,015 (1). Dans l'urine morbide, j'ai trouvé la densité augmentée quelquefois jusqu'à 1,035 et même 1,040; mais très-ordinairement entre 1,025 et 1,030. Elle conserve invariablement son caractère acide, quand elle est récente : mais l'urine hautement animalisée devient bientôt alkaline et putride. Elle produit alors une vive irritation dans la vessie et dans l'urètre, par son stimulus contre nature, et quelquefois au point

(1) Dans la vue de me former une opinion sur le degré d'influence que peuvent exercer les diverses sortes de diètes, à l'égard de la gravité spécifique de l'urine dans l'état de santé, j'ai examiné journellement, pendant dix jours, l'urine du matin chez deux personnes bien portantes : durant cette période, leur manière de vivre a subi de grandes variations depuis la sobriété jusqu'aux excès, et aussi par rapport à l'exercice et au repos : mes résultats m'ont fourni une uniformité remarquable à l'égard de la gravité spécifique de leurs urines, dans les deux extrêmes de leur régime; et certes on ne devait guère s'y attendre. Plusieurs expériences m'ont fait reconnaître que la gravité spécifique la plus considérable de l'urine saine, se rencontrait environ deux heures après le dîner. J'ai noté ces faits, mais en les regardant comme trop peu nombreux pour être fort importans.

de faire craindre la présence d'un calcul ou l'existence d'un rétrécissement.

Le dépôt d'un sédiment foncé ou couleur de brique, à la suite du réfroidissement de l'urine, accompagne si constamment tous les symptômes actifs de la goutte, que sa connexion avec ces mêmes symptômes est fortement gravée dans l'esprit du malade, qui donne alors à cette urine le nom de *goutteuse*. Un précipité abondant de mucosités suit invariablement la présence de ces sédimens, et se mêle en partie avec eux, et produit en partie des couches distinctes au-dessus d'eux (1). Ces mucosités paraissent également sous la forme de pellicules à la surface de l'urine, et recouvrent les parois du vase d'une sorte d'enduit laiteux. Dans quelques-unes de leurs modifications, elles ressemblent fortement à de l'huile qui surnagerait. Quelque chargée que soit l'urine de ces sédimens muqueux et colorés, elle n'en est pas moins transparente à sa sortie de la vessie, et elle ne vient à se trou-

---

(1) Ces couches muqueuses se manifestent au-dessus ou au-dessous du sédiment coloré, selon la quantité et la densité respectives de ces deux dépôts.

bler, d'après mes expériences, que lorsque sa température est descendue au-dessous de 63 ou 62 degrés du thermomètre de Fahrenheit. On la redissout complètement par l'application de la chaleur, et en élevant sa température jusqu'à 98 degrés. La totalité du sédiment en question, urique, muqueux, etc., n'ajoute que peu à la pesanteur spécifique de l'urine. J'ai choisi un exemple dans lequel le sédiment briqueté était extraordinairement abondant, et j'ai trouvé qu'avant la filtration, la pesanteur spécifique de l'urine à 60 degrés était 1,0342, et après, 1,0332. Le tempérament auquel cette expérience se rapporte n'offrait aucune tendance à la goutte, et à ce sujet, je me bornerai à dire ici en peu de mots, que ce n'est qu'une des mille et une preuves que je pourrais rapporter pour démontrer que la manifestation de ces sédimens dépend en entier de l'état morbide des organes digestifs, ainsi que d'une assimilation imparfaite. Il arrive quelquefois que le sédiment, au lieu d'être rouge, se trouve blanc, et une quantité considérable de mucosités accompagne également ce genre de dépôt. Quand il n'est pas abondant, l'urine est transparente aussitôt après son émission, et son sédiment ne se précipite que par le réfroidissement. Que la goutte soit présente alors chez le malade, ou qu'il n'y ait jamais eu chez lui de tendance à cette affection, lorsque son urine offre ainsi un sédiment plus ou moins considérable, on peut considérer ses fonctions digestives comme irrégulières, et ses divers organes sécréteurs comme grandement influencés par l'état nerveux de sa constitution.

Quand le sédiment prend une apparence de cristallisation, l'état de la maladie reçoit le nom si connu de *gravelle*. Je dois faire observer que les renseignemens fournis à cet égard par les malades sont ordinairement fort inexacts : quelques-uns déclarent qu'ils sont affectés de gravelle, quand il se manifeste quelque dépôt d'un sédiment briqueté, tandis que d'autres, malgré l'apparition de ce sédiment en très-grande abondance, ne croient à l'existence de cette maladie chez eux, que lorsqu'ils éprouvent une irritation douloureuse en urinant : mais toutes les fois que les cristaux sont apparens, on peut établir d'une manière invariable que les reins ou la vessie sont affectés par la gravelle. Je vais offrir quelques observations sur ces divers précipités urinaires.

DE L'AFFECTION CALCULEUSE DES REINS, APPELÉE *gravelle*.

Des détails très-approfondis sur la maladie qui nous occupe actuellement, seraient incompatibles avec l'étendue de cet ouvrage; mais comme les sédimens cristallisés de l'urine, que nous allons considérer, dépendent, ainsi que les précédens, d'un état morbide des organes digestifs, une description succincte de leurs caractères externes ne me semble pas entièrement dénuée d'intérêt. L'établissement d'une pathologie exacte à leur égard, est de la plus grande importance, puisqu'outre les symptômes douloureux d'irritation qu'ils produisent par fois dans les reins ou dans la vessie, on les voit assez souvent, par suite de négligence ou d'un mauvais traitement, conduire à la plus affreuse de toutes les maladies, à la pierre. On peut dire que ces sédimens constituent la pierre *en miniature*.

Les goutteux, sans exception, à une époque quelconque, sont attaqués par la gravelle, ou bien ils rendent dans leurs urines un sédiment briqueté. J'ai vu bien des fois les malades se dire douloureusement atteints par la gravelle, avant que la goutte se manifestât, et au point même de redouter la pierre; mais ensuite ils ne remarquaient plus qu'un sédiment épais et d'une couleur foncée. Quelques individus éprouvent la gravelle dans l'intervalle du paroxisme, mais un très-petit nombre en est affecté quand la goutte est présente, et je chercherai par la suite à rendre raison de ce phénomène.

L'apparence de cette espèce de gravelle, qui tire son nom de sa ressemblance physique avec de petits graviers ou grains de sable, varie chez les divers sujets. Elle sera angulaire, brillante et d'une couleur jaune orange; ou bien très-tenue, orbiculaire et d'un rouge éclatant; ou enfin d'une forme irrégulière, épaisse et d'une couleur rouge ou jaune. La quantité de mucosités, en suspension dans l'urine, est bien moindre dans les deux premières variétés que dans la dernière. Celle-ci est véritablement le genre intermédiaire entre les cristaux angulaires brillans et le sédiment briqueté. L'urine qui renferme un de ces dépôts, rougit invariablement la teinture de tournesol.

L'espèce suivante de gravelle est non-seulement blanche et brillante, mais elle est entièrement exempte d'un dépôt coloré. Ses cristaux varient comme ceux de la précédente espèce, relativement à leur volume ; ils sont quelquefois angulaires et en fragmens assez considérables ; mais le plus habituellement, ce sont de petites écailles lamelleuses, d'un brillant argenté. Quand ils sont très-ténus et en petite quantité, ils ne deviennent visibles que lorsque l'urine est restée quelque temps en repos, parce qu'alors ils s'agglomèrent les uns aux autres. Il arrive ordinairement qu'une pellicule muqueuse se manifeste à la surface, et renferme plusieurs de ces petits cristaux, qui réfractent la lumière de manière à offrir les couleurs du prisme. L'urine, dans ce cas, est transparente à sa sortie de la vessie. Mais quand il se dépose un sédiment blanc très-copieux, en partie cristallisé, et en partie sous la forme d'une poudre rude, enveloppée d'une grande quantité de mucosités[1], l'urine alors est trouble au moment de son émission. Les mucosités, dans ce sédiment, sont entremêlées ou en couches distinctes, et elles paraissent quelquefois à l'œil comme une gélatine consistante. A la surface de l'urine, le mucus flottant ressemble un peu à de l'huile. Il arrive de temps en temps que les deux espèces sont mêlées ensemble ; chacune d'elles est en partie cristallisée et en partie dans l'état de poudre : une autre variété s'offre quelquefois sous l'apparence de cristaux environnés d'une matière animale foncée, verdâtre ou noire ; et dans ce dernier cas, les mucosités sont très-abondantes. En dernière analyse, les sédimens dont il est ici question présentent autant de diversité que les calculs formés dans la vessie, et ils exigent les mêmes principes pathologiques et le même traitement. J'examinerai dans la suite de cet ouvrage, ces divers points, ainsi que la composition chimique de chacun de ces sédimens.

Je quitte cette longue digression, et j'en reviens à mon sujet.

Un climat variable peut être considéré avec juste raison, comme une cause prédisposante de la goutte, et l'on peut y joindre la résidence dans un endroit froid et humide.

Des causes excitantes.

Intempérance excessive. — La réplétion soudaine et l'action inflammatoire de la circulation générale qui suivent les excès de table, donnent lieu quelquefois à un accès, dans le cours de quelques heures, quand la prédisposition existe fortement. Il est rare qu'il ne se manifeste pas, si les excès sont très-répétés, et de temps en temps une débauche de l'estomac paraît être la seule circonstance qui introduise le premier accès.

Un malade dont les parens n'avaient pas eu la goutte, et qui n'avait nulle raison de craindre cette affection, en fut attaqué avec intensité, après trois ou quatre jours de débauche, pendant lesquels le vin de Champagne fut pris abondamment.

Dans un second cas de goutte *acquise*, le malade qui, extérieurement n'y paraissait pas prédisposé, eut un premier accès dû très-manifestement à l'abus répété du vin de Champagne.

Un troisième, d'un tempérament purement sanguin, ayant la poitrine arrondie, et les veines très-grosses, né de parens non goutteux, après avoir commis l'excès extraordinaire de boire quatre bouteilles de vin de Porto dans une seule séance, fut saisi pour la première fois par la goutte, dans la même nuit.

Chez ceux qui ont été long-temps goutteux, tout excès considérable de vin est l'avant-coureur presque assuré d'un nouvel accès. Un individu sujet depuis quelques années à cette maladie, chez lequel la prédisposition était héréditaire, m'a rapporté qu'un jour, après un exercice violent de cheval, ayant bu une bouteille de clairet et mangé avec excès, parce qu'il se rassurait sur sa santé apparente, fut très-surpris le lendemain matin de voir la goutte s'emparer avec une violence extrême des articulations de ses deux pieds. C'est un fait bien connu, que cette conséquence fâcheuse est plus certaine, lorsqu'on a bu de mauvais vins, quels qu'ils soient, ou d'un vin abondant en acide[1], comme le champagne, l'estomac sur-excité par le stimulus de la liqueur, provenant de l'alcohol qu'elle renferme, est affaibli, et ne peut résister à la fermentation acéteuse qui est excitée ensuite par sa nature acide, et de-là une double source pour produire l'irritation.

La chaleur, l'excitation et les qualités nuisibles, par rapport à la goutte, sont certainement bien plus remarquables dans le vin de Champagne que dans toute autre liqueur. S'il a le pouvoir d'exciter un premier accès, nous ne devons pas être surpris qu'il soit une cause occasionnelle énergique pour en produire les retours.

J'ai vu plusieurs fois des goutteux qui, s'imaginant être en bonne santé, s'accordaient sans en craindre de mauvaises suites, quelques verres de champagne; mais, avant que les vingt-quatre heures fussent écoulées, ils voyaient leur affection reparaître.

Une personne très-disposée à la goutte, se persuadant en être à l'abri pendant l'été, but dans cette saison, à un grand dîner, cinq à six verres de champagne : au bout de douze heures, elle paya son imprudence par la manifestation d'un accès décidé qui ne fut pas néanmoins de longue durée. Elle n'en avait jamais été précédemment attaquée pendant l'été. Quelques personnes sont si sensibles à l'influence du champagne, qu'un seul verre de ce vin produit aussitôt quelques légères sensations de goutte dans les membres. Un malade m'a assuré que le moindre usage de cette liqueur lui faisait ressentir chaque fois des douleurs de goutte plus ou moins vives dans les pieds. Toutes les fois qu'on n'a bu du champagne que dans une seule occasion, et pas avec excès, je ne lui ai vu ordinairement donner lieu qu'à un accès de courte durée. Néanmoins cet effet dépend beaucoup de l'état des organes digestifs et du degré accidentel de la diathèse goutteuse, dans le moment dont il s'agit.

L'usage plus habituel des liqueurs de cette classe produit des effets plus intenses et de plus longue durée, en proportion du temps qu'elles sont supportées sans exciter l'accès. J'ai vu récemment un malade qui, pendant son dernier voyage en France, s'était permis chaque jour l'usage des vins légers, sans en éprouver des inconvéniens; mais à son retour en Angleterre, il fut attaqué de la goutte qui le tint quarante semaines.

Les accès qui, chez les goutteux des classes inférieures, ne peuvent être amenés par le vin, le sont par les liqueurs fermentées très-fortes, et par les spiritueux. On peut également produire de cette manière une débilité indirecte de l'estomac; la matière acide se développe en abondance et la diathèse inflammatoire du système se manifeste.

Un médecin très-distingué m'a appris qu'il avait rencontré un nombre extraordinaire d'affections arthritiques dans une ville de province où l'habitude aux meilleures tables était de boire abondamment une bierre très-forte, et presque pas de vin.

Je puis ajouter à cet exposé général, que dans le plus grand nombre des cas où l'attaque subite de goutte a lieu dans la journée, la circulation a tout-à-coup été excitée par une liqueur stimulante et par les excès simultanés de table. Dans trois cas distincts, j'ai appris que les malades qui s'étaient assis à de grands dîners, ayant à peine la sensation de goutte, avaient été tout surpris en se levant pour partir, de voir leurs pieds complètement entrepris par l'inflammation et la tuméfaction qui avaient fait d'aussi rapides progrès.

L'acidité accumulée en grande abondance dans les premières voies, concourra toujours puissamment avec les autres causes à exciter un accès, et suffira quelquefois seule pour cela. Si cette même acidité est considérable pendant un paroxisme, elle aggravera toujours infiniment les symptômes. Rejetées de l'estomac, les matières de cette nature laissent une très-grande âcreté dans la gorge, et l'on peut considérer cet effet comme une preuve de leur influence irritante sur l'estomac. Ainsi que je l'ai déjà observé, elles sont souvent d'une couleur verdâtre, quelquefois d'un verd jaunâtre, et de temps en temps, mais plus rarement, sans couleur (1).

---

(1) Ce fluide paraît être composé de la matière acide particulière produite dans un état morbide de l'estomac, et en même temps de bile et de mucosités. La couleur verdâtre provient principalement d'une condition viciée de la bile; mais on peut aussi la rapporter en partie aux changemens produits en elle par la matière acide. Quant à la nature propre de cet acide, elle me paraît devoir être examinée. Un mélange artificiel d'acide acétique et de bile dans des proportions quelconques, ne produit pas la couleur verte; mais cette couleur est aisément imitée au moyen de l'acide muriatique étendu et de la bile. J'ai ajouté de la bile récente à un peu de fluide acide sans couleur, tout nouvellement rejeté par l'estomac, dans la proportion d'une partie sur soixante, et la couleur verdâtre légère s'est immédiatement manifestée, et est devenue d'un gros vert par le repos. Si l'on y ajoute de la bile dans une proportion un peu considérable, la couleur jaune prédomine. Le fluide en question, rejeté d'un estomac affaibli et irrité, est très-faiblement acide, ainsi que le prouve sa force neutralisante très-peu prononcée quand on y ajoute un alcali.

Dans l'expérience dont je parle, deux drachmes furent

Des mucosités sont mêlées avec elles, plus ou moins abondamment, en proportion de leur acrimonie. Dans le premier volume des Observations et Recherches médicales, (*medical observation and inquiries*,) p. 41, on lit un cas intéressant où un semblable vomissement, acide verdâtre, devint la crise d'un paroxisme de goutte. J'ai vu plusieurs fois de pareilles évacuations âcres de l'estomac, produire un soulagement immédiat et très-sensible; mais je ne me rappelle pas d'une disparition aussi complète de tous les symptômes, à la suite de ces vomissemens, comme dans le cas dont je viens de parler tout à l'heure.

Excès de bile.—L'état jaune de la peau, avec fièvre générale, la douleur dans l'un ou l'autre des hypocondres, la constipation, le vomissement bilieux, ou la diarrhée bilieuse âcre, l'urine très-colorée, sont quelquefois les courts précurseurs d'un paroxisme. Une personne dont la goutte n'était pas due à une influence

---

neutralisés par trois gouttes de la liqueur de potasse de la pharmacopée. La sensation d'une acidité intense, éprouvée dans ce cas par le malade, doit donc être rapportée à la sensibilité morbide de la surface de l'œsophage, continue à celle de l'estomac.

héréditaire, avait travaillé au jardin pendant long-temps, dans une matinée chaude de l'automne. Dans la soirée, elle fut saisie d'un cholera-morbus, et le jour suivant la goutte se manifesta à un de ses pieds.

Le froid, humide ou non, appliqué au corps d'une manière générale, ou aux extrémités seulement, surtout en concurrence avec la fatigue, est, chez un individu déjà prédisposé à la goutte, une cause excitante de cette affection, aussi active et aussi fréquente que toute autre. Il est toujours dangereux de marcher sur un terrain humide, avec des chaussures peu épaisses. Un goutteux m'a dit, qu'à diverses reprises, se trouvant occupé à surveiller des bâtimens, et s'étant arrêté pendant quelque temps sur un pavé froid et humide, il s'était trouvé promptement affecté de douleurs intestinales et d'une constipation consécutive, et que la goutte avait toujours suivi au bout de deux ou trois jours. Ce même malade avait eu autrefois un emploi sur mer, qui l'obligeait chaque jour à avoir les membres inférieurs dans l'eau salée, pendant plusieurs heures, et il n'en avait ressenti nulle incommodité. J'ajouterai de plus qu'à cette époque il n'avait jamais souffert de la goutte. Je connais plusieurs goutteux dont la sensibilité à l'influence immédiate du vent de l'est, ou pour se tenir debout sur un sol très-humide, est presque incroyable. Nous voyons que le froid, appliqué localement ou généralement, agit d'une manière bien plus énergique, quand il est joint à l'humidité; mais certainement le vent d'est (1), par lui-même, est un agent violent et actif. Néanmoins, de toutes les manières dont le froid peut agir sur le corps, un brouillard humide, accompagné d'un vent pénétrant d'est ou du nord-est, paraît être le plus nuisible.

Quel que soit le mode d'application du froid, ses premiers effets semblent être très-généraux; mais bientôt son action délétère se manifeste dans les parties les plus faibles du corps. La circulation capillaire est entravée à la surface; le sang se rend aux parties internes en quantité extraordinaire, et une congestion dans les organes les plus affaiblis, ou dans la partie du tissu la plus affectée,

(1) Le docteur Gregory, dans ses leçons, observe que le souffle bienfaisant des vents du midi et de l'ouest a seul été invoqué par les poëtes.

en est le produit consécutif. Les sécrétions sont troublées et altérées, et le système nerveux participant à l'irritation, plusieurs sympathies et diverses sensations pénibles en sont les conséquences inévitables.

Lésions externes. — Les entorses, les chutes, les contusions, ou toute autre violence mécanique, qu'elles aient lieu ou non sur la partie affectée par l'inflammation, peuvent être rangées très-communément parmi les causes excitantes d'un paroxisme. Un premier accès lui-même se manifeste quelquefois de cette manière, et le malade s'imagine seulement avoir une entorse commune.

Un particulier ressentit sa première attaque au pied, après avoir beaucoup dansé et s'être abandonné à des excès de table. La fracture d'une jambe chez un autre malade, donna lieu le lendemain à une attaque violente de goutte dans la seconde jambe. Une femme dont la goutte était acquise, dut son premier accès dans le gros orteil, à un coup très-fort qu'on lui donna sur le pied. J'ai vu plusieurs autres fois attribuer le premier accès à quelque contusion ou entorse locale qui, dans le principe, avaient été traitées par les moyens ordinaires usités dans de tels accidens.

Il semble néanmoins nécessaire à l'effet d'une lésion locale, qu'il existe dans la constitution une disposition à une attaque prochaine. Un malade qui, depuis plusieurs années, avait ressenti de violens accès de goutte, reçut en tombant une contusion très-forte au genou : les muscles furent profondément lésés, et cependant il n'en résulta qu'une inflammation ordinaire. Un second qui, depuis huit ans, avait éprouvé des accès répétés, se luxa violemment le pied, sans que cet accident fût suivi d'une inflammation arthritique.

J'ai été témoin tout récemment d'un fait qui démontre ce principe si intéressant de pathologie. Un individu sujet à la goutte depuis plusieurs années, reçut un coup très-fort au genou, qui produisit pendant deux jours la sensibilité ordinaire après de telles injures. Il se rétablit ensuite complètement. La semaine suivante, s'étant permis de boire du vin de Champagne à deux de ses repas, un de ses pieds fut saisi par la goutte, et quarante-huit heures ne s'étaient pas encore écoulées, que le genou précédemment lésé participait à l'affection. Dans les accès antérieurs, la maladie n'avait occupé que les pieds,

Lorsque la diathèse arthritique est présente, toute lésion locale un peu considérable semble devoir entraîner nécessairement un accès. Un goutteux, sujet à cette maladie depuis quatorze ans, se luxa le pied en glissant, dans un moment où il croyait jouir d'une meilleure santé qu'à l'ordinaire. Dans la même matinée, ce pied éprouva une attaque qui dura quinze jours. L'autre pied fut ensuite affecté pendant trois semaines. Cet accès fut le plus intense qu'il eut encore ressenti. Une simple chute de cheval, par l'ébranlement général qu'elle donne au corps, devient quelquefois une cause excitante. J'ai vu, dans un cas de ce genre, la goutte survenir le lendemain, quoique les parties qui en furent le siége n'eussent éprouvé aucune injure.

La compression exercée par une chaussure trop étroite, surtout quand le malade fait une longue marche, peut occasionner également l'inflammation goutteuse. Les excès de fatigue, en marchant, sont toujours nuisibles, et par fois excitent même un accès, par l'affaiblissement et les tiraillemens qui en résultent pour les parties tendineuses et ligamenteuses.

Une dame âgée, très-corpulente, prenant rarement de l'exercice, fit à pied quatre milles dans une pressante nécessité, et reçut en même temps une averse de pluie. Elle se considérait comme jouissant d'une meilleure santé qu'à son ordinaire. Le lendemain, néanmoins, la goutte entreprit ses deux pieds et se porta ensuite aux genoux pendant l'espace de quatre mois : ici se trouvaient certainement réunies les deux causes de la fatigue et du froid; mais la malade disait éprouver un malaise immédiat si sensible, après tout exercice extraordinaire, que c'était à celui-ci qu'elle rapportait principalement les conséquences fâcheuses de son affection.

Un malade m'assure savoir, par expérience, se procurer inévitablement un accès de goutte, toutes les fois qu'il marchera plus que de coutume.

Je puis encore ajouter que toutes les lésions locales dont je viens de parler agiront puissamment pour opérer une rechute, lors même que la convalescence aura commencé en apparence sous les auspices les plus favorables.

Un individu très-sujet à la goutte, m'a raconté qu'étant presque convalescent d'un paroxisme, il reçut un coup sur la jambe dont le pied avait été affecté ; il en résulta immédiatement le retour de l'affection.

Il arrive très-communément que des promenades prématurées, au moment où le paroxisme est sur le point de cesser, produisent une rechute.

Fatigue et anxiété. — Cette fatigue, qui est le résultat de l'anxiété d'esprit jointe à l'exercice du corps, est une cause excitante très-ordinaire du paroxisme. J'ai dernièrement donné mes soins à deux femmes souffrant de la goutte de la manière la plus violente, et l'une d'elles pour la première fois : l'affection était chez toutes deux la suite de l'épuisement nerveux qu'elles avaient éprouvé, en soignant, plusieurs nuits de suite, deux personnes de leur connaissance, dangereusement malades.

Passions de l'ame. — Quoique dans les observations rapportées par les auteurs, les passions violentes soient regardées comme guérissant la goutte plutôt que de l'occasionner, je ne les considère pas moins comme très-propres, dans certaines occasions, à produire un paroxisme (1). Un malade m'a dit que quelques-

---

(1) L'influence active produite, tant sur l'appétit que sur la digestion, par les violentes émotions de l'esprit,

uns de ses accès les plus fâcheux avaient immédiatement succédé à de violens emportemens ; et dans quelques autres exemples, on cite des chagrins d'esprit comme les causes des attaques. Nous devons considérer qu'alors le système est très-prédisposé à la maladie, et que la susceptibilité morbide nerveuse est au plus haut point, ainsi que l'irritabilité du tempérament. Dans l'accès même, la disposition à l'irritation est presque proverbiale chez tous les auteurs.

Sydenham a observé à ce sujet, que chaque paroxisme pouvait être aussi justement nommé accès de colère qu'accès de goutte.

J'ai eu long-temps des liaisons intimes, dit Van-Swieten, avec une personne très-instruite et d'un caractère très-doux et très-pacifique, qui savait, par expérience, lorsqu'elle devait avoir un accès de goutte, parce que, quelques jours auparavant, son humeur s'aigrissait pour la moindre bagatelle.

---

est certaine. L'action sécrétoire du foie est également affectée tout d'un coup par la même cause. Horace, dans sa description de la jalousie, a noté cette circonstance, sans presque aucune fiction poétique :

Væ meum
Fervens difficili bile tumet jecur. Ode XIII, lib. I.

Cause prochaine.

Ce sujet de recherches qui a écarté de la vraie route, par rapport aux maladies en général, les médecins théoristes, a fait surtout commettre de grandes erreurs à l'égard de la goutte. Arétée considérait la cause prochaine de cette maladie comme seulement connue des dieux. Des praticiens moins pieux ont remplacé, à diverses époques, les principes solides de médecine sur cet objet, par un grand nombre de spéculations ingénieuses et d'opinions hypothétiques qu'ils ont soutenues avec toute la confiance et l'enthousiasme de la vérité.

Les concrétions d'acide urique (ou *pierres calcaires*, telles qu'on les nomme improprement) qui sont dues à la goutte, chez quelques individus, paraissent avoir été, depuis Hippocrate jusqu'à nos jours, la source principale de la doctrine d'une matière morbifique. Celle-ci a été différemment conçue par chaque nouvel auteur, et parmi les diverses dénominations assignées à cette substance supposée, je puis mentionner les suivantes ; c'est ainsi qu'on l'a appelée *phlegme, acidité dans la semence, humeur bilieuse, mucilage, sel tartareux ou urinaire*, *terre*, *alcali volatil*, *éther*, *partie superflue du chyle*, etc., etc. Il serait aisé d'étendre beaucoup cette nomenclature.

Quelques auteurs (1) ont prétendu qu'un excès d'acide urique ou de ses élémens, dans le système, est la cause prochaine de la goutte. Cette supposition paraît provenir de la manifestation, dans certains cas, des concrétions d'acide urique dont nous avons déjà parlé ; de la présence du sédiment briqueté ou des cristaux rougeâtres communément appelés *graviers*, qui se trouvent si généralement dans les urines, en connexion avec un paroxisme de goutte, et en outre de la remarque de Berthollet, que le papier coloré en bleu devient rouge, lorsqu'on l'expose à la transpiration d'une partie affectée par l'inflammation arthritique (2); enfin de la remarque du docteur Wollaston, que chez les goutteux, il y a toujours une surabondance d'acide urique (3).

---

(1) Forbes, *Treatise on gravel and gout*. London, 1787, et Parkinson, *On the nature and cure of gout*. London, 1805.

(2) Parkinson, p. 22.

(3) Phil. trans., 1810, part. II.

Appuyés sur une théorie semblable, et sur des principes chimiques de pratique, sir Everard Home et M. Brande ont conseillé l'emploi de la magnésie, tant dans la gravelle que dans la goutte (1).

Quant aux concrétions d'acide urique comme conséquences de la goutte, il faut observer que leur formation est un phénomène comparativement si rare et si borné à certaines habitudes particulières, qu'on ne peut les prendre pour base d'une théorie générale de cette affection, et encore bien moins pour sa *cause prochaine*. Dans cent seize cas de goutte, je ne les ai rencontrées que chez quinze personnes.

Tandis que, d'une part, on représente quelquefois ce phénomène comme un effet ordinaire d'une inflammation arthritique intense, et comme une circonstance générale, on le considère, dans d'autres ouvrages, comme pouvant se manifester, sans qu'il y ait eu antérieurement quelque symptôme capable de faire reconnaître l'existence de la goutte dans la constitution. J'ai déjà

---

(1) Phil. trans., 1810, part. 1.

démontré la fausseté de cette première manière de voir, et cherché, par un exemple, à faire connaître l'exactitude de la seconde assertion. Dans tous les cas que j'ai observés, la goutte avait plus ou moins précédé.

Les sédimens de l'urine, dont j'ai déjà parlé, ne sont pas des symptômes particuliers à la goutte, puisqu'on les rencontre encore dans divers genres de maladies constitutionnelles ou locales; mais ils sont toujours en rapport avec un état morbide des organes digestifs.

Relativement à la question de savoir, si l'excès de sécrétion de l'acide urique par les reins, est indiqué par le dépôt des cristaux ou du sédiment briqueté, et aux rapports supposés de ces excès de sécrétions avec la cause prochaine de la goutte, je puis affirmer, du moins pour les cristaux, qu'on ne doit pas les considérer comme une preuve d'excès d'acide urique, mais plutôt comme une séparation de ce principe d'avec l'urine, et comme une nouvelle combinaison qu'il forme avec quelques autres élémens de ce fluide. Si l'on ajoute de l'acide nitrique ou muriatique à de l'urine d'une pesanteur spécifique modérée, qui a déposé ces cristaux, à peine obtient-on encore quelque léger précipité d'acide urique. Ayant estimé avec soin, dans diverses expériences, la quantité qu'on en obtenait ainsi, comparativement avec celle qu'on se procurait par les mêmes méthodes, de l'urine saine d'une pesanteur spécifique égale, j'ai pu résoudre pleinement la question, ainsi qu'il suit : une portion d'urine saine fournit un précipité d'acide urique égal en quantité à celui qu'on obtient spontanément et artificiellement d'une portion semblable d'urine morbide.

Une telle urine, quand elle dépose abondamment un sédiment briqueté, est toujours, d'après mes expériences, d'une pesanteur spécifique considérable ; et par son moyen, je me suis invariablement procuré une bien plus grande quantité totale d'acide urique, que de toute autre urine d'une pesanteur spécifique modérée : je dois néanmoins ajouter que si ce sédiment, ainsi que la pesanteur spécifique de l'urine, sont peu considérables, la presque totalité d'acide urique que cette dernière contient, se trouve être précipitée dans le sédiment : cela prouve que la quantité relative d'acide urique de l'urine a une grande correspondance avec la pesanteur spécifique de ce fluide, et qu'on ne doit rien conclure des apparences extérieures qu'il pourrait offrir.

La quantité considérable de sédiment qu'on rencontre le plus communément dans la sécrétion de l'urine, pendant un paroxisme de goutte, paraîtrait présenter une base à la théorie d'une cause prochaine; mais on doit d'abord considérer que des sédimens semblables ne sont des symptômes ni nécessaires, ni réguliers d'un accès de cette affection; et que, dans d'autres circonstances, on les observe, ainsi que je l'ai déjà dit, en rapport avec un état morbide des fonctions assimilatrices. Ces apparences des urines ne sont donc liées avec la goutte, qu'autant que celle-ci est associée à un dérangement de ces mêmes fonctions digestives. Un fait important dont il faut aussi tenir compte, et sur l'existence duquel j'ai des preuves très-nombreuses, c'est que dans les cas de goutte dont je parlerai tout à-l'heure, et dans toutes les autres maladies, où la pesanteur spécifique et la densité des urines sont considérables, il y a sécrétion excessive, et vraiment contre nature, de l'acide urique et des autres principes constituans de l'urine, tels que les acides phosphorique, sulfurique, muriatique, l'urée, etc.

Une opinion de Berthollet, relative à la nature particulière de l'urine des goutteux, m'a paru d'une telle importance qu'elle a mérité mon attention spéciale. La voici telle que la rapporte Barthez (1) : « D'après de nombreuses observations, je me suis convaincu que l'acide phosphorique qui est toujours dans l'urine (2), combiné en excès avec une terre calcaire, est naturellement en moins grande quantité dans l'urine des personnes sujettes à la goutte et au rhumatisme, que dans celle

(1) Traité des Maladies goutteuses, tome 1, p. 50.

(2) Berzélius a prouvé que c'était à tort qu'on supposait dans l'urine, l'existence de l'acide phosphorique libre. Voici ce qu'il dit à ce sujet : « D'après les lois de l'affinité chimique, les acides devant s'unir à l'alkali présent, et le saturer en raison de la force de leurs affinités respectives, il doit s'ensuivre que quand la quantité d'alkali est insuffisante pour saturer tous les acides présens, les acides les plus faibles doivent être ceux qui resteront non combinés, et qui donneront à l'urine ses propriétés acides. Dans ce cas, ce seront les acides lactique et urique. — Medical and chirurgical Transactions, vol. III, p. 257.

des personnes bien portantes ; mais qu'à l'approche d'un paroxisme, et pendant sa durée, l'urine contient autant d'acide phosphorique que celle des personnes d'une forte constitution, et en bien plus grande quantité que n'en ont les goutteux dans les circonstances ordinaires de leur vie.

J'ai soumis cette doctrine à un examen attentif, et je vais offrir, dans le tableau suivant, le résultat de mes recherches.

	d'acide urique et quelques nuages muqueux.	1,016	22,0	13,7
II.	*Ditto,* en santé, et deux mois après son rétablissement; urine naturelle	1,0199	18,4	4,6
III.	A. L. Dans un paroxisme de goutte; urine de couleur orange foncée, contenant des mucosités et un sédiment briqueté copieux	1,028	66,2	43,7
IV.	*Ditto,* en santé, et deux mois après son rétablissement; urine naturelle	1,0168	26,3	14,1
V.	J. C. Dans un paroxisme de goutte; urine de couleur d'ambre, avec un énéorème muqueux seulement; précipite de l'albumine par l'acide nitrique	1,014	28,8	4,8
VI.	*Ditto,* en santé, et trois mois après son rétablissement; urine naturelle	1,0137	16,2	4,3
VII.	C. M. Dans un paroxisme de goutte; urine de couleur orange foncée, contenant un sédiment briqueté copieux et des mucosités	1,020	50,5	20,2

EXPÉRIENCES.	*De quatre onces d'urine.*	Pesanteur spécifique.	Précipité par le nitrate de plomb.	Par le phosphate de plomb.	Par l'acide phosphorique.
			grains.	grains.	grains.
VIII.	*Ditto,* en santé; dix semaines après son rétablissement; urine naturelle	1,0107	23,04	7,	1,47.
IX.	E. P. Dans un paroxisme de goutte; urine de couleur orange foncée, contenant un sédiment briqueté très-copieux et des mucosités.	1,029	71,5	30,4	6,41.
X.	*Ditto,* en santé; dix semaines après son rétablissement; urine de couleur orange, contenant des cristaux d'acide urique et un énéorème muqueux	1,0191	40,	19,2	4,05.
XI.	W. W. (Voyez le cas Ier.) La veille d'une attaque				

	couleur orange foncée, avec un sédiment grisâtre et une grande quantité de mucosités...	1,0242......	46,.........	18,4......
XV.	*Ditto,* le neuvième jour au matin; urine de couleur d'ambre, avec un énéorème muqueux comme dans l'état de santé, mais sans aucun autre sédiment..........................	1,012.......	24,.........	4,8......
XVI.	*Ditto*, le dixième jour au matin; urine comme la veille, avec addition de quelques petits cristaux d'acide urique...................	1,0105......	28,.........	7,......
XVII.	*Ditto,* le onzième jour au matin; urine d'une couleur paille légère avec quelques petits cristaux d'acide urique et un peu plus de mucosités qne la veille.......................	1,0106......	32,8........	16,4......
	Ditto, le douzième jour au matin; urine naturelle..................................	1,0085......	....	......
XVIII.	*Ditto,* en santé, environ deux mois après son rétablissement; urine naturelle...............	1,0172......	26,8........	13,3......

EXPÉRIENCES.	*De quatre onces d'urine.*	Pesanteur spécifique.	Précipité par le nitrate de plomb.	Par le phosphate de plomb.	Par l'acide phosphorique.
			grains.	grains.	grains.
XIX.	J. C. (Voyez le cas.) Hépatite avec diathèse goutteuse; urine de couleur orange foncée, contenant un sédiment briqueté copieux et des mucosités	1,0207	57,6	19,5	4,1.
XX.	*Ditto*, onze mois après la période précédente; organes digestifs malades; urine de couleur orange; cristaux abondans d'acide urique avec énéorème muqueux	1,014	20,4	10,	2,1.
XXI.	J. W. âgé de 45 ans, dans un paroxisme de goutte; urine de couleur orange foncée, avec sédiment briqueté, cristaux d'acide urique et	[illegible]	[illegible]	[illegible]	[illegible]

	lent; urine naturelle	1,0173	17,4	5,6
XXVI.	E. J., âgé de 19 ans, en santé; sujet ni à la goutte ni au rhumatisme, mais d'une constitution pléthorique et exposé à une inflammation des tonsilles; urine naturelle	1,0217	49,2	20,4
XXVII.	H. T., âgé de 48 ans; non sujet à la goutte; souffrant d'une hépatite chronique, et d'un état morbide des secrétions alimentaires; urine de couleur orange foncée, avec un sédiment briqueté, copieux et des mucosités	1,0334	49,2	22,8
XXVIII.	*Ditto*, deux ou trois mois après; santé détériorée par l'abus des médicamens; urine de couleur d'ambre et n'offrant nul sédiment	1,018	37,2	13,
XXIX.	J. T., âgé de 34 ans, homme robuste, éprouvant une fièvre continue intense; urine de couleur orange foncée, avec des mucosités et un sédiment briqueté très-abondant	1,025	32,	18,5

EXPÉRIENCES.	*De quatre onces d'urine.*	Pesanteur spécifique.	Précipité par le nitrate de plomb.	Par le phosphate de plomb.	Par l'acide phosphorique.
XXX.	*Ditto*, six mois après, en parfaite santé, menant une vie assez réglée, mais d'un tempérament sanguin et très-pléthorique; urine naturelle.	Omise	grains. 48,	grains. 24,	grains. 5,07.
XXXI.	S. P., âgé de 39 ans, homme robuste; habitudes de vie irrégulières; tempérament sanguin et pléthorique; hépatite aigue; urine de couleur orange foncée, avec des mucosités et un sédiment briqueté très-abondant	1,023	38,4	24,0	5,07.
XXXII.	*Ditto*, deux mois après, jouissant d'une bonne santé générale; certitude acquise néanmoins que les fonctions du foie ne s'exécutent pas encore convenablement; habitudes de vie irrégulières; urine de couleur orangée légère,				

[illegible]	[illegible] vant un rhumatisme aigu; urine de couleur orange, avec sédiment briqueté léger et mucosités	Omise	29,2	5,1
XXXV.	L. M. (enfant), âgé de 4 ans, affecté d'atrophie mésentérique; ventre volumineux, dur et distendu; poitrine étroite; toux; fièvre irrégulière et débilité; urine de couleur d'ambre, avec sédiment briqueté abondant et mucosités	1,0263	51,2	23,5
XXXVI.	H. C., âgé de 42 ans, robuste, occupé de travaux pénibles; affecté d'une fièvre continue; urine de couleur orange, avec sédiment briqueté et mucosités	1,023	44,8	Omis
XXXVII.	*Ditto*, en santé; deux mois après son rétablissement, urine naturelle	1,0154	24,6	*Ditto*
XXXVIII.	A. B. (fille), âgée de 3 ans, enfant venue au monde bien portante; maintenant souffrant beaucoup de toux, de fièvre et d'un dérangement des fonctions du canal intestinal; ma-			

EXPÉRIENCES.	*De quatre onces d'urine.*	Pesanteur spécifique.	Précipité par le nitrate de plomb.	Par le phosphate de plomb.	Par l'acide phosphorique.
	tières fécales noirâtres ; urine de couleur orange foncée ; elle rougit à la manière ordinaire les couleurs bleues végétales, quoiqu'elle dépose abondamment des phosphates ; elle est tellement chargée d'urée, que, sans concentration, elle se cristallise immédiatement au moyen de l'acide nitrique.........	1,0214	grains. 39,2	grains. 27,4	grains. 5,8.
XXXIX.	(1) R. T. (fille), âgée de 2 ans et demi, mais affectée de rachitisme au degré le plus intense, tant aux extrémités supérieures qu'aux inférieures................................	1,0299	35,6	20,	4,22.
XL.	M. D. (fille), âgée de 5 ans, robuste et d'un				

Dans ces expériences, on employa comme réactif le nitrate de plomb, après avoir étendu l'urine avec de l'eau distillée. On choisissait pour l'examen, dans chaque cas, la première portion d'urine, rendue séparément le matin. Le précipité séché et enlevé du filtre avec soin, on en faisait bouillir dans de l'eau distilée une certaine quantité, que l'on enlevait ensuite avec le muriate de plomb qui en séparait aussi en même temps l'acide urique; on faisait ensuite brûler dans un creuset, pendant une demi-heure environ, cette même portion, pour détruire autant que possible les diverses matières qu'elle pouvait contenir; après cela, on la faisait bouillir dans l'acide nitrique affaibli et on la laissait reposer: on décantait la liqueur claire, du sulfate de plomb et d'un peu de matière animale insoluble. A cette liqueur on ajoutait de l'ammoniaque en excès; le précipité était recueilli sur le filtre, séché et pesé. C'était le phosphate de plomb, dans lequel on estimait la proportion relative d'acide phosphorique, au moyen de l'échelle logométrique du docteur Wollaston. Des quantités égales ayant toujours été employées et toutes les circonstances de l'expérience ayant été les mêmes, on peut regarder, je l'espère, ces recherches par expériences comparatives, comme entièrement dignes de confiance.

Cette méthode paraîtra peut-être compliquée, mais je fus conduit à l'employer, parcequelle me procurait l'occasion favorable de juger assez exactement chez chaque sujet, les quantités relatives des divers principes de l'urine. J'établissais mes résultats en estimant combien avait perdu, par chaque procédé, une quantité donnée de précipité dont je fesais l'examen. Par l'emploi du nitrate de plomb comme réactif, j'obtenais la précipitation de la presque totalité des divers principes de l'urine. Il restait dans la liqueur filtrée un peu d'acide muriatique avec une petite portion d'acide sulfurique et de matière animale. On m'objectera sûrement que l'urine étant une secrétion d'une densité très-variable chez le même individu, pendant le cours de vingt-quatre heures, il est difficile de tirer des conclusions fausses à l'égard d'expériences tentées sur une portion particulière de ce fluide. A cela je répondrai que l'on peut obtenir une grande exactitude dans ses résultats, si l'on examine la première urine du matin que l'on aura obtenue séparément.

Je puis affirmer même que des observations et des recherches semblables, conduites avec soin, pourraient faire établir un jugement très-fidèle sur l'état de l'importante fonction dont les reins sont chargés.

La concordance générale de la pesanteur spécifique de l'urine (1) avec les principes qui furent suivis dans ces expériences, est satisfesante en ce point qu'elle prouve l'utilité de ces mêmes principes pour établir des conclusions générales à l'égard des renseignemens exacts et prompts qu'on pourrait desirer sur l'état de l'action sécrétoire des reins.

Quant à l'assertion de M. Berthollet, il est manifeste que si l'urine des personnes en proie à un paroxisme de goutte, est comparée à celle qu'ils rendent dans l'état de santé, la proportion d'acide phosphorique se trouvera plus

---

(1) Dans toutes mes expériences, j'ai employé la température de 60 degrés de Fahreinheit. J'ai trouvé les variations suivantes de pesanteur spécifique dans la même urine, à différentes températures ; à 60°, 1,027 ; à 70°, 1,0256 ; à 80°, 1,0251 ; à 90°, 1,024 ; à 100°, 1,0201.

grande dans la première. Mais un phénomène semblable s'observe aussi dans l'expérience XXVII, chez un sujet dont le foie était malade et qui n'avait pas eu la goutte. Si le même contraste avec l'état antérieur ne se rencontre pas dans l'expérience XII, c'est que le malade éprouvait l'excitation stimulante d'un régime de vie peu réglé et que d'ailleurs il n'était pas débarrassé de son affection hépatique.

Dans l'expérience XXX, les actions du système étaient énergiques, la circulation était active et le tempérament sanguin. Dans l'expérience XXXVI, où le malade avait une fièvre continue, le précipité par le nitrate de plomb est bien plus abondant que celui qu'on avait obtenu pendant l'état de santé chez le même individu et dans la plupart des cas de goutte. Il paraît donc que le phénomène en question ne peut être considéré comme une circonstance spécifique de la goutte seulement, et il nous est défendu en conséquence de dire, que la cause prochaine de cette affection dépend d'un excès d'acide phosphorique dans l'économie animale, surtout si nous mettons une pareille hypothèse en opposition avec le fait général dont nous avons déjà parlé, que l'urine des goutteux est d'une pesanteur spécifique considérable, et que les autres principes de cette sécrétion sont également en excès.

Nous devons donc éviter les opinions qui ne sont fondées que sur des inductions partielles; aussi on se gardera également d'adopter avec trop de promptitude la conclusion du chimiste français, « que l'acide phosphorique est naturellement en bien moindre quantité dans l'urine des personnes sujettes à la goutte et au rhumatisme que dans celle des personnes saines », si à cet égard on s'en rapporte aux expériences dont je viens de donner les résultats.

Dans celles-ci, chacun des goutteux suivait un régime plus ou moins régulier, et l'on peut aussi supposer que les médicamens antérieurement administrés avaient pu conserver quelque influence corrective sur les fonctions digestives et sur les sécrétions en général, tandis que dans les exemples de personnes bien portantes qui furent choisies, et particulièrement dans les expériences XXIV et XXVI, les habitudes de vie étaient peu réglées et la circulation se trouvait dans un état de pléthore.

Dans les expériences III et IX, la proportion d'acide phosphorique était en grand excès, relativement aux exemples précédens; et la comparaison avec ceux-ci et avec les suivants, est surtout intéressante dans les exemples XI et XII. L'expérience XI nous démontre que les reins ne pouvaient remplir leur fonction qui consiste à séparer du sang la matière excrémentitielle : mais, deux jours après, une maladie constitutionnelle s'étant déclarée, la nature, pour la combattre, employa immédiatement ses propres forces, et excita les reins de manière à augmenter leur action sécrétoire. L'excès d'excrétion de tous les principes de l'urine, pendant le paroxisme, est un fait général qu'on ne pourrait nier; mais dans des recherches sur la cause prochaine, ce serait une question purement hypothétique, de déterminer jusqu'à quel point on peut considérer, en rapport de cause et d'effet avec la goutte, la rétention antérieure dans le système des élémens de l'acide phosphorique et des autres principes qui doivent être évacués par les reins.

La supposition de M. Berthollet, d'un excès d'acide phosphorique, en connexion immédiate, et comme cause, et comme effet avec le paroxisme, a été adoptée par des auteurs qui l'ont poussée au-delà de toutes les bornes, en voulant établir une comparaison entre les phénomènes de l'inflammation arthritique, et la combustion phosphorique. Les expériences XXXV, XXXVIII, XXXIX et XL, n'ont point de rapport avec cette question, mais elles servent à faire connaître la proportion plus considérable d'acide phosphorique qui se rencontre dans l'urine des enfans.

C'est un fait curieux de voir l'enfant choisi pour l'expérience XL, et dont l'urine contenait une quantité si considérable d'acide phosphorique, être attaqué, dans la soirée du même jour, d'une inflammation violente, et d'une tuméfaction de la moitié de la figure, au moment où on le regardait comme jouissant de sa vigoureuse santé habituelle.

La cause prochaine d'une maladie doit être une circonstance invariablement antécédente, et évidemment propre à cette même maladie: quoique hors d'état de prouver cette proposition d'une manière générale, quelques points ne m'en paraissent pas moins victorieusement démontrés.

Quant aux résultats obtenus de mes recherches expérimentales, je les considère comme également intéressants sous les rapports pathologiques et physiologiques. Ils font connaître l'activité des reins, de ces organes excréteurs salutaires que la nature emploie souvent comme des agens très-directs pour soulager l'économie animale ; mais, en considérant la fonction sécrétoire des reins, comme faisant réellement partie du procédé curatif que la nature cherche à accomplir, je me garderai bien de prétendre que la *cause spécifique* de la maladie est chassée par cette voie : une telle conclusion serait en opposition avec mes expériences. Ces recherches me paraissent avoir encore une autre importance, lorsqu'on les rapproche des doctrines de la pathologie humorale qui me semblent avoir été trop violemment rejetées de la médecine moderne. En avançant cette opinion, j'espère qu'on ne me regardera pas comme approbateur des idées extravagantes de la secte mathématique des medecins Langrish, Bryan, Robinson, etc., qui ont présenté des calculs très-abstraits, déduits de l'état du sang, sur la maladie qui nous occupe. Ainsi, en admettant et en soutenant qu'en santé, comme en maladie, les différens fluides du corps varient dans leur composition chimique, nous nous abstiendrons de toutes conclusions particulières qui ne seraient pas fondées sur une expérience attentive : enfin, nous nous éloignerons soigneusement, en général, de toutes les vaines hypothèses des médecins humoristes.

Je vais maintenant faire connaître quelques autres théories qui ont été avancées dans la vue de donner une explication parfaite de la goutte. La nature acide de la transpiration qui, pendant une inflammation *arthritique*, rougit le papier bleu appliqué sur la peau, a été faussement citée pour appuyer la théorie d'une matière acide, comme cause prochaine, puisque l'action saine de la peau démontre constamment le même fait.

Je n'ai point rencontré d'exception, à cet égard, dans les nombreux essais que j'ai tentés, et même dans un cas d'ictère fort ancien (1).

La théorie et les règles de pratique de l'auteur français qui s'est le plus étendu sur la goutte, de Barthez, me paraissent aussi obscures

---

(1) Berzélius remarque que la matière de la transpiration est toujours acide, et qu'elle rougit le papier bleu d'une manière très-distincte. — View of the progress and present state of animal chemistry, p. 95.

qu'embarrassées ; mais son ouvrage, rempli d'ailleurs de faits utiles et intéressans, me semble mériter l'attention particulière des médecins.

Il considère la production de la goutte comme dépendante de deux causes ; l'une est une disposition particulière de la constitution à engendrer un état *arthritique spécifique* des solides et des fluides ; la seconde est une faiblesse (naturelle ou acquise), éprouvée, relativement aux autres organes, par les parties où le mal semble avoir son siége. Il ne cherche pas à expliquer la cause prochaine. Son hypothèse, de la situation fixe, dans la fibre musculaire et les autres tissus, ne m'offre aucune idée que je puisse comprendre. Il soutient, à l'exemple de Van Helmont et de Vanswieten, l'opinion absurde que la goutte est une maladie contagieuse. Parmi ses variétés de goutte, il comprend la *chaude* et la *froide*, d'après les autorités d'Arétée, de Cœlius Aurélianus et de Liger, auteur français, son prédécesseur. Suivant sa doctrine, le genre *chaud*, se rapporte à la maladie qui a son siége dans les parties voisines de l'articulation les plus externes, et le genre *froid* à la maladie qui est plus interne et plus profondément fixée, fondant aussi cette distinction sur les effets particuliers produits dans la partie affectée par les applications chaudes ou froides.

Un auteur (1) qui a récemment écrit sur la goutte, parait penser que sa cause prochaine dépend d'une sécrétion particulière dans le conduit digestif, et que dans le principe, son siége est tout à fait local. D'après lui, les symptômes qui accompagnent la goutte, donnent lieu de supposer que sa cause excitante et principale réside dans le canal alimentaire, et il ajoute plus loin, que l'action des purgatifs et leurs effets prompts et décisifs pour dissiper un accès de goutte, conduiraient à cette conclusion, que cette cause (la cause de la goutte) avait son siége dans ce même canal, lors même qu'il n'y aurait pas d'autres preuves (2).

Le docteur Parry, dans son excellent ouvrage sur la pathologie et la thérapeutique, considère la goutte, comme une maladie dépendante d'un certain état du système circulatoire, et il l'offre comme un exemple des

(1) Tract. on gout, by *Tho. Sulton*, M. D., etc.

(2) *Ibid.* p. 220.

procédés salutaires (1). Il représente la cause finale de la maladie, comme étant simplement la correction d'une circulation irrégulièrement dirigée, et plus loin, comme un mode d'évacuation du système et comme une réduction consécutive d'une pléthore relativement excessive : suivant cet auteur, un autre but de la goutte serait le rétablissement de la balance convenable de la circulation, déterminée antérieurement en excès, vers une ou plusieurs des parties vivantes (2).

Quelques circonstances générales de la maladie me paraissent correctement expliquées par cette manière d'envisager la goutte ; mais le problème, *quel est l'état particulier du système d'où dépend l'inflammation spécifique de la goutte*, est encore à résoudre ? L'afflux extraordinaire du sang dans la partie affectée, est une condition d'une nature générale, qui appartient également à toute autre inflammation constitutionnelle. On pourrait, il est vrai, prendre cet afflux pour la cause prochaine de la goutte, si l'on considérait les caractères

---

(1) *Parry*, p. 428.
(2) *Ibid.*, *ibid.*

locaux, comme constituant a eux seuls toute la maladie, parce qu'il est l'antécédent le plus voisin de leur manifestation ; mais une telle hypothèse n'explique rien. La question qui nous occupe n'est probablement pas plus difficile à résoudre que celles qui sont analogues, relatives aux autres genres d'inflammation et à l'égard desquelles nous nous contentons de cette expression générale : *la tendance à une maladie particulière, chez un individu, provient de la prédisposition propre à sa constitution.*

Quoiqu'on ne puisse démontrer, avec la précision qui serait desirable, une condition essentielle et fixe des solides et des fluides, en relation immédiate de cause et d'effet avec la goutte, nos connaissances à cet égard, n'en sont pas moins suffisamment complètes pour nous conduire à une classification théorique claire et à une pratique solidement établie.

Je poursuivrai la recherche présente dans le chapitre suivant.

Explication des symptômes, ou théorie des symptômes comprenant l'histoire chimique des sédimens de l'urine.

La considération théorique des divers symptômes de la goutte, offre une grande affinité avec la question précédente, surtout par sa difficulté. Ici, néanmoins, les hypothèses sont moins dangereuses, et comme plusieurs phénomènes intéressans en dépendent, sa discussion devient importante.

Il nous sera avantageux de passer d'abord en revue quelques circonstances générales qui ont des rapports avec l'invasion de la maladie (1).

Les goutteux, pour la plupart, ont la poitrine arrondie et les poumons très-développés, ainsi qu'on peut le présumer d'après cette conformation externe. Une telle organisation est la plus favorable possible à la production

---

(1) Ceux qui possèdent une forte prédisposition héréditaire à la goutte, n'ont besoin que d'un bien petit nombre de causes excitantes pour produire chez eux la maladie, les exceptions à la règle générale que j'ai établie, se rencontrant presque exclusivement chez ces individus.

du tempérament pléthorique. Dans leur première jeunesse, les goutteux offrent communément l'apparence de la santé. Leurs habitudes de vie peu réglées, concourent avec la structure dont je viens de parler, à former un excès de sang. La corpulence survient ensuite, d'après les rapports existans entre l'inactivité du corps et l'état pléthorique des vaisseaux. Ainsi que je l'ai déjà fait remarquer au chapitre des tempéramens, le leur n'est pas purement sanguin, mais bien d'un caractère mixte, en sorte que les conséquences d'une circulation surabondante, affectent plutôt le système veineux que l'artériel et ne produisent pas les effets violens de l'inflammation ordinaire. Pour preuve de cette assertion, je reparlerai encore ici de la distension et de la tuméfaction des veines, qui se rencontrent si fréquemment chez eux et qui dégénèrent souvent, aux extrémités inférieures, en varices très-prononcées. Ils se plaignent aussi fréquemment d'hémorroïdes : lorsque ces dernières sont accompagnées d'une hémorragie accidentelle considérable, on peut les considérer comme une indication de plénitude et d'obstruction dans la circulation du système de la veine porte.

J'ai entendu dire à plusieurs malades, qu'antérieurement à leur affection *arthritique*, ils avaient été sujets par fois à un épitaxis ou à une hémorragie des vaisseaux hémorrhoïdaux bien plus considérables, que depuis la manifestation de la goutte chez eux. Tant que la force médicatrice de la nature peut combattre activement par ce mode ou par d'autres semblables, les effets funestes de la pléthore, et tant que les forces de la circulation générale sont appropriées à l'établissement d'une balance relative convenable, entre la quantité de sang nécessaire à la circulation et le but ultérieur que cette circulation doit remplir, la première invasion de la goutte n'a pas lieu.

Je connais un individu, âgé d'environ 30 ans, dont l'histoire me parait venir à l'appui de cette dernière proposition : son père fut un martyr de la goutte. Doué du tempérammment et de l'organisation dont je viens de parler, il mène une vie peu réglée : il prend actuellement beaucoup d'exercice, ses forces sont très-grandes et la goutte ne s'est pas encore montrée à lui : mais s'il continue à vivre de la sorte, quand le moment où ses vaisseaux doivent perdre leur tonicité, sera arrivé, je m'attends à le voir devenir goutteux. Cette manière d'envisager la question sous un point de vue très-général, demande encore un examen ultérieur plus attentif. Pendant un premier accès de goutte, l'état pléthorique, absolu ou relatif des vaisseaux, sur lequel le docteur Parry s'est amplement étendu, paraît la circonstance prédominante et la seule souvent, que l'on puisse découvrir dans les erreurs de la constitution. On commence à s'apercevoir dans les retours de la maladie, d'une irrégularité plus ou moins grande des fonctions des viscères abdominaux et graduellement son caractère devient plus compliqué. En général, on peut dire que la pléthore existante est d'un genre partiel. Cette détermination du sang vers les extrémités, qui, dans ses actions particulières, offre les phénomènes de la goutte, devient de plus en plus évidemment liée avec une congestion de tout le système de la veine porte, d'où résultent l'altération de la sécrétion de la bile, la constipation et l'irrégularité des fonctions des reins.

L'estomac est vraiment le milieu dans lequel la goutte est créée. Un excès de nourriture qui outre-passe les forces de l'assimilation naturelle et qui procure une quantité de sang plus grande que celle qui est nécessaire aux besoins du corps, tels sont les fondemens matériels de la maladie. Dans les exemples d'attaques soudaines et inattendues, au moment où le malade se considère comme jouissant de la meilleure santé possible, on le voit communément poursuivre son genre de vie peu réglé, d'où naît un état de réplétion, qui, insidieusement se change en un accès de goutte. La pesanteur spécifique plus grande de l'urine, provenant de l'augmentation de ses principes, phénomène constant pendant un paroxisme, me paraît être une preuve certaine que les vaisseaux sont surchargés d'un sang qui pèche par sa quantité et probablement aussi par sa qualité. On doit faire également une attention particulière à un fait dont j'ai des preuves multipliées, c'est que pendant le paroxisme, il y a par comparaison avec l'état de santé, une sécrétion extraordinaire de l'urée et de tous les autres principes salins de l'urine. Dans plusieurs examens comparatifs, auxquels je me suis livré à cet égard, j'ai invariablement trouvé que l'urine sécrétée pendant le paroxisme, avait fourni une bien plus grande abondance d'urée, que l'urine saine des mêmes individus ; dans quelques cas même, sa quantité a dépassé beaucoup celle qu'on rencontre pendant l'état de santé ordinaire. L'excès d'urée a également correspondu d'une manière très-remarquable avec un excès de phosphates.

L'apparence d'un sédiment briqueté abondant, en rapport avec l'augmentation d'excrétion des autres esprits animaux, est une indication que les reins sécrètent du sang une grande quantité de matière non assimilable; et d'après le degré et la durée de ce symptôme, nous pouvons porter un jugement fondé sur l'étendue et l'importance de l'affection des viscères abdominaux. Je considère que nous pouvons envisager tout-à-la-fois cette sécrétion contre nature des reins, et comme un signe de maladie, et comme un procédé salutaire employé par la nature pour guérir l'état morbide de la circulation du foie et des organes associés à ses fonctions.

Lorsque les fonctions digestives sont affectées d'une manière chronique, soit chez un goutteux, soit chez un autre individu non sujet à cette maladie, nous ne trouvons un dépôt de ce sédiment, que dans les urines de la digestion, telles que celle du matin, ou celle qui est rendue quelque temps après le dîner. Dans les cas les plus graves même, l'urine sécrétée au milieu du jour, et surtout après qu'on a bu quelque fluide étendu, en offre à peine quelque trace; mais pendant le paroxisme aigu de la goutte, et quand le foie est gravement affecté, toutes les portions d'urine rendues pendant les vingt-quatre heures, déposent en abondance ce sédiment, quoique le malade boive constamment, et en grande quantité. L'urine sécrétée dans toute maladie inflammatoire, présente une pesanteur spécifique bien plus considérable que dans l'état ordinaire, quoique les *ingesta*, dans le premier cas, ne soient que des fluides légers qui possèdent à peine quelque qualité nutritive: mais la pesanteur spécifique, ainsi que l'excès de matière qui ne peut être tenu en solution qu'à une haute température, sont bien plus remarquables dans les affections immédiates du foie et des organes assimilateurs, que dans les actions inflammatoires quelconques du cœur et des artères. Nous avons un exemple bien frappant de ce fait, lorsqu'il se manifeste un paroxisme intense de goutte, chez un malade dont le tempérament approchant du sanguin, offre un état pléthorique des vaisseaux, avec obstruction du foie et légère inflammation chronique de ce viscère.

Cruickshank, en parlant du symptôme pathologique du sédiment briqueté, remarque que ce sédiment particulier doit être, en quelque sorte, considéré comme caractéristique de l'état morbide, ou plutôt squirrheux du foie. Ici j'observerai que ce sédiment, quoique indiquant d'une manière certaine un dérangement quelconque des fonctions digestives, ne dénote point cependant nécessairement un état de maladie aussi sérieux que celui dont il vient d'être question. Plusieurs fois je l'ai vu survenir très-promptement, à la suite d'un dérangement passager. Néanmoins, en proportion de sa durée, nous devons soupçonner une altération dans les fonctions du foie; et si le sédiment continue à avoir lieu pendant plusieurs mois, nous aurons presque la certitude que quelque affection organique de ce viscère sera résultée d'une telle continuation de dérangement dans ses fonctions.

Parmi les indications d'une circulation

surabondante, coéxistant avec une débilité relative des vaisseaux, je citerai les cas nombreux d'apoplexie que l'on observe chez les goutteux avancés en âge.

Les phénomènes suivans suffisent pour prouver jusqu'à quel point l'économie du système circulatoire est intéressée dans la production immédiate d'un accès de goutte. Avant l'attaque, quelquefois même pendant plusieurs jours, les membres inférieurs sont constamment glacés, et dans ces circonstances, les symptômes inflammatoires ne surviennent que lorsque le malade, après avoir gardé le lit pendant quelque temps, a pu rétablir par là l'équilibre de la circulation. Telle est du moins l'explication qu'on peut donner de l'invasion ordinaire du paroxisme, vers le milieu de la nuit. Lorsqu'il se manifeste pendant le jour, il arrive alors comme conséquence de quelque excitation soudaine du cœur et des artères, tels que sont par exemple des excès de table ou de liqueurs stimulantes.

Notre conclusion générale sera maintenant que la goutte est une maladie dépendante d'une surabondance de sang, relativement aux forces de la circulation, affectant particulièrement le système de la veine porte et les fonctions consécutives du foie, d'où il résulte un changement morbide dans les produits des sécrétions du canal alimentaire, en général, et des reins en particulier.

Il arrivera donc évidemment qu'un accès sera excité à une période moins avancée de la vie, et sera reproduit par une plus grande variété de causes éloignées et par un degré plus léger de leur application, suivant que la susceptibilité constitutionnelle à la goutte, fondée soit sur une prédisposition héréditaire, soit sur des écarts dans le régime, ou augmentée par l'influence de la maladie depuis long-temps établie dans la constitution, sera plus forte ou plus faible.

Déjà, pour expliquer l'existence ordinaire de la dyspepsie, chez les goutteux, nous nous sommes assez étendus sur l'excitation extraordinaire éprouvée en premier lieu par l'estomac, relativement à ses forces naturelles, et dans le principe de la maladie originelle, et dans le retour de ses accès consécutifs. Le foie, par la même cause, souffre une lésion certaine dans ses fonctions, et c'est un fait connu, qu'un grand nombre de goutteux, tant avant qu'après la manifestation de leur affection *arthritique*, présentent les symptômes d'une diathèse constitutionnelle bilieuse, qui se fait reconnaître par des ictères assez communs, par d'autres maladies chroniques du foie, et, dans certains cas, par le cholera-morbus. Le tempérament nerveux, pur ou mixte, en connexion avec l'influence de l'affaiblissement et de l'altération des fonctions digestives, amène fréquemment aussi chez eux des accès d'hypocondrie très-intenses.

Lorsque les attaques de goutte se sont souvent répétées, la sensibilité du système nerveux est fort augmentée, comme on le voit, d'une manière frappante, par les divers symptômes précurseurs qui annoncent l'approche d'un paroxisme, et par les sympathies nombreuses qui accompagnent sa durée. Les crampes excessivement pénibles qui sont si communes dans les accès, sont souvent des indications manifestes d'une irritation nerveuse très-prononcée : l'agitation de l'esprit est alors bien plus remarquable que dans toute autre maladie inflammatoire. La disposition à revenir, à de certains intervalles (caractère qu'on ne rencontre pas à un point aussi marqué dans aucune des autres phlégmasies), quoiqu'on puisse la rapporter en grande partie à un état périodique de pléthore ; général ou partiel, prouve aussi combien la maladie a de rapports avec le système nerveux, dans lequel les lois de l'habitude sont concentrées.

L'influence des causes locales, pour exciter un paroxisme, est digne d'attention. Une entorse ou une contusion grave ne produisent quelquefois qu'une inflammation ordinaire, comme j'en ai fait voir des exemples; mais, à d'autres périodes, elles sont immédiatement suivies par un accès. Hunter remarque que probablement la goutte n'est pas toujours un acte de la constitution, mais que les parties peuvent être si disposées à son action, qu'elles en deviennent immédiatement le siége, quand elles sont dérangées. La vérité de cette opinion me paraît être susceptible de quelques objections. L'inflammation goutteuse est un signe extérieur d'une condition morbide du système; quand, chez un goutteux, à la suite d'une lésion locale, il y a seulement production d'une inflammation ordinaire, j'en conclurai l'absence de la diathèse arthritique constitutionelle, et *vice versâ:* de la sorte, j'aimerai mieux affirmer que la goutte est toujours, à un degré plus ou moins fort, un acte de la constitution. Je regarde l'adoption de cette conclusion, et comme la plus juste, et comme la plus sûre.

Il me paraît impossible de découvrir la condition essentielle du tempérament qui produit respectivement les divers genres d'inflammation spécifique. Le tissu particulier peut être envisagé comme la source des phénomènes distinctifs, résultant de l'inflammation ordinaire, ainsi que nous le voyons par l'exemple des membranes séreuses et muqueuses. Mais, cette considération nous est inutile pour distinguer la goutte du rhumatisme, puisque ces deux maladies sont connues pour attaquer les mêmes tissus, avec des symptômes et des effets très-différens. L'application de ces argumens pourrait être étendue aux autres genres d'inflammation spécifique qui ont, chacun, leurs lois d'action particulières, quoiqu'affectant en commun les mêmes tissus.

C'est d'après la présence de l'acide urique, comme partie principale des calculs *arthritiques*, que la plupart des médecins théoristes que j'ai déjà cités, ont été conduits à un mode de traitement uniforme de cette maladie. Probablement aussi, l'on doit à la même source, l'hypothèse favorite de Boerhaave, que l'action locale de la goutte dépend d'une obstruction mécanique des petits vaisseaux.

Quant au phénomène curieux de la manifestation accidentelle de concrétions d'acide urique, dans quelque cas de goutte, il est nécessaire ici de réfuter l'opinion de certains auteurs qui veulent que cette sécrétion locale des vaisseaux capillaires soit un effet constant de l'inflammation arthritique, dans tous les cas de maladie, et qui affirment que, si ces concrétions n'en sont pas toujours une suite nécessaire, c'est parce que la matière sécrétée peut être enlevée par l'excrétion de la transpiration, et par l'action des vaisseaux absorbans. Cet argument me paraît forcé, et porté au-delà des bornes convenables : s'il était entièrement vrai, pourrait-il arriver qu'un si grand nombre de goutteux (et cependant c'est un fait réel), fussent, toute leur vie, les martyrs de cette maladie cruelle, sans offrir la plus légère apparence de ces concrétions? On doit également observer que, dans le petit nombre des individus qui présentent cette particularité, quelques-uns ont eu, pendant plusieurs années, des attaques répétées de goutte, avant qu'on observât chez eux quelque trace de l'existence de ces concrétions. Cette sécrétion morbide n'exige donc pas nécessairement, pour sa production, une action inflammatoire active des vaisseaux, ou, en d'autres termes, un état aigu de goutte. Elle a lieu quelquefois, lorsque la maladie a revêtu la forme chronique.

Nous voyons continuellement des preuves de l'action capricieuse des vaisseaux sécréteurs, et la goutte, relativement à ce que nous venons de dire, nous offre dans, certaines circonstances, un exemple frappant d'une semblable anomalie. L'existence de l'acide urique dans le système, ne se fait connaître que par les sécrétions, et si jamais on l'y rencontre dans certaines parties, je ne vois nulle cause apparente pour que cet acide ne soit pas toujours sécrété par les reins, organes glandulaires, évidemment destinés à séparer les matières salines, et pour qu'il soit épanché par les vaisseaux sécrétoires des articulations ou des autres parties éloignées. Je suis disposé à croire que, dans ces cas, les vaisseaux capillaires de la partie affectée par la goutte, peuvent remplacer plus ou moins, par leur mode d'action, les vaisseaux sécréteurs des reins. Chez trois individus qui présentaient des concrétions calcaires aux pieds et aux mains, j'ai trouvé, par des expériences multipliées, une diminution et quelquefois une absence presque totale d'acide urique dans l'urine : pour obtenir cet acide, j'employais la méthode ordinaire, c'est-à-dire, les acides nitrique ou muriatique.

En faisant connaître les phénomènes locaux de la goutte, du moins tels qu'on les rencontre le plus habituellement, j'ai d'abord à signaler la terminaison presque constante de l'inflammation, *sans suppuration*. Deux exemples du contraire sont seulement venus à ma connaissance (1). Dans l'un et dans l'autre, le résultat fut modifié, d'une manière curieuse, par une sécrétion simultanée d'urate de soude (2). Les ligamens sont le siége le plus fréquent

---

(1) On ne doit pas confondre, avec ce que nous venons de dire, les abcès qui sont le produit accidentel de l'influence des concrétions, agissant comme corps étranger.

(2) Je ferai remarquer ici que, dans tous les exemples de concrétions *arthritiques* que j'ai examinées, l'acide urique et la soude en étaient les principes constituans. Le docteur Wollaston fut le premier qui fit connaître la

de la goutte; mais les capsules synoviales, les gaines tendineuses, les aponévroses musculaires, les vaisseaux et les nerfs respectifs de ces parties, peuvent aussi être comptés au nombre des tissus *primitivement* affectés : *secondairement*, le tissu cellulaire et la peau offrent les effets de l'inflammation. Les tissus en question, servant aux fonctions des articulations, ne paraissent pas susceptibles de l'inflammation suppurative. Dans les cas d'abcès goutteux dont je parlerai, la sécrétion purulente avait entièrement lieu dans les tégumens communs.

Il n'y a pas non plus production de lymphe coagulable dans l'inflammation arthritique. L'état d'épaississement des parties, causé par des attaques répétées, provient d'un changement de structure dans les ligamens, les capsules synoviales, et les gaines tendineuses, ainsi que d'une sécrétion morbide de ces deux derniers tissus.

---

nature de ces concrétions, et qui démontra, avec son talent ordinaire, qu'elles étaient composées d'acide urique et de soude. (Voyez Trans. phil., 1797, p. 387.) Berzelius en a depuis parlé comme de sur-urates de soude.

Hunter observe que l'inflammation de la goutte est très-différente, relativement à sa sensation, des inflammations adhésive ou suppurative, et il ajoute plus loin que, rarement ou même jamais, il y a suppuration dans les inflammations dépendantes de la constitution.

Cette dernière observation est, selon moi, sujète à bien des exceptions, et, en apparence, elle pourrait se rapporter plus exactement aux tissus particuliers qui sont affectés.

Dans la goutte, l'action inflammatoire des vaisseaux reçoit quelque adoucissement de l'épanchement abondant qui a lieu dans le tissu cellulaire de certaines parties, et en même temps, la circulation est arrêtée, d'une manière prononcée, par le rétrécissement des vaisseaux, résultant de la grande distension de la peau et du tissu cellulaire. A proportion que la tuméfaction se manifeste, et que l'inflammation devient plus superficielle, il survient aussi quelques changemens dans les sensations. Cette douleur atroce, qui ferait croire qu'un étau, une vrille ou un foret agissent à la fois sur la partie, diminue; la chaleur et les pulsations, les picotemens et les élancemens continuent, et le sentiment incommode d'engourdissement et de pesanteur, ainsi que l'impossibilité totale du mouvement, augmentent. On peut affirmer que la situation la plus difficile à supporter de la maladie, est lorsqu'elle a son siége dans les ligamens profondément situés, avant que la tuméfaction et la rougeur des parties les plus voisines de la surface n'aient lieu.

Pendant le cours des symptômes de l'état aigu, les nerfs de la partie affectée acquièrent le plus haut degré de sensibilité et d'irritation. Dans aucune inflammation, le sentiment de vibration n'est aussi remarquable que dans la goutte. L'action pulsatoire des petites artères, qui paraît due en partie à la distension des parties contiguës, agissant comme ligature, est augmentée, au sentiment du malade, par la sensibilité extraordinaire des nerfs.

Dans plusieurs examens, par le thermomètre, j'ai trouvé que l'inflammation arthritique, accompagnée d'une douleur intense, produit, dans la partie affectée, une sensation de chaleur beaucoup plus forte que celle qu'on observe dans l'inflammation ordinaire ou dans la rhumatismale, du moins relativement à la quantité réelle de calorique qui se développe à la surface enflammée.

A l'appui de ce fait, j'offrirai les observations suivantes.

EXPÉRIENCE I.

W. W. Goutte aiguë au pied gauche. La température à l'articulation externe, qu'il dit être la partie la plus chaude, et qu'il décrit même comme fortement brûlante, est de 97° : deux pouces au-dessus de cet endroit, où, d'après lui, la chaleur est supportable, 94°, 5: à l'articulation externe de l'autre pied, qui commence à être affecté par la goutte, mais qui n'est pas, dit-il, moitié aussi chaud que l'autre, 96° : température à l'aisselle, 99°.

EXPÉRIENCE II.

J. P. Goutte aiguë à l'un des gros orteils, avec une sensation de chaleur comparable à celle de l'eau bouillante. La température à la partie la plus chaude est de 84° : à la même partie de l'autre gros orteil qui n'est pas entrepris, et où la chaleur est convenable, 83°.

EXPÉRIENCE III.

W. C. Goutte aiguë (voyez le cas 11), le 15 avril. Température à l'articulation moyenne de l'indicateur, près de l'abcès qui cause au malade une sensation de chaleur comparable à celle d'un fer chaud qui serait en contact avec la partie, et accompagnée de vibrations, de picotemens, et de déchiremens, 94° : au même endroit de l'indicateur de l'autre main, qui n'est point entrepris, 70°, 5 : à la paume de la main goutteuse, 93°, 5 : à la paume de la main saine, 81°, 7 : à la dernière articulation de l'indicateur affecté, 94° : à l'aiselle de chaque bras, 96° : sous la langue, 96°. Le malade observe que chaque partie de l'indicateur qui offre 94°, lui semble infiniment plus chaude que la paume de la même main qui en a 93°, 5.

Ditto, le 17 avril. Température de la dernière articulation de l'indicateur affecté, semblant chaude maintenant au malade, mais non très-brûlante et presqu'entièrement délivrée des sensations douloureuses dont il a été fait mention précédemment, 87°, 5 : la même partie de l'autre main qu'il dit être convenablement chaude, 75°, 5 : celle du doigt médius de la main goutteuse, qui commençant à être affecté, n'est pas encore rouge, mais bien très-douloureux, et qui lui occasionne une sensation de chaleur aussi forte que celle qui est produite par l'eau bouillante,

75°,5 : température de la même partie du doigt médius de l'autre main, qui n'est point entrepris, et qui lui semble agréablement chaud, 69°, 5 : à la paume de la main goutteuse qui offre une sensation de chaleur beaucoup plus forte que celle de l'autre paume, mais qui, d'après le malade, n'est pas douloureusement chaude, 87°,5 : à la paume de l'autre main, 75°, 5.

EXPÉRIENCE IV.

W. H. Inflammation chronique goutteuse du dos de la main, très-tuméfiée, devenue le siége d'une sensation semblable à celle d'une masse de plomb qui serait dessus, et affectée d'engourdissement et de picotemens accidentels. La température dans le milieu de la partie enflammée est de 96°, 5 : celle de la même partie à la main saine est de 84°. Le malade regarde sa main saine comme la plus chaude, mais il ne se plaint de rien de désagréable dans la température de l'une et de l'autre.

EXPÉRIENCE V.

J. B. a une goutte chronique à l'une des mains, depuis deux ou trois semaines : la douleur et la tuméfaction de cette partie ont considérablement augmenté depuis deux jours; c'est le dos de la main qui est entrepris : il cède beaucoup à la pression. La couleur de la peau est d'un bleu foncé. Le malade se plaint de chaleur et de vibrations considérables, et il souffre cruellement d'une sensation de pesanteur et de reserrement. Suivant lui, ses doigts sont constamment froids, et presque toujours il ne les sent pas.

Température entre les doigts de la main affectée, 63° : celle du dos de la main qui lui semble la partie la plus chaude, 86° : sur l'artère radiale de la main, où il n'éprouve aucune sensation extraordinaire de chaleur, 91° : au dos de l'autre main, qui est parfaitement exempte d'inflammation, 74° : entre les doigts, 68°, 1.

EXPÉRIENCE VI.

J. D. Goutte chronique. Légère inflammation du poignet droit, avec quelque sensation extraordinaire de chaleur (1), et une grande

(1) Il faut considérer que, dans tous ces cas de goutte, les examens eurent lieu, pendant le jour, époque des vingt-quatre heures où la plupart des sensations douloureuses diminuent, d'une manière bien plus remarquable,

distension des gaines tendineuses, de telle sorte que les tendons semblent être tressés ensemble : les parties paraissent resserrées, mais à peine douloureuses, si ce n'est par le mouvement.

Température dans un endroit voisin de l'artère radiale, que le malade décrit comme la partie la plus chaude, 95° : dans le même endroit de l'autre main qui est exempte de l'affection, 93° : sur l'artère radiale de cette main, 94° : le pied gauche du malade est fort tuméfié, et il cède à la pression : vers le petit orteil de ce pied, la peau, d'un rouge vif, n'est pas le siége de douleurs intenses, et elle ne cause d'autre sensation que celle d'une forte chaleur. Les veines de ce pied sont bien plus distendues que celles de l'autre membre, surtout près de la partie enflammée. Température à l'endroit le plus chaud, 96° : à la même partie de l'autre pied qui est libre, 93° : au-dessous du cartilage xiphoïde, 93°, 5.

Chaque fois que j'ai examiné, au thermomètre, l'état des parties devenues le siége de l'action *arthritique*, quelque légère que cette

---

dans cette maladie, que dans toutes les autres inflammations.

action fût d'ailleurs, j'ai constamment trouvé la température plus ou moins augmentée: les trois expériences suivantes en sont la preuve.

EXPÉRENCE VII.

T. W. Dernière période de goutte aiguë à la main et au pied. Les parties conservent un peu de rougeur foncée : elles cèdent très-facilement à la pression qui, néanmoins, est supportée presque sans mal-aise. Température entre le pouce et le doigt, endroit où il reste le plus d'apparence de la maladie, mais où nulle sensation particulière de chaleur ne se fait ressentir, 93°, 5 : au dos de la main, 92°, 5 : entre le pouce et le doigt de l'autre main qui n'est point entreprise, 92°, 5 : entre le gros et le second orteil, où il reste quelque douleur de goutte très-légère, mais sans chaleur sensible, 89°, 5 : au jarret du même membre, sur l'artère poplitée, 88°.

EXPÉRIENCE VIII.

L. P. Convalescence d'une goutte aiguë au pied. Il ressent un léger degré de chaleur extraordinaire à l'articulation du gros orteil, où la température est de 84°; elle est de 83°, à la même partie de l'autre pied qui n'est pas affecté.

EXPÉRIENCE IX.

J. S. Dernière période de goutte aiguë sur le côté d'un pied, où il ne reste qu'une légère douleur : à la partie la plus souffrante, qui semble à peine au malade plus chaude que les parties saines, 86°, 5 : au même endroit de l'autre pied, 83°, 5.

EXPÉRIENCE X.

W. C. Inflammation rhumatismale à une main, principalement au poignet. Le malade dit sentir une chaleur fébrile, avec quelques vibrations, pulsations et picotemens, et il paraît souffrir des douleurs très-violentes. La température au côté cubital du poignet, qui semble au malade la partie la plus chaude, est de 92° : au même endroit de l'autre main qui n'est pas affectée, et qui est convenablement chaude, elle est de 85°.

EXPÉRIENCE XI.

W. C. Inflammation rhumatismale à une main et dans la totalité du poignet. Elle se plaint d'élancemens, de picotemens, d'une douleur intense et d'une chaleur pareille à celle de l'eau chaude. La température dans la partie la plus enflammée est de 97° : dans le même endroit de la main saine, où la peau lui semble d'une chaleur modérée, 93°.

EXPÉRIENCE XII.

M. H. a un panari au doigt médius, avec inflammation très-intense des parties environnantes, rougeur vive de la peau et sensation d'une chaleur comme celle de l'eau chaude. Il se plaint d'une chaleur atroce, d'un resserrement très-grand et de quelques élancemens. La température dans l'endroit le plus enflammé est de 83° : au même endroit de l'autre main qui vient d'être exposée au froid, sans être couverte, elle est de 66° : à la paume de la main affectée, 88° : à la paume de l'autre main, 69°.

EXPÉRIENCE XIII.

H. A. Ulcération au dos de la main, produite par une brûlure récente. Les tégumens sont tuméfiés et cèdent à la pression ; la peau est d'un rouge vif ; le malade se plaint de vibrations, de picotemens, d'élancemens et d'une sensation de chaleur qui ressemble à celle de l'eau bouillante. La température à l'endroit le plus chaud est de 94° : au même endroit de l'autre main, dont la chaleur lui paraît agréable, 93°.

Il paraît, d'après ces expériences, que la sensation de chaleur (ou de douleur, semblable à celle qui serait produite par un violent degré de chaleur) éprouvée par le malade, même pendant l'inflammation arthritique, correspond plutôt au degré de douleur présente, qu'à la température thermométrique (1) des parties affectées : il me semble clairement démontré que, toutes choses égales d'ailleurs ou presque égales, l'inflammation arthritique est la source de chaleurs et de douleurs plus intenses que toutes les autres espèces d'inflammation dont, par opposition, j'ai offert des exemples. Haller considérait les nerfs eux-mêmes, comme étant, dans la goutte, le prin-

(1) Je me suis servi, dans ces expériences, d'un thermomètre à chaleur animale fort délicat, dont la boule était recouverte d'une écorce épaisse, creusée à cet effet, avec une rainure pour recevoir la tige. Comme la température de l'appartement, dans aucune des expériences, ne s'élevait au-delà de 64°, je n'ai pas pris note du degré exact.

cipal siége de l'action morbide locale. Sans prétendre soutenir la vérité de cette proposition, que je regarde bien plutôt comme une supposition gratuite, il ne m'en paraît pas moins certain que les nerfs sont affectés d'une manière très-remarquable.

Dans le cas d'inflammation, à la suite de brûlure qui fait le sujet de l'expérience XIII, on voit, qu'à l'instar de quelques-uns des exemples de goutte, la sensation de chaleur était bien plus excessive qu'on aurait dû s'y attendre, d'après les indications du thermomètre. On sait que, dans ce genre d'injure, les nerfs, ainsi que les autres parties, éprouvent une lésion violente et une irritation consécutive très-forte.

Le degré d'intensité de l'affection nerveuse, causée par l'inflammation arthritique, est bien démontré par les faits suivans qui sont très-curieux.

J. S. ayant très-cruellement la goutte aux deux pieds, sans qu'il fût encore survenu une grande tuméfaction, souffrant de telles douleurs et une telle sensation de chaleur, qu'il croyait ses pieds dans une fournaise, ou que quelqu'un y introduisait de force des clous rougis à blanc, se verse accidentellement, sur la partie enflammée, un morceau de trippe sortant d'une chaudière bouillante : à l'instant la peau se couvre de vésication, sans que le malade ressente dans la partie aucune augmentation de chaleur.

R. D. ayant à un pied la goutte, à sa plus haute période d'acuité, accompagnée d'une grande tuméfaction, reçut par maladresse, sur la partie, une quantité considérable d'eau bouillante. La douleur et la chaleur antécédentes ne furent que légèrement augmentées, et dans ce cas, le tissu cellulaire étant déjà extrêmement distendu par un épanchement séreux, il n'en résulta aucune vésication.

A l'exposé que j'ai déjà offert de la force particulière de sensation qui prédomine dans la goutte, je puis ajouter, par récapitulation, les soubresauts des tendons, les frémissemens des muscles, les crampes atroces et l'état irritable de l'esprit qui ont ordinairement lieu pendant un paroxisme violent, et qui prouvent la sensibilité exaltée du cerveau et de tout le système nerveux, en connexion avec cette maladie.

Je ne dois pas entièrement passer sous silence la circonstance de la desquamation de l'épiderme d'une partie affectée par la goutte, lorsque l'inflammation a tout à fait cessé.

Cullen en fait un des caractères de la goutte régulière. Chez 40 malades que j'ai examinés sous ce rapport, j'en ai trouvé 15 qui n'avaient jamais éprouvé ce symptôme; aucun des 25 autres ne l'avait offert d'une manière invariable; quelques-uns d'entre eux l'avaient présenté dans un accès et pas dans d'autres. Il ne fut observé, dans tous les cas, qu'aux pieds et aux mains. Cette exfoliation de l'épiderme me paraît être principalement due à l'acrimonie de la sécrétion cutanée; mais on peut aussi probablement la rapporter, en partie, à la distension qu'éprouvent les tégumens, et qui gêne la libre circulation des petits vaisseaux.

De la composition chimique des sédimens urinaires.

La connaissance de la composition des différens sédimens de l'urine a une liaison si directe avec la théorie et la pratique de la médecine, que je présenterai, de la manière la plus abrégée qu'il me sera possible, quelques détails à cet égard, en commençant par ce qui à été dit, sur l'existence d'un acide particulier, dans le sédiment briqueté.

M. Proust (1), il y a déjà quelques années, chercha à prouver que le sédiment briqueté (qu'il considère comme la substance qui, pendant les fièvres, se sépare spontanément de l'urine, au moment de son refroidissement) est composé, en partie, d'un acide distinct, différent de l'acide urique, et qu'il nomme, d'après sa couleur, acide rosacique. Afin de déterminer l'exactitude de cette assertion, j'ai fait des expériences multipliées, sur divers sédimens briquetés et cristaux rouges (gravelle), et j'offrirai brièvement ici, relativement à la question présente, les résultats de ces recherches comparatives.

L'eau bouillante paraît agir très-faiblement sur les cristaux, et ne fait que leur enlever un peu de leur couleur, par la séparation de la matière animale; mais, si auparavant on les réduit en poudre fine, on leur fait acquérir un degré considérable de solubilité.

Le sédiment briqueté, recueilli sur le filtre, et séché, se trouve être une poudre impal-

(1) Annales de chimie, vol. XXXVI, p. 265.

pable. Il se dissout, à l'exception d'un dixième de son volume, dans l'eau bouillante, dont il se sépare néanmoins en partie, sous forme solide, par le réfroidissement. Le nitro-muriate d'or, ajouté à l'une ou l'autre de ces solutions (des cristaux ou du sédiment briqueté), pendant qu'elles sont encore chaudes, produit, à l'instant, une couleur pourprée, et le précipité cesse; mais l'effet a lieu lentement, si l'on verse le réactif dans la liqueur, quand elle est froide.

Chacune de ces substances est aisément soluble dans la potasse pure, et pendant la solution, qui s'arrête en apparence, par l'effet de l'acide muriatique, les vapeurs blanches qui caractérisent l'ammoniaque se dégagent.

Les solutions dans la potasse, par l'addition de l'acide muriatique, précipitent de petits grains d'un blanc verdâtre, qui, lavés, traités par évaporation avec l'acide nitrique, à la manière ordinaire, et séchés avec soin, offrent la couleur rose (1) qui distingue l'acide urique.

---

(1) La couleur rose, que l'on obtient des cristaux ou du sédiment briqueté, est portée à une teinte carmin

Les cristaux, séparément traités par l'acide nitrique, surtout s'il est affaibli, donne la couleur rose. On obtient précisément le même résultat du sédiment briqueté.

L'acide muriatique, ajouté à la solution aqueuse du sédiment briqueté, auparavant filtrée, produit un précipité de petits grains blanchâtres, qui, lavés et traités par l'acide nitrique, offrent la couleur rose.

L'acide nitrique ajouté à la solution aqueuse, évaporée et séchée, présente la couleur rose.

D'après ces expériences, il paraît évident que l'acide urique est le principe constituant

---

superbe, par l'addition de l'ammoniaque : on la rend permanente, pendant plusieurs semaines, dans l'appareil évaporatoire, en séchant avec soin le résidu, et en le préservant de l'humidité. Sans l'ammoniaque, il est beaucoup plus déliquescent, et il prend une couleur d'un vert jaunâtre; mais la chaleur peut faire reparaître la couleur primitive qui durera, pendant quelques jours, à un dégré plus ou moins parfait, dans un appartement sec. Avec ou sans l'ammoniaque, la première teinte reste permanente, si on le transporte sur du papier, et qu'on le préserve de la lumière et de l'humidité. Enfin, la teinte avec l'ammoniaque, l'humidité étant entièrement exclue, reste sans altération, pendant environ un mois, malgré une exposition journalière à la lumière; ce n'est qu'à cette époque qu'elle commença à s'affaiblir.

de chacune de ces substances, et que la théorie d'un acide particulier (1) n'est pas démontrée.

La forme cristalline de l'un des sédimens, et la nature impalpable de l'autre, lorsqu'il est divisé, ainsi que sa facile solubilité dans l'eau chaude, sont autant de différences qu'il faut prendre en considération.

Cruickshank dit, au sujet du sédiment briqueté : « Nous avons examiné diverses portions de ce sédiment, et nous avons trouvé, en général, qu'il était composé d'acide lithique, de phosphate de chaux et d'une petite

---

(1) Postérieurement à ces expériences, j'ai lu, dans les Annales de Chimie, n° 287, un mémoire sur l'acide rosacique, par M. Vogel qui conclut, en établissant la similitude des acides rosacique et urique, et la facile conversion de l'un dans l'autre, par le moyen des acides. Ce fait seul, néanmoins, d'un changement certain, au moyen d'un acide quelconque, me paraît détruire son opinion, que l'acide urique, et celui qu'on appèle rosacique, sont des substances distinctes. Tous les faits, rapportés par M. Vogel et par moi, semblent démontrer que les phénomènes observés ne dépendent pas d'un simple changement du sédiment briqueté en acide urique, mais bien d'une séparation de l'acide urique, et d'un autre principe auquel il était combiné.

quantité d'une matière animale particulière, peu soluble dans l'eau. Quelques auteurs ont supposé qu'il était entièrement composé d'acide lithique; mais cette substance, le plus souvent, n'en constitue que la moindre partie (1). »

Voici les résultats que m'a fourni l'examen des diverses espèces de sédimens, briquetés et autres.

Aucune de ces variétés n'entre en effervescence, par l'acide muriatique, ni n'affecte les couleurs végétales. Chauffée au chalumeau ou dans un creuset, chacune d'elles s'allume, noircit, et laisse échapper des vapeurs piquantes, parmi lesquelles on distingue l'odeur de l'acide prussique, et se réduit en une cendre grisâtre qui forme environ le dixième de la matière première. La cendre de ces sédimens brunit le papier bleu, rend violet le papier vert, et se dissout avec effervescence dans l'acide muriatique, ayant été convertie en carbonate, par la décomposition de l'acide urique, au moyen de la chaleur. L'addition de l'ammoniaque à cette solution, occasionne un léger précipité granulé blanchâtre. L'oxalate d'am-

(1) Rollo on Diabetes, 2e édition, p. 449.

moniaque produit un précipité blanc pesant. Exposée à l'air, cette cendre ne devient pas déliquescente (1). Elle est aussi très-soluble dans l'eau bouillante; et si l'on y ajoute alors de l'ammoniaque, elle prouve, par son précipité, qu'elle renferme à la fois des phosphates de magnésie et de chaux De là, il semblerait résulter que le sédiment briqueté est principalement composé d'acide urique, combiné avec une matière animale, et que sa couleur dépend d'une petite quantité des phosphates contenus, pour l'ordinaire, dans l'urine. Il paraît évident que l'acide urique existe en combinaison avec la soude, pour laquelle il a une grande affinité. J'ai trouvé constamment que le sédiment de la couleur

---

(1) En avançant, autrefois, que cette cendre était déliquescente, je reconnais m'être trompé, par suite de quelques circonstances accidentelles. Dans les diverses variétés de sédimens que j'ai récemment examinés, je n'ai pas observé la plus légère déliquescence dans la cendres, résultat d'une longue combustion, et comme elle rougit invariablement le curcuma, elle prouve, par là, que l'alcali qu'elle contient est la soude. J'ai été engagé à l'examen de ce dernier fait, en apprenant du D. Prout, mon ami, que le D. Bostock avait trouvé de l'urate de soude dans les diverses sortes de sédiment briqueté.

briquetée, la plus foncée, est celui qui, après la combustion, offre le moins de résidu, et qui renferme la moindre quantité de phosphates, tandis qu'à proportion que la couleur est plus légère, la cendre qui reste est plus abondante, ainsi que le volume des phosphates qu'elle contient. Nous pouvons donc porter un jugement fondé sur la nature du sédiment qui existe dans l'urine d'un malade, d'après sa couleur seule. Je n'ai rencontré aucune différence de composition dans les sédimens qui avaient des caractères extérieurs semblables, qu'ils provinssent de l'urine d'un goutteux, ou bien de celle d'un individu atteint d'une autre affection, en rapport avec un état morbide des organes digestifs.

L'examen des cristaux m'a fait obtenir des résultats semblables aux précédens; seulement, les cendres qu'ils laissent après leur combustion n'ayant qu'un vingtième du poids primitif, sont, conséquemment, si fines, que dissoutes dans un acide, elles offrent à peine un précipité sensible, par l'addition sensible de l'ammoniaque avec excès. Les deux substances paraissent donc offrir une grande similitude dans leur composition; et la raison probable pour laquelle l'acide urique ne se cristallise pas dans le sédiment briqueté, c'est qu'il y a une telle union entre lui et la matière animale rendue simultanément dans l'urine, qu'il devient impossible à cet acide de prendre une forme régulière. En effet, j'ai toujours observé que l'urine qui dépose un sédiment briqueté est fortement chargée d'une substance muqueuse dont on ne rencontre presqu'aucune trace dans celle qui présente les cristaux.

J'ai récemment eu occasion d'examiner un petit calcul rendu par l'urètre d'un goutteux. Pendant un temps considérable avant son expulsion, ce calcul avait causé de l'irritation dans la vessie, et les deux jours précédens, une douleur excessive dans tout le trajet de l'un des cordons spermatiques, et de la difficulté dans la sortie de l'urine. Depuis qu'il est dehors, le malade n'a plus éprouvé de semblables accidens; mais son urine a le plus ordinairement déposé un sédiment briqueté. Le calcul avait la forme et le volume d'un gros pepin de citron; sa couleur était d'un rouge brunâtre. En le divisant, ses parties constituantes parurent disposées en couches concentriques, dont l'extérieur était jaunâtre, et l'intérieur brun. Au dedans, une substance noire semblait en être le noyau. Voici les résultats qu'il offrit à mon analyse :

Il fut presqu'entièrement dissous dans une solution de potasse ; traité par l'acide nitrique, il donna la couleur rose. Un grain, en ébullition dans de l'eau distillée, laissa quatre dixièmes de grain, d'un résidu jaunâtre floconneux : ce résidu, brûlé, fournit une cendre blanche, d'une pesanteur inappréciable, qui rougit le curcuma, n'offrit point d'effervescence avec un acide, et qui se trouva être de la chaux pure. L'eau filtrée déposa, par le réfroidissement, une grande abondance de petits cristaux transparens, semblables à des aiguilles, qui procurèrent la couleur rose, au moyen de l'acide nitrique. Une portion de l'eau, dont la solution était concentrée, précipita, par l'addition de l'acide muriatique, de petits grains qui, au moyen de l'acide nitrique, donnèrent aussi la couleur rose. L'ammoniaque pur, ajouté à une petite quantité de la liqueur aqueuse, produisit un précipité floconneux qui, à l'examen, se trouva être de la magnésie ; et l'oxalate d'ammoniaque, avec le fluide filtré, fit reconnaître à l'instant la présence de la chaux.

Au chalumeau, la portion rouge brunâtre

du calcul noircit et donna une odeur piquante. La portion noirâtre qui semblait en être le noyau fournit une flamme faible. La cendre agit sur le curcuma, et entra fortement en effervescence, au moyen de l'acide muriatique. Dans ce cas, l'acide urique qui était dissous dans l'eau, par le procédé d'ébullition, a été décomposé. La cendre a aussi manifesté la présence des phosphates de magnésie et de chaux. Ainsi, à l'exception de l'oxalate de chaux, ce calcul a fourni des résultats très-semblables à ceux du sédiment briqueté.

Je vais maintenant parler de la nature du sédiment blanc ou blanc jaunâtre, et des cristaux d'un blanc brillant, dont j'ai déjà fait connaître les caractères externes.

Quand l'urine paraît trouble, à sa sortie de la vessie, on peut affirmer de suite qu'elle contient du phosphate de chaux et du phosphate ammoniaco-magnésien, tant en suspension, qu'en solution. Par le refroidissement de l'urine, une partie du précipité cristallisé se montre à la surface avec un peu de mucosité, sous la forme d'une pellicule transparente, tandis que l'autre partie, qui n'est que le sédiment mixte dont il a été question tout à l'heure, se dépose au fond du vase. Il est toujours accompagné d'une grande quantité de mucosités, que l'on peut considérer comme provenant des membranes internes des reins et de celle de la vessie, dont les artères sont excitées à une augmentation de sécrétion, pour défendre ces organes d'un stimulus contre nature.

Cette urine, comme celle qui fournit le sédiment briqueté, est constamment d'une pesanteur spécifique considérable. Des auteurs ont avancé, et leur théorie prédomine encore, qu'elle était éminemment alcaline : de là vient une règle de pratique dont je parlerai tout à l'heure. Dans trente cas au moins de ce genre, je l'ai soumise à l'épreuve du papier bleu que j'y plongeai, et j'ai trouvé invariablement qu'elle le rougissait. Elle est néanmoins très-mal animalisée; elle marche rapidement vers la putréfaction, et souvent elle contient un tel excès d'urée, que même sans concentration, par l'application ordinaire de l'acide nitrique, elle donne lieu très-promptement à la manifestation de cristaux d'urée.

Lorsqu'on veut examiner l'urine qui procure le sédiment mixte, voici la marche que l'on doit suivre : il faut filtrer l'urine, et déterminer sa pesanteur spécifique et ses autres caractères généraux. On recueille le sédiment du filtre, et on ajoute à une petite portion de ce sédiment, de l'acide nitrique étendu ; on place le tout dans un récipient en platine, et l'on fait évaporer promptement à la lampe d'émailleur. S'il contient la moindre parcelle d'acide urique, la couleur rose se montrera au moment même où l'évaporation sera sur le point de cesser. D'après ces essais, j'ai acquis la connaissance positive qu'il y a absence d'acide urique toutes les fois que le sédiment n'est pas accompagné des matières colorantes, rouge, rose, blanchâtre, briquetée ou blanche briquetée. Le phosphate de chaux, ainsi traité, offre une apparence d'un blanc verdâtre, qui passe promptement au blanc jaunâtre. Nous devons alors présumer que le sédiment est composé de phosphates ; et on peut en acquérir la preuve, en le mettant en digestion dans les acides nitrique ou muriatique affaiblis. Si la totalité s'en dissout sans effervescence, et qu'ensuite elle soit précipitée de nouveau par l'ammoniaque pur, le sédiment est évidemment composé de phosphates. Le phosphate triple de magnésie paraît en petits grains d'une pesanteur spécifique légère, qui flottent principalement à la surface, et qui adhèrent aux parois du vase, tandis que le phosphate de chaux, en petits flocons, se précipite immédiatement au fond. J'ai toujours trouvé que la pellicule qui se forme à la surface de l'urine, dont le sédiment nous occupe en cet instant, était composée de phosphates, et presqu'entièrement de phosphate triple; que le sédiment blanc ou d'un blanc jaunâtre de l'urine consiste en une poudre rugueuse seule, ou en des cristaux brillans, ou dans les deux mêlés ensemble, et enveloppés de mucosités. Voici le dernier procédé dont on doit se servir: soumettez la masse à une chaleur forte, dans un creuset en terre ou en platine, jusqu'à ce que la matière animale soit détruite. En supposant le sédiment composé de phosphate ammoniaco-magnésien et de phosphate de chaux, l'ammoniaque ayant été enlevé, le résidu contiendra du phosphate de magnésie et du phosphate de chaux. Il n'entre point en effervescence avec l'acide muriatique, et n'affecte pas les couleurs végétales. On doit alors l'analyser. On peut le mettre dans l'acide acétique affaibli, qui dissout promptement le phosphate de magnésie, et qui n'attire que légèrement le phosphate de chaux, à moins qu'il n'y ait en même temps application de la chaleur. Ce qui reste donc sans être dissous au bout de quelques minutes de digestion, doit être considéré comme du phosphate de chaux. Au phosphate de magnésie, alors en dissolution, ajoutez de l'ammoniaque pur en excès, qui, en neutralisant l'acide, se combine avec le phosphate, et s'unit à lui pour former le phosphate ammoniaco-magnésien insoluble : ce sel, d'abord apparent à la surface, se précipite lentement en petits cristaux brillans. La partie restante du résidu doit être traitée comme phosphate de chaux, par l'acide muriatique et l'ammoniaque pur, ainsi que nous l'avons dit (1). Le sédiment urinaire en question, traité au chalumeau, brûle sans flamme, noircit, donne une odeur ammoniacale, se fond en partie, et forme des feuilles émaillées très-minces.

---

(1) Quoique ce procédé soit sujet à quelques objections, lorsqu'on exige une précision rigoureuse, d'après les essais répétés que j'ai eu occasion d'en faire, je puis le recommander, comme propre à démontrer avantageusement l'existence, et les proportions présumées des deux sels.

Il ne nous reste plus à décrire que le sédiment épais, d'un vert noirâtre, et qui se montre principalement sous la forme de cristaux. Il s'allume au chalumeau, noircit; et sans doute à cause de la matière animale qu'il contient, il brûle avec une faible flamme. Au résidu obtenu par une combustion suffisante dans un creuset, ajoutez de l'acide acétique affaibli, comme dans le cas précédent. La flamme fournie au chalumeau par ce sédiment, nous a déjà fait conclure qu'il renfermait de l'oxalate de chaux; et nous serons confirmés dans notre opinion, en trouvant que le résidu entre dans une violente effervescence par l'addition de l'acide muriatique, pourvu qu'on n'ait pas employé une chaleur extrême. La cristallisation apparente de ce sédiment, ainsi que sa couleur particulière, accompagnée d'une matière animale, le distinguent à l'œil, des sédimens briquetés, qui fournissent aussi par la combustion, un sel carbonaté. On doit d'abord employer, pour l'analyse du résidu, l'acide acétique, qui se trouve être un bon dissolvant de la chaux, de son carbonate et du phosphate de magnésie. La solution acétique, ainsi obtenue, peut être décomposée par l'oxalate de potasse, qui en séparera la chaux; et l'addition subséquente du carbonate d'ammoniaque précipitera le phosphate de magnésie. Quant au reste de l'opération relative au phosphate de chaux, on suivra ce que nous avons déjà dit.

Les résidus des divers sédimens que j'ai examinés, ont toujours laissé quelques particules d'une matière insoluble dans l'acide muriatique, même avec l'aide de la chaleur; ce qui paraît être de la silice.

Diagnostic de la Goutte, ou connaissance de sa présence, au moyen des symptômes qui lui sont propres.

La goutte se distingue du rhumatisme, non par un seul signe, mais par l'ensemble de diverses circonstances. Dans un premier accès de goutte, il arrive rarement qu'il y ait plus d'une partie affectée, et encore plus rarement qu'il y ait plusieurs parties affectées à la fois. Cette disposition solitaire de la goutte, son siége pendant une première attaque, sont des signes pathognomoniques frappans, si l'on y joint l'âge adulte. Dans les cas ordinaires, le diagnostic n'est pas difficile. Les rémissions de douleur et de fièvre pendant le jour, sont bien plus distinctes dans la goutte aiguë que dans le rhumatisme aigu ; et parmi les caractères locaux qui frappent dans la première, on peut choisir les suivans : épanchement séreux dans le tissu cellulaire, qui a lieu presqu'immédiatement après l'invasion de l'accès, dans les parties déjà énumérées précédemment, et qui cède à la pression du doigt aussitôt que l'inflammation a disparu, mais à un dégré moindre avant cet instant, lorsque la peau n'est pas extrêmement tendue; état de turgescence des veines voisines, plus marqué et plus général que dans le rhumatisme, se manifestant quelquefois dans la totalité du membre, et par fois précédant d'un jour ou deux l'inflammation ; intensité atroce de la douleur, accompagnée d'une sensation extrême de chaleur, et d'une violente vibration; sensibilité aiguë des parties au toucher, et particulièrement aux ébranlemens quelconques; sensation excessive de pesanteur, d'engourdissement, et impossibilité totale de se mouvoir. Un malade m'a rapporté, qu'étant convalescent de la goutte, il fut saisi de rhumatisme aux deux bras, après une exposition partielle à l'humidité; la douleur était atroce, comme rongeante; et il lui semblait qu'elle avait lieu dans la substance même de l'os.

D'après son récit, elle était entièrement différente de ses douleurs ordinaires de goutte. Les symptômes que je viens d'énoncer, s'ils ne sont pas tout-à-fait distincts, sont au moins fortement caractéristiques. Dans la goutte, quelquefois, la surface enflammée est aussi brillante que si elle était vernie; et chez certains sujets, il survient une desquamation, circonstance que je ne me rappelle pas avoir observée dans le rhumatisme, si ce n'est à la suite d'applications particulières. Notre diagnostic est encore aidé par des considérations accessoires, telles que les habitudes du malade, la constitution de ses parens, et la nature de ces causes éloignées qui peuvent conduire à la maladie.

Quant à l'érysipèle, le genre appelé *phlegmoneux*, pourrait seul mettre en suspend l'esprit du praticien, et encore cela n'arriverait-il, que si les parties affectées étaient sujettes également à la goutte. L'inflammation dans cette affection est plus superficielle que dans la goutte; elle entreprend primitivement divers tissus, et pour l'ordinaire elle est plus disposée à s'étendre. Elle est précédée, si l'attaque est vive, par des symptômes généraux plus intenses, tels qu'assoupissement, céphalalgie et frissons violens : si elle est légère, on peut en faire la distinction, d'après les caractères locaux spécifiques. Dans l'érysipèle, la chaleur de la partie malade ressemble plutôt à des piqûres d'orties, qu'aux brûlemens violens de la goutte ; l'érysipèle n'entrave pas l'action des forces motrices, comme cette dernière.

Pour le phlegmon ou inflammation commune, le diagnostic entre lui et la goutte ne peut jamais devenir difficile que dans un premier accès *arthritique*, et alors encore, un examen attentif de l'ensemble des circonstances relatives, constitutionnelles et locales, fera disparaître tous les doutes.

Pronostic.

Dans un premier accès de goutte surtout, les progrès et la terminaison favorables des symptômes sont presque entièrement indiqués par les apparences locales et le résultat des premières attaques, et souvent si heureux, que le malade se félicite de l'avantage qu'il en a reçu, ou du moins qu'il s'attend à en recevoir. Dans les retours intenses et compliqués de la maladie, elle cause une atteinte bien différente. Cruickshank remarque (1) que « dans la goutte, la terminaison du paroxisme est la plus parfaitement indiquée par un sédiment briqueté abondant. Mais si ce sédiment disparaît tout-à-coup, et si l'urine en même temps fournit un précipité avec le muriate de mercure, on doit s'attendre à une attaque ou rechute nouvelle. »

Si cette assertion était vraie, le médecin aurait un guide très-simple dans ce cas, pour établir son jugement; mais constamment j'ai vu un précipité avoir lieu, même dans l'état de santé, au moyen du muriate de mercure, à moins que l'urine ne fût très-étendue. Quant au sédiment briqueté, on doit encore observer que son apparence et sa quantité sont en rapport avec l'état du canal alimentaire et de la circulation, ainsi qu'avec la pesanteur spécifique de l'urine elle-même. Ce sédiment commence et s'accroît avec l'accès, par suite d'un dérangement dans les fonctions digestives, lié avec un degré quelconque d'excitation inflammatoire du système, et comme on l'a voulu prétendre, il n'annonce pas la fin du paroxisme, mais l'opposé. Néanmoins si, après sa disparition, on le voit revenir, il

(1) Rollo, on Diabetes, page 449.

indique avec certitude que le rétablissement des fonctions internes dans l'état de santé n'a pas eu lieu, et qu'en conséquence on doit s'attendre à une rechute.

Au sujet du pronostic, je suis conduit à mentionner parmi les signes favorables, à l'état sain des viscères abdominaux et l'absence d'un trouble matériel dans les fonctions ; l'entière cessation de la fièvre sympathique, le retour de l'humidité et de la netteté de la langue, ainsi que de l'appétit ordinaire ; le rétablissement de l'apparence naturelle des matières fécales ; la disparition d'un dépôt sédimenteux dans l'urine, qui perd en même temps sa pesanteur spécifique si considérable ; la réapparition de la tranquillité du système nerveux ; la disposition des sensations locales à céder aisément une partie de leur intensité à l'action des remèdes, et la chute prompte de l'inflammation (1), qui ne montre nulle dis-

---

(1) Le D. Hamilton (*Letters on Gout*) qui soutenait l'opinion que la maladie dépend d'une matière fluide *sui generis*, parle d'une sueur, sortant par les pores de la peau, dans la partie enflammée, comme du premier signe de la résolution inflammatoire. Il ajoute que cette évacuation par les pores, est accompagnée d'une odeur fétide

position à un transport rapide d'une partie sur une autre, et qui, si elle est errante, ne se fixe pas moins avec intensité dans des endroits nouveaux. La peau affectée, en devenant pâle et constamment froide, offre un présage défavorable. Quant à la desquamation de l'épiderme, lorsqu'elle arrive, on doit la considérer comme une forte indication que l'inflammation a totalement disparu de l'endroit particulier qu'elle occupait. En proportion que les circonstances opposées se manifesteront, on doit être certain, d'après mon expérience personnelle, que la maladie sera longue et opiniâtre, et parmi les signes défavorables, je considère comme les plus fâcheux, le rapide transport d'une inflammation intense d'une partie sur une autre, joint à

---

très-particulière, qui est la première et la plus forte preuve évidente aux sens, de l'existence d'un fluide *arthritique*, *sui generis ;* il poursuit jusqu'au bout cette idée d'un épanchement goutteux, et affirme qu'il existe autant qu'aucun autre dans la nature. Je n'ai pu m'assurer de la vérité de l'assertion, qui concerne l'odeur répandue par une partie goutteuse, que dans deux ou trois cas, et je n'ai considéré cette circonstance que comme l'effet d'une sécrétion cutanée, tenant à l'idiosyncrasie de quelques individus.

une sympathie douloureuse de l'estomac ou de la tête, avec une fièvre irrégulière et une sensibilité exquise de tout le système nerveux.

Traitement de la Goutte, considéré d'une manière générale.

La défense de Sydenham de ne rien administrer pendant le paroxisme, a exercé pendant longtemps une influence puissante sur la pratique médicale; et cette influence est loin aujourd'hui d'avoir perdu sa force. Il est évident que toutes les opinions de cet auteur dérivent des doctrines de la pathologie humorale qui alors avaient envahi toutes les théories de médecine. Sa pratique, ainsi qu'il le déclare lui-même, était encore plus sévèrement réservée dans la goutte, que dans la plupart des autres parties humorales. « Dans cette maladie, dit-il, la nature semble avoir la prérogative de chasser la matière peccante par une méthode qui lui est propre, et elle la fait sortir des articulations, au moyen de la transpiration insensible. »

Il défendit également, dans son Traité sur la goutte, la saignée, les purgatifs et les sudorifiques qui étaient les trois seuls moyens proposés pour expulser la matière morbifique. Mais dans un Traité subséquent, *de l'urine sanguinolente par l'effet d'un calcul dans les reins*, il s'exprime comme il suit : « Quant aux purgatifs dans le cas d'urine sanguinolente, pourvu qu'on n'emploie la manne que de la manière indiquée précédemment, je dois rétracter une assertion que j'ai autrefois émise dans mon Traité sur la goutte, savoir : qu'il est absolument contraire de purger les goutteux, au commencement, au déclin, ou dans les intervalles des accès. Je ne me rappelais pas alors que l'accès que j'avais craint d'occasionner par le purgatif, avait été prévenu par son administration pendant la nuit. » Néanmoins, il ajoute ensuite : « Si la goutte était présente, nul doute que les évacuations ne fussent alors très-pernicieuses, et l'on s'en abstiendra, à moins que les symptômes ci-dessus mentionnés ne les réclament. »

Quelle que soit l'admiration qu'inspirent les sentimens moraux et une partie des raisonnemens de ce praticien recommandable, nous n'en croirions pas moins rester au-dessous des importantes découvertes dont notre art s'est enrichi depuis cette époque, si nous nous laissions enchaîner par des doctrines aussi surannées, et si nous abandonnions la guérison de la goutte au régime seul. Comme je l'ai déjà dit, j'admets volontiers en thèse générale que dans un accès de goutte, la nature se cherche un remède, et si son but était toujours atteint avec autant de succès que dans un premier accès *léger*, le médecin pourrait raisonnablement s'en tenir à être un simple admirateur *de la force médicatrice de la nature.* Mais au fond, les retours du mal sont non-seulement fréquens, mais encore ils augmentent constamment d'intensité, et les efforts salutaires de la nature, qui d'abord avaient été si satisfaisans, deviennent prolongés, irréguliers et incertains. Le goutteux graduellement privé de l'usage de ses membres, en proie à des douleurs continuelles et à plusieurs effets fâcheux, secondaires, éprouve à la fin la destinée dont parle Lucien, et qui est exprimée par cette traduction latine :

Multæ formæ infortunatorum,
Meditatio pænæ, et consuetudo,
Podagros miseros consolentur.

Sydenham lui-même, dans la description qu'il nous a laissée de ses maux, de la gêne qu'il éprouvait à se mouvoir et des autres incommodités dont il fut affligé pendant la plus grande partie de sa vie, nous offre un exemple frappant de la fausseté de sa doctrine, et de l'impuissance des efforts salutaires de la nature.

Dans la condition de l'homme vivant en société, la nature n'est pas toujours en état, et même rarement lui permet-on d'employer les méthodes les plus sages, les plus courtes ou les plus sures de guérison. Nous les respecterons suffisamment, en recherchant avec soin le mal auquel elle veut remédier, en prenant toutes les indications pour guides, et en nous conduisant en tout comme ses ministres, et non comme ses esclaves.

Je soutiendrais donc en principe que nous devrions chercher à prévenir un accès de goutte, si nous étions avertis de son approche, et arrêter ses progrès, s'il était déclaré, à moins qu'il n'existât un tel état de la constitution, que la goutte eût pris la place d'une maladie plus sérieuse, ou qu'elle en prévînt une autre plus redoutable : dans ce cas, il serait encore de notre devoir de modérer la violence des symptômes, d'étudier et de remplir les indications particulières et de faire une balance exacte du mal présent et du bien futur.

De la manière dont j'ai envisagé cette partie de mon sujet, je présenterai d'abord :

Le traitement des symptômes précurseurs. En attaquant ces symptômes, on parvient quelquefois à détourner un accès imminent, et même quand, par l'état du système en rapport avec des causes générales, cet objet préservatif ne peut être rempli, le paroxisme n'en est pas moins rendu plus doux et plus traitable, par la disparition antérieure des causes évidentes d'irritation. Si l'on s'y prend à temps, on peut faire beaucoup pour le soulagement de la constitution; et tel est le but que se propose la nature. S'il existe une diathèse inflammatoire tant soit peu considérable, on emploiera la saignée générale; mais s'il y a indication d'une congestion dans les vaisseaux de la tête, du foie ou d'un autre organe interne, sans que l'action du pouls soit plus augmentée que de coutume, les saignées locales présenteront plus d'avantages. On doit favoriser la tendance aux hémorrhoïdes, lorsqu'elle vient à se manifester. C'est dans ce cas que l'administration de l'aloës, joint aux sels purgatifs, peut devenir très-utile. Un purgatif actif servira à combattre la constipation, avant-courrière si ordinaire de la goutte, et dans cette intention, le calomélas, la poudre antimoniale et l'extrait de coloquinte, donnés le soir en se couchant, et suivis le matin par le sulfate de magnésie et l'infusum de séné avec quelque teinture aromatique, produiront les meilleurs effets. Si la langue était chargée, si le malade éprouvait des ardeurs d'estomac (1) et des nausées, alternant avec un appétit vorace et des éructations acides, on prescrirait l'ipécacuanha. Dans le cas où, après l'emploi des évacuations convenables, les sécrétions internes continueraient à offrir une apparence morbide annoncée, comme nous l'avons déjà dit, par l'état de l'urine et des matières fécales, il serait à propos de recourir, d'après les principes de M. Abernethy, à de petites doses non irritantes de mercure et à des apé-

(1) Un médecin, qui a eu des accès intenses de goutte, m'a dit en avoir été souvent averti par ces symptômes; et il prétend avoir complètement réussi, dans diverses occasions, à détourner un accès imminent, par des remèdes prompts et appropriés, ainsi que par un régime convenable.

ritifs amers d'une activité modérée. La médecine alkaline a ses avantages, mais elle ne produit qu'un soulagement palliatif, à moins qu'on n'excite en même temps les intestins. Les indications particulières seront remplies par des remèdes correspondans ; mais à l'usage des médicamens, on doit joindre une grande modération dans le régime (1), et dans quelques occasions, une abstinence totale : du reste, on conseillera l'exercice en plein air, à cheval ou à pied, le repos de l'esprit ; le malade se couchera de bonne heure, se lèvera matin, et combattra, en un mot, toutes ses habitudes nuisibles

J'ai maintenant à offrir la classification que j'ai adoptée.

Du traitement du Paroxisme.

Dans le choix que nous faisons des remèdes pour combattre les symptômes particuliers qui se manifestent chez chaque individu, nous devons examiner le genre et le degré des causes prédisposantes et excitantes qui

---

(1) Quæcumque parit repletio, inanitio curat.

ont donné lieu à l'accès, et baser notre pratique d'après ces considérations, ainsi que l'âge, la constitution, et le tempérament du malade.

On trouvera des détails sur les divers remèdes que j'ai jugés les plus dignes d'attention, dans l'ordre qui suit :

La Saignée. — L'emploi de la lancette dans la goutte, ne doit pas être aussi illimité que dans les autres phlegmasies, où les évacuations sanguines forment la base principale du traitement. Chez les goutteux, ordinairement, l'augmentation d'excitation affecte bien davantage le système nerveux que le cœur et les artères; et, ainsi que je l'ai déjà dit, la surabondance du sang paraît plutôt appartenir à la circulation de la veine porte, qu'à celle du système général. On peut assurer aussi, comme un fait de pratique, que cette espèce de pléthore partielle est plus favorablement et plus efficacement combattue par les purgatifs et les diurétiques, que par la soustraction directe du sang. Celle-ci, comme remède dans la goutte, me paraît être entièrement superflue pour la guérison de l'action inflammatoire locale, tandis que les premiers moyens seront au contraire très-appropriés à ce but. La saignée générale ne diminue même pas l'inflammation locale, comme on pourrait s'y attendre; et j'en ai vu les preuves les plus convaincantes. Dans un cas venu à ma connaissance, le malade fut d'abord affecté d'une inflammation du foie, pour laquelle on lui tira du bras, vu l'urgence des symptômes, soixante et dix onces de sang dans l'espace de trente-six heures. Au bout de quelques jours, il survint une goutte violente, dont l'intensité ne parut pas avoir été diminuée par la déplétion. En plusieurs occasions, j'ai vu cette remarque se confirmer, et certainement elle est d'une grande importance pratique. C'est donc sur des fondemens solides que reposent, en principe général, les objections contre la saignée dans la goutte ; mais on a été beaucoup trop loin, quand, d'après un préjugé qui date déjà de loin, on a voulu indistinctement la proscrire de cette maladie dans toutes les circonstances quelconques. Quand la diathèse inflammatoire est fortement caractérisée par un pouls dur et plein, par la chaleur de la peau, la couleur foncée de l'urine et son peu d'abondance, par la constipation, etc. : alors, comme si la goutte n'était pas présente, la saignée générale sera bien indiquée. Ainsi donc, s'il y a inflammation de quelque organe interne, les observations que j'ai présentées tout à l'heure sur l'inutilité de ce remède, à l'égard de la goutte considérée isolément, ne doivent plus être d'aucun poids : il faut obéir à l'indication la plus pressante. La quantité de sang qu'on doit tirer, et la répétition de cette opération, seront proportionnées à l'urgence inflammatoire générale, à l'état de l'organe affecté, et à l'effet obtenu. Je dois ajouter aussi que la saignée sera relative, plutôt aux forces de l'individu qu'à son âge, qui deviendrait pour nous un guide trompeur, si nous le consultions tout seul.

Pour former notre jugement sur l'utilité de cet instrument actif, en bien comme en mal, nous accorderons une considération convenable à chaque influence des causes existantes, temporaires ou passagères, telles que les effets soudains des passions de l'ame ou d'un excès de table, effets qui peuvent se dissiper par d'autres moyens. Mais quand, avec une prédisposition du système à l'inflammation, l'humidité et le froid, ou une longue suite d'excès de liqueurs stimulantes, ont amené le paroxisme, la diathèse inflammatoire est plus permanente. Dans les cas où la saignée se trouve indiquée, son emploi prompt est un point de la plus haute importance. Si on la diffère, on trouvera que la dépression des forces résultant de l'irritation excessive du système nerveux, détruit en grande partie ses avantages; et quoique l'à-propos soit une règle importante à l'égard de tous les remèdes qu'on veut adopter, il n'en est pas auquel ce précepte puisse s'appliquer davantage qu'à la saignée, dans le petit nombre de circonstances qui la réclament.

Les docteurs Hamilton (1) et Rush (2) ont, à mon avis, beaucoup trop insisté sur les avantages de la saignée dans la goutte, comme s'il ne se fût agi que d'une pratique d'un emploi familier.

Quand les hypocondres sont sensibles à la pression, sans distension ni état morbide des intestins grêles, mais avec de fortes indications de congestion dans la circulation hépatique, ou des marques de la plénitude des vaisseaux de la tête, et que néanmoins l'ac-

---

(1) Letters, etc.

(2) Rush's, medical inquiry and observations, vol. v.

tion du pouls n'est pas augmentée, les saignées locales copieuses sont préférables à la lancette.

Les Vomitifs. — D'après mon expérience personnelle, je ne conseillerais pas leur emploi, à moins qu'une évacuation stomacale ne fût réclamée par l'annonce de matières irritantes renfermées dans cet organe. L'influence que la matière acide de l'estomac peut avoir sur l'excitation ou l'aggravation des symptômes, est de nature à attirer notre attention particulière.

J'ai vu, dans un cas très-remarquable, les bons effets d'un vomitif. Un homme dont la goutte venait d'attaquer la main, était en proie aux tourmens les plus cruels; sa langue était chargée, et il éprouvait en même temps des nausées. Il prit une forte dose d'ipécacuanha, et après avoir vomi une grande quantité de mucosités et de matières acides d'une apparence verdâtre, il se sentit tellement soulagé, qu'il put immédiatement goûter un sommeil réparateur. On eut ensuite besoin de plusieurs autres remèdes pour la guérison du paroxisme; mais ce moyen préliminaire n'en fut pas moins un grand avantage.

Le docteur Small (1) vante les bons effets qu'il retira pour lui-même d'un vomitif, et il donne la préférence au tartre stibié. Il administrait aussi ce médicament, combiné avec l'écorce du Pérou, pour agir, disait-il, à l'instar d'un doux laxatif.

Les Cathartiques et les Diurétiques. — Du choix et de l'emploi fréquent des purgatifs et des diurétiques, dépend principalement le traitement heureux du paroxisme. Les moindres réflexions sur les rapports de la goutte, avec une réplétion antérieure du système, prouvée par diverses circonstances, et surtout par l'état des sécrétions, nous conduiront nécessairement à cette méthode de pratique. Quand l'eau médicinale, l'ellébore, le laudanum, et divers autres prétendus spécifiques ont réussi dans le paroxisme, c'est qu'ils ont puissamment agi sur les intestins. Plusieurs auteurs ont soutenu l'efficacité des purgatifs dans la goutte, et le docteur Sutton (2), qui a présenté récemment à cet égard d'excellentes observations, cherche à démontrer les

---

(1) Medical observations and inquiries, vol. VI, art. 20.

(2) Tracts on Gout, etc.

avantages de ce traitement, poursuivi d'une manière active.

Pour trouver les raisons du traitement évacuant du canal alimentaire dans la goutte, nous devons avoir recours aux principes pathologiques de cette maladie, sur lesquels je me suis déjà expliqué, et qui doivent être présens à l'esprit dans l'ordre suivant : Débarrasser les intestins d'une accumulation solide, en excitant une sécrétion vasculaire et une évacuation consécutive dans tout le trajet du canal; favoriser l'excrétion de la bile altérée, et faire sortir en même temps la matière acide et les mucosités morbides auxquelles a donné lieu une digestion imparfaite. Par là, nous dégagerons la circulation, et surtout celle du système de la veine porte. A l'imitation des efforts de la nature, pour éliminer la matière redondante par l'intermédiaire des reins, efforts dont l'existence est prouvée par une expérience, nous devons porter une attention spéciale sur le traitement correspondant. J'ai invariablement employé, avec les avantages les plus marqués, les purgatifs et les diurétiques réunis, de manière à stimuler en même temps l'augmentation d'action des vaisseaux exhalans du canal alimentaire, et la fonction sécrétoire des reins. C'est probablement dans cette vue que quelques praticiens ont prescrit l'élatérium ; et le docteur Sutton le conseille combiné avec l'opium. Mais lorsque je réfléchis sur l'opération incertaine de l'élatérium, et sur sa violence par fois préjudiciable, même à petites doses, au lieu de le choisir comme un remède régulier dans la goutte, je ne puis m'empêcher de redouter sa nature active, à moins qu'il n'y ait un état de torpeur du tube digestif, et un gonflement œdémateux des extrémités. Néanmoins, c'est un médicament aussi puissant qu'utile, lorsqu'on renferme son emploi dans les limites convenables, et pour remplir certaines indications.

Quant aux purgatifs que j'ai trouvés les plus avantageux, j'offrirai aussi brièvement qu'il me sera possible, la méthode générale sanctionnée par ma propre expérience, et qui a été suivie par des succès particuliers. De petites doses de calomélas, jointes à la poudre antimoniale, à l'extrait de coloquinte, et à un savon léger, remplissent de la manière la plus convenable, la première partie de l'indication que j'ai fait connaître; et on les répétera toutes les nuits ou toutes les deux nuits, selon le degré d'altération que paraissent avoir éprouvé la bile et les autres matières intestinales, et aussi selon les avantages qui en seront résultés.

Dans la vue de seconder les médicamens dont il est question, en agissant à la fois sur les reins et le tube digestif, sans nausées pour l'estomac, et sans le moindre malaise pour les intestins, j'ai administré avec un succès décidé la potion composée suivante :

℞ Magnesiæ gr. xv ad xx gr. (1)
Magnes. Sulphat. ʒj. ad ʒjj.
Aceti colchici. ʒj. ad ʒij.

Etendez dans quelque eau distillée agréable, et édulcorée avec quelque sirop ou 15 à 20 grains d'extrait de réglisse. On la répé-

(1) On m'a représenté que la combinaison de la terre alkaline, avec le dissolvant acétique du colchique, paraît en opposition avec les lois de la chimie, et je pense, en conséquence, devoir entrer dans quelques explications au sujet de cette formule. J'ai trouvé, par expérience, que la magnésie et son sulfate réunis, agissent très-heureusement, comme un purgatif doux et certain, et que le colchique amené à l'état de simple solution aqueuse, par la neutralisation de son menstru acide, est la préparation la plus favorable possible pour son administration. Une très-

tera par intervalles de quatre, six ou huit heures, selon les résultats de son action, et l'urgence des symptômes. Je dois insister sur l'importance d'adapter entièrement l'activité de cette partie du traitement, au degré d'inflammation goutteuse existante. Quels que soient les inconvéniens qui dérivent de la diminution des forces du malade pour la saignée générale, nous ne devons pas être arrêtés ici par des craintes mal fondées sur la faiblesse qui pourrait être la suite du mode présent de réduction. De telles apréhensions seront dissipées par ces argumens solides, qu'il n'appartient qu'au praticien instruit de soutenir. L'inconvénient de l'opération sera d'ailleurs compensé au centuple par les avantages importans qu'on obtiendra; et si un

---

petite portion de magnésie est suffisante pour neutraliser l'acide acétique, pour la formation d'un acétate, et le reste est laissé, pour agir comme contre-acide, dans l'estomac et le tube intestinal, et pour contribuer, avec le sulfate, aux effets avantageux dont je viens de parler. Quand on a remis au malade, pour son usage, une certaine quantité de ce médicament, il faut lui recommander de n'ajouter la magnésie qu'au moment où il en va prendre une dose; autrement elle devient adhérente au fond de la fiolle, d'une manière très-incommode.

traitement quelconque du paroxisme mérite d'être considéré comme radical, je suis assuré qu'il est le seul qui tende à la guérison de ces obstructions et de ces altérations d'action des viscères abdominaux, que l'on doit regarder comme les principaux soutiens de la maladie. En énumérant les remèdes particuliers, il est évident que je ne puis tracer que les principes généraux de traitement; mais, toutefois, je dois dire qu'il sera à propos de donner activement les purgatifs et les diurétiques en question, jusqu'à ce que l'inflammation arthritique diminue, et aussi long-temps que la première urine rendue le matin, conserve sa pesanteur spécifique élevée, ou comme une règle d'une application plus facile, aussi long-temps que cette même urine dépose un sédiment. On diminuera, jusqu'à deux ou trois fois dans les vingt-quatre heures, en proportion du mieux qu'on obtiendra sous ces différens rapports, la fréquence de la répétition du médicament; mais on ne le cessera que lorsque, toute inflammation étant disparue, les matières fécales et l'urine auront repris leurs caractères naturels, et que la langue sera devenue nette et humide. Les fluctuations de mieux être et de rechute, qui ont si souvent lieu dans un paroxisme intense de goutte, seront observées avec l'attention la plus soutenue; et l'on n'abandonnera pas imprudemment l'usage d'une pratique efficace aux premières lueurs trompeuses de la convalescence.

Dans deux ou trois cas d'idiosyncrasie particulière, il m'a paru que le colchique, quoique adouci de la sorte, produisait encore une action trop âcre, annoncée par une chaleur incommode dans les intestins, pour qu'on pût en continuer l'emploi. Je dois néanmoins ajouter que ce symptôme est dû, en grande partie, à l'état d'altération des sécrétions. Il diminue souvent à mesure que l'apparence des évacuations devient meilleure, quoiqu'on continue la même formule de médicamens. Les exceptions qui doivent se rencontrer dans toutes les règles générales, s'appliquent à peine, d'après mon expérience, à l'opportunité de la prescription de ce remède dans le paroxisme, ou quand il y a présence de l'action arthritique à un degré quelconque, pourvu qu'on suive ce que j'ai dit de sa combinaison avec l'autre traitement général et particulier.

Je puis affirmer que cette préparation du colchique, réunie aux autres médicamens, ne m'a jamais trompé dans ses résultats, soit pour aider la production d'une évacuation aqueuse des intestins, soit pour augmenter l'abondance de l'urine, soit, enfin, pour faire obtenir les deux effets à la fois. Elle favorise aussi l'excrétion de la bile; et je puis dire qu'elle n'occasionne ni les nausées, ni la faiblesse d'estomac que la scille est apte à faire naître : en outre, la potion dont il s'agit, est agréable au goût.

Des circonstances très-rares, et dans la goutte aiguë seulement, réclameront de préférence des purgatifs plus stomachiques (1), qu'on prescrit probablement très-souvent, d'après cette théorie, qu'une atonie de l'estomac appartient nécessairement à la goutte, comme caractère primitif.

Préparations mercurielles. — L'administration du mercure durant le paroxisme, et plus spécialement dans les intervalles, paraît avoir été recommandée par quelques auteurs, d'après une théorie de son opération spécifique,

---

(1) Le cordial de Londres, pour la goutte, est composé de rhubarbe, de séné, d'extrait de réglisse et de plantes aromatiques, digérés dans l'alcool : il ressemble beaucoup au cordial pour la goutte de Boerhaave.

et par d'autres, d'après des principes plus généraux. Employé occasionnellement comme un doux altérant, ou joint à dose entière avec le médicament purgatif : cet agent énergique a des droits fondés à notre attention. Dans la première intention, le calomélas, ou les pilules mercurielles à petites doses, avec la poudre antimoniale, ou bien encore les pilules de calomélas composées, produiront d'excellens effets; mais, si l'on donne des doses fréquentes de quelques-unes de ces préparations, de manière à exciter la fièvre mercurielle, il en résultera des conséquences plus ou moins fâcheuses, sans aucun avantage correspondant. Je ferai mention de trois exemples frappans, où j'ai été témoin de ce fait général; mais j'ai très-souvent observé des accidens moins prononcés, dus à cette même cause, tels qu'une augmentation de l'enduit de la langue, des nausées, ainsi qu'une grande irritation de l'estomac et du système nerveux.

Chez un malade qui, en trois fois vingt-quatre heures, prit, au moment de se mettre au lit, par portions divisées, une quantité de calomélas qui ne surpassait pas six grains, conjointement avec de petites doses d'opium, tandis qu'on agissait journellement sur les intestins, au moyen du médicament purgatif, il survint une salivation très-abondante, accompagnée d'une fièvre et d'une irritation intenses; la goutte, qui l'avait presqu'abandonné, et qui déclinait de la manière la plus favorable, fut excitée de nouveau, et devint plus douloureuse, plus intraitable, et plus longue que dans aucun des cas venus à ma connaissance.

Dans un autre exemple, les frictions mercurielles avaient été imprudemment employées par un goutteux, pour une affection syphilitique légère. Les effets fâcheux du mercure eurent lieu, et il en résulta immédiatement un violent paroxisme de goutte, qui fut d'une durée et d'une intensité extraordinaires. Dans un troisième cas, l'action mercurielle, ainsi qu'une attaque de goutte qui parut entièrement consécutive, entraînèrent une irritation et une débilité assez long-temps continuées pour devenir funestes : je dois cependant ajouter que le malade avait aussi une affection de poitrine. J'ai été conduit à soupçonner, par ces faits et par d'autres, qu'en général les goutteux sont plus aisément affectés par le mercure que les autres hommes.

Que cette opinion soit ou non fondée, je suis toujours persuadé qu'on a besoin, à leur égard, de précautions plus grandes qu'à l'ordinaire, dans l'emploi des préparations mercurielles.

D'après cette conviction, j'ai pour pratique invariable, lorsque j'emploie le mercure comme altérant chez un goutteux, de n'en donner qu'une seule dose définie chaque nuit, ou de deux nuits l'une, au moment du coucher, selon les circonstances individuelles; de n'en prescrire jamais une forte dose, si ce n'est comme purgatif direct, et d'éviter très-soigneusement l'excitation de la fièvre et de l'irritation mercurielles.

Spécifiques prétendus. — Dans la liste innombrable des remèdes spécifiques pour la goutte, que chaque siècle a offert à la crédulité, depuis la fondation de la médecine jusqu'à nous, je ne parlerai ici que d'un très-petit nombre des plus récens et des plus en vogue. La teinture d'ellébore blanc avec le laudanum (mêlange que l'on dit être identique avec l'eau médicinale (1) a obtenu une

(1) Voyez la lettre de M. Moore au docteur Jones, sur la composition de l'eau médicinale.

estime très-grande de la part de quelques praticiens, soit en qualité de purgatif actif, soit comme un médicament pourvu de propriétés *spécifiques*. D'après quelques cas, où j'ai été témoin de son mode d'action, je suis convaincu que c'est un remède trop dangereux pour qu'il puisse être d'un emploi familier, et que la prudence défend de le prescrire à fortes doses à un goutteux. Donné même graduellement et avec précaution, son action devient quelquefois allarmante, et cause de sérieuses superpurgations. Quant à ses effets les plus inquiétans à la suite d'une administration trop hardie, je lui ai vu produire, dans une succession rapide, des vomissemens et des purgations, une grande dépression de forces, des spasmes, une douleur brûlante dans les intestins, des sueurs froides, et, dans quelques cas, des soubresauts, des syncopes, et tous les symptômes d'une mort prochaine. Je tiens d'autorités irrécusables, que dans un cas de goutte, une préparation d'ellébore à l'alcool devint funeste par son action sur l'estomac et les intestins ; et que, dans une autre occasion, le malade mourut apoplectique, après l'usage à hautes doses de la teinture d'ellébore et du laudanum. Cette terminaison fut attribuée, avec de grandes probabilités, aux propriétés stimulantes du médicament.

Un malade m'a dit que dans son dernier accès de goutte, qui s'était porté aux pieds, d'une manière très-intense, il prit en doses séparées, jusqu'à trois gros de teinture d'ellébore avec le laudanum, dans l'espace de vingt-quatre heures. Il en résulta une abondante transpiration, et l'opération sur l'estomac et le tube digestif fut très-alarmante. Les tranchées étaient si atroces, et l'abattement des forces si excessif, qu'il en vint à désirer la mort.

Selon le docteur Woodville, à l'ouverture des cadavres de ceux qui ont péri par les effets de ce poison, on découvre dans l'estomac des traces d'inflammation et des érosions de sa membrane interne : les poumons sont aussi très-enflammés, et leurs vaisseaux distendus par une grande quantité de sang noir (1). Dans les cas même où la teinture d'ellébore a agi comparativement avec douceur, je lui ai vu deux fois occasionner une irritation considérable de l'estomac, annoncée par une sensa-

---

(1) Medical Botany, p. 276.

tion de chaleur vers cet organe, par un enduit blanchâtre de la langue, par la soif, ainsi que par une excitation inflammatoire, et une grande dépression nerveuse. Enfin, sous quelque forme ou combinaison que l'on donne ce médicament, je suis bien certain qu'il sera entièrement déprécié, comme remède contre la goutte.

La gratiole, considérée par quelques auteurs comme le remède favori de la médecine française, a été fort vantée. J'ai employé la teinture de cette plante bien préparée, sans aucun résultat satisfaisant; et même, dans deux cas où je l'avais prescrite à hautes doses, elle m'a paru n'être qu'une substance inerte. Un praticien distingué m'a dit avoir vu cette teinture produire des effets très-analogues à ceux de l'eau médicinale, quand cette dernière agit doucement comme sédatif.

On a affirmé d'une manière plus particulière, que le *colchique d'automne* formait l'essence de l'eau médicinale; et c'est assurément, d'après des bases bien peu solides, qu'on a accordé à cette plante des propriétés *spécifiques* actives contre la goutte (1).

---

(1) Essays in the medical and physical journal, n. 185, etc., by M. Want.

J'ai déjà parlé de la préparation acétique de *colchique*, qui se trouve maintenant dans notre pharmacopée.

J'ai répété les essais également avec la poudre et la teinture, sans pouvoir découvrir, ni dans l'une ni dans l'autre, la plus légère trace d'action *spécifique*. Elles furent administrées toutes les deux à hautes doses, mais sans aucun résultat satisfaisant. J'observai que l'estomac était irrité, avec soif, augmentation de l'enduit de la langue, et qu'aucune action certaine n'eut lieu sur les intestins.

L'hermodactyle des anciens, espèce de colchique, semble avoir été souvent employé, comme ingrédient, dans les remèdes contre la goutte; mais on a récemment beaucoup trop exalté ses vertus, au moins douteuses.

Tel est l'exposé que j'ai offert dans la première édition de cet ouvrage, et si je le rapporte ici c'est pour, mettre le lecteur plus en état d'apprécier mon sentiment à l'égard de ce médicament. Je suis fort en peine d'établir les résultats de l'expérience que j'ai acquise depuis, parce qu'ayant une idée très-avantageuse de l'efficacité du colchique contre la goutte, au moyen du mode d'administration dont j'ai parlé, je crains, par les observations précédentes, de ne pas lui avoir donné tout le crédit que je pense qu'il mérite. Je n'ai pas changé ma manière de voir générale sur la nature de ce remède, comme je vais le montrer; mais je crois qu'une explication plus particulière, que celle que j'ai donnée jusqu'ici de mes raisons pour le louer et le blâmer tout à la fois, convient au sujet qui nous occupe. Cela me conduit à l'examen d'un mémoire sur le colchique d'automne, récemment publié dans les Transactions philosoques (1), par sir Everard Home; mémoire que je citerai, à cause de quelques opinions particulières qu'il renferme, et de la recommandation qu'on y trouve de l'eau médicinale. Cette recommandation est calculée, d'après la haute réputation de son auteur, pour prolonger la popularité d'un remède que je regarde comme très-nuisible, et pour favoriser les succès de l'empirisme. Sir Everard Home observe qu'il est fort heureux qu'on ait découvert l'eau médicinale de Husson, comme remède spécifique pour la guérison de la goutte; qu'on a maintenant reconnu, par des expériences sur diverses personnes, qu'une infusion vi-

(1) Part. II, 1816.

neuse de colchique d'automne produit les mêmes effets, et qu'en conséquence, les deux médicamens doivent être considérés comme identiques. La réponse la plus forte que je pourrai faire à la première de ces assertions, se trouvera dans les détails que je vais rapporter des effets de l'eau médicinale sur les goutteux que j'ai suivis, et dont j'ai transcrit les propres expressions, lorsqu'ils ont été désabusés. Je n'omettrai aucun des cas dont j'ai une connaissance précise, désirant offrir au public l'état entier et véritable de la question. C'est assurément une opinion hasardée, que de considérer les deux médicamens comme identiques, puisqu'elle repose uniquement sur l'assurance générale d'une similitude d'action, pour la guérison des symptômes immédiats de la goutte. Quoique l'action des remèdes sur les animaux, par opposition avec leurs effets sur l'économie humaine, puisse faire adopter des inductions trompeuses, il n'en eût pas moins été intéressant d'établir une comparaison expérimentale entre l'influence du colchique et celle de l'eau médicinale sur le chien. L'infusion de colchique fut le seul agent employé, et la conclusion qu'elle est le même remède que l'eau médicinale, me paraît être simplement établie sur l'idée dont je viens de parler, que le paroxisme, ou, pour employer les propres expressions de l'auteur, que les symptômes locaux de la goutte cèdent de la même manière à chacun de ces deux moyens. Une prétention générale de cette espèce (si c'est celle qu'on veut accorder à l'eau médicinale) pourrait être soutenue par plusieurs autres médicamens, tels que la teinture d'ellébore avec le laudanum, l'élatérium conservé par l'opium, et selon quelques-uns, la gratiole elle-même : enfin, on pourrait grossir la liste des deux *arcanes*, appelés la teinture de Wilson et le spécifique de Reynold. Je suis très-certain que tous, à l'exception de la gratiole, ont ordinairement, au moins pendant un temps, une action immédiate sur les symptômes locaux de la goutte, et un grand nombre d'observations m'a appris que la teinture de colchique avait aussi une inflence semblable, mais à un degré moins prononcé.

Voici les propres expressions du docteur Sutton, en parlant de l'eau médicinale (1): « Lorsque j'eus connaissance de ce que l'on disait de son efficacité, je proposai aux méde-

---

(1) Tracts on Gout, p. 201.

sins de mes amis de lui substituer un remède qui pût produire des effets analogues. Nous choisîmes l'élatérium à la dose d'un ou deux grains, avec quarante ou soixante gouttes de teinture d'opium. Dans un cas, j'eus occasion d'en observer l'efficacité complète, et M. Grun de Lewisham l'a prescrit à deux malades, à doses plus petites et répétées, avec le plus grand succès : chez l'un d'eux, il produisit un mieux être si prompt, qu'il crut avoir pris le remède français. » Il est bien connu que la préparation d'ellébore de M. Moore a été prise pendant fort long-temps pour l'eau médicinale, et il n'y a nul doute que cette croyance ne fût fondée en grande partie sur la comparaison des effets de ces deux remèdes. La teinture de Wilson et le spécifique de Reynold ont réussi plusieurs fois, à ma connaissance, à faire disparaître les apparences immédiates de la goutte, avec tout autant de facilité que l'eau médicinale, particulièrement la première. Dans quelques cas, j'ai procuré un soulagement palliatif égal, avec l'opium seul; dans d'autres circonstances, avec l'opium et l'antimoine, ou avec l'opium et la digitale : mais, en donnant chacun de ces remèdes, je portais en même temps mon attention sur l'action des reins et du tube digestif. J'ai observé une différence considérable dans quelques-uns des effets respectivement produits sur le système par les divers médicamens que je viens d'énumérer, quoiqu'en commun, ils aient procuré une guérison *palliative.* Le sens qu'on devrait attacher au terme *spécifique*, mérite quelque discussion. Sir Everard Home, dans son zèle pour recommander l'eau médicinale et l'infusion vineuse de colchique, leur attribue une efficacité contre la goutte, semblable à celle du mercure contre le virus syphilitique, et la seule différence qu'il voit du côté des deux premières, c'est que leur action est encore plus rapide. Le docteur Parr, dans son Dictionnaire médical, s'exprime ainsi, à son article *Specifica*, spécifiques (de speciem faciens, particulièrement adopté): « Par spécifiques, on entend des remèdes qui produisent infailliblement et sur tous les malades des effets salutaires donnés : ils agissent sur la maladie par quelque puissance inconnue, sans qu'ils soient dirigés par les indications. Telles sont les vertus attribuées au quinquina contre les fièvres intermittentes, et au mercure contre la syphilis ; tels sont aussi les remèdes vantés des charlatans : en général, cependant, depuis que la science a fait des progrès, ces spécifiques vantés ont disparu, et l'on ne trouve maintenant aucun remède doué d'une action quelconque sur le système, dont les principes, producteurs d'effets salutaires, ne soient connus. » Le succès très-universel du mercure, pour détruire le virus syphilitique, lui donne des droits fondés en titre de spécifique. L'écorce du pérou mérite presque le même éloge par son effet prompt et permanent sur la fièvre intermittente régulière. On n'en peut pas dire autant de l'eau médicinale, de la teinture de colchique, de celle d'ellébore et d'opium, de l'élatérium et d'opium combinés, de la teinture de Wilson et du spécifique de Reynold. Tous ces moyens, il est vrai, influencent très-rapidement dans la plupart des cas, les symptômes locaux; mais, loin de détruire les calculs de la goutte, ils laissent subsister une disposition plus prononcée du système à sa reproduction, quoiqu'avec moins de forces pour donner lieu à des attaques inflammatoires violentes : ils conduisent donc à des résultats encore plus tristes, à ces douleurs plus constantes de la forme chronique de cette affection, dont ils deviennent la cause principale. Je suis moins familiarisé avec les effets de l'élatérium et de l'opium ; mais j'ai eu des occasions nombreuses de savoir que chacun des autres médicamens trompe tôt ou tard le malade à l'égard de la guérison qu'il en espérait, en ne procurant qu'un secours palliatif, et en endormant la maladie pendant un certain espace de temps, de manière à lui laisser détruire la constitution par des effets plus funestes et plus durables. Dans un paroxisme invétéré de goutte, je ne serais pas conduit, d'après mon expérience personnelle, à placer aucune confiance dans la teinture de colchique administrée seule. J'ai récemment fait une nouvelle épreuve de l'efficacité de ce médicament dans deux cas de goutte où les deux pieds étaient entrepris. Il produisit chaque fois des effets bien analogues : l'enduit de la langue augmenta et la soif fut très-vive. Son action sur les intestins fut celle d'un purgatif âcre ; il y développa une chaleur considérable, et affecta en même temps les reins comme diurétique, d'une manière très-favorable. Les symptômes de goutte disparurent avec rapidité ; mais ils revinrent après un intervalle de dix jours, et les malades, trompés dans leur espoir, demandèrent un autre traitement. Un malade, très-affecté par la goutte, m'a raconté que pendant trois mois d'été, il avait pris de suite, chaque jour, six grains de véritable racine de colchique sèche. D'abord le remède agit modérément sur les reins et le tube digestif, et le malade sentit du mieux dans ses membres; ensuite, à peine y eut-il quelque action sensible de la part du remède. Au bout de trois mois, dans les premiers jours d'octobre, la goutte le reprit avec une intensité plus grande qu'à chacune des fois précédentes. N'ayant adopté aucun traitement médical, il fut confiné dans sa chambre, avec des symptômes violens, pendant dix-neuf semaines, souffrant nuit et jour des tortures atroces, surtout durant vingt-un jours. Dans trois cas bien marqués que j'ai eu occasion d'observer, la goutte est revenue avec une augmentation d'action, après l'usage du spécifique de Reynold : il en fut de même, après l'emploi de la teinture de Wilson; et quant à cette dernière, un malade qui en a pris très-assidûment pendant plusieurs mois, et qui en était un chaud partisan, m'a rapporté que la goutte qui, autrefois lui laissait des intervalles d'au moins trois mois, reparaît maintenant tous les dix ou quatorze jours. Son remède favori antérieur était l'eau médicinale, et d'après la similitude d'opération de ces deux agens sur son économie, il les considère comme identiques. Je crois actuellement avoir expliqué d'une manière satisfaisante les motifs de mon intime conviction, qu'aucun des médicamens dont il s'agit, n'a des droits fondés à être considéré comme un spécifique pour la goutte. J'ai admis leur pouvoir général pour influencer accidentellement les symptômes locaux, ainsi que l'a très-bien dit sir Everard Home, et en cela je suis d'accord avec lui; mais je nie leur action pour faire disparaître les causes internes qui ont produit l'accès : celui-ci, quand on le néglige de la sorte, s'annonce bientôt de nouveau par des symptômes externes, et il ne peut être considéré comme un virus particulier dans la circulation, qu'on puisse rendre inerte par un médicament particulier quelconque. D'après des recherches très-exactes sur les propriétés du colchique, je suis conduit à penser que l'acide acétique enchaîne leur trop d'activité, et que prescrit, selon la formule que j'ai précédemment donnée, on en obtiendra tous les bons effets dont il est capable sous ses autres formes, sans craindre une seule de leurs conséquences funestes. J'ai ordonné la potion en question, contenant d'un à deux gros de la préparation acétique, dans le fort du paroxisme, toutes les quatre ou six heures, et ensuite à des intervalles convenables dans les vingt-quatre heures, pendant des semaines successives, sans le moindre inconvénient pour l'estomac, et j'ai presque constamment trouvé qu'il agissait de la manière la plus favorable, comme un agréable purgatif diurétique. J'observerai cependant que dans le paroxisme ci-après, j'ai embrassé plusisurs autres points du traitement, sans m'arrêter exclusivement à cette potion, dont je parle maintenant avec autant de confiance et d'estime, d'après les bons effets très-multipliés que j'ai vus résulter de son usage (1). Je présenterai

(1) Dans l'édition de Bernard, Leyde 1743, d'un manuscrit grec, très-ancien, sur la goutte, écrit par Démétrius Pepagomenus, à l'invitation de l'empereur Michel Paléologue, qui régnait en 1282, manuscrit qui paraît avoir été traduit, pour la première fois, en latin, par Marcus Musurus, à Rome, en 1517; je trouve la prescription suivante :

«Compositio simplicium pillularum purgantium. -- Aloes pars una; hermodactyli dimidium; glycasini aut cinnamomi quod hermodactylus stomacho sit infestus, dimidium; scammoniæ pulcherrimæ sextans. Ex iis fiant

des observations très-étendues sur l'eau médicinale. Je n'ai aucune conclusion satisfaisante

---

pillulæ; denturque pro viribus, materiæ copia, et natura ejus medicamenti quod datur, et tempore ».

L'hermodactyle est le principal ingrédient de plusieurs autres prescriptions de ce petit traité.

Quincy, dans son dispensaire, 11e édition, 1739, dit du colchique, qu'il a obtenu une telle estime de la part de quelques auteurs, qu'ils l'ont qualifié du nom d'*anima articulorum*, l'ame des articulations, parce qu'ils le regardaient comme très-efficace pour dégager les glandes mucilagineuses, et les empêcher de loger une matière terreuse qui occasionne la goutte et les maladies arthritiques. Quincy rapporte plusieurs préparations officinales, contenant du colchique, et appelées de là arthritiques.

M. Battley, chimiste, dont les travaux utiles pour la préparation et la conservation de tous les remèdes végétaux, dans leur plus grand degré de pureté et d'activité, méritent la reconnaissance de tous les médecins, vient de m'apprendre qu'il se livrait à une série d'expériences sur le colchique et sur son meilleur mode de préparation : il m'a promis de me faire part, le plus promptement qu'il lui sera possible, des résultats qu'il aura obtenus.

Il a l'intention de soumettre la racine à diverses épreuves, depuis le commencement de juin, jusqu'au temps où le bulbe ancien a presque entièrement disparu : il s'attend à trouver alors au bulbe nouveau, des propriétés plus actives que dans l'automne, saison dont la plante a retiré son surnom, parce qu'on la trouve en fleurs à cette époque.

à offrir sur la composition de cet arcane : je n'accorde pas non plus de crédit aux prétendues découvertes qu'on croit avoir faites de sa nature intime. J'ai soigneusement examiné de nouveau les préparations qui, dit-on, le représentent, et j'ai ajouté à mon premier rapport des détails sur la teinture de Wilson et le spécifique de Reynold. Je joins ici cet exposé (1), afin de montrer les contrastes frap-

---

(1) Dans l'examen des remèdes suivans, j'ai employé une température très-modérée (elle ne surpassait pas 120 degrés) : je commençais à les amener à la consistance syrupeuse, et je finissais par les abandonner à une concentration spontanée. Après la première évaporation, j'ajoutais de l'eau distillée à la masse, et j'évaporais de nouveau, répétant deux fois ce procédé, afin de prévenir toutes les inductions trompeuses qui auraient pu naître de la différence des menstrues, dans les diverses préparations. J'ai fait quelques légers changemens, depuis mon premier travail, aux termes des résultats qui suivent, à la suite d'une conférence que j'ai eue avec un habile chimiste, sur les meilleures comparaisons des propriétés sensibles de ces remèdes.

Exp. 1. *Eau médicinale.* — Couleur semblable à l'extrait de gentiane; odeur se rapprochant beaucoup de celle de la thériaque; saveur approchant très-fort de celle de l'extrait de gentiane, entrant bientôt en déliquescence après qu'elle est desséchée.

pans qui existent dans les propriétés sensibles de ces médicamens respectifs, et si j'ajoute à

Exp. 2. *Mélange de teinture d'ellébore blanc et de teinture vineuse d'opium.* — Couleur semblable à celle de l'eau médicinale ; odeur légère et saveur forte d'opium; déliquescent.

Exp. 3. *Teinture de colchique.* — Couleur d'un brun léger ; odeur très-semblable à celle de l'extrait de houblon; saveur légèrement, mais distinctement amère, et entièrement différente de celle de l'eau médicinale ; déliquescente.

Exp. 4. *Teinture de gratiole.* — Couleur presque noire ; nulle odeur comparable distincte ; saveur très-amère comme de la dent de lion : desséchée et exposée dans un appartement humide, elle entre avec peine et très-lentement en déliquescence.

Exp. 5. *Teinture de Wilson.* — Couleur d'un brun pâle ; odeur semblable à celle de l'extrait de gentiane, mêlé avec de l'écorce d'orange et une plante aromatique; saveur pareille à celle qu'offriraient les substances dont je viens de parler, mêlées ensemble ; déliquescente.

Exp. 6. *Spécifique de Reynold.* — Couleur d'un rouge de sang, ressemblant à l'esprit composé de lavande évaporé; odeur légèrement semblable à l'acide benzoïque; saveur dabord douce, mais ensuite procurant à la langue un goût léger, comme celui de l'acide benzoïque; déliquescent.

cela les différences que j'ai reconnues à chacun de ces remèdes, dans leur action sur le système, il restera bien démontré qu'ils sont tous plus ou moins essentiellement d'une nature distincte. Ils possèdent néanmoins la propriété commune d'exciter l'action du tube digestif des reins et de la peau, avec quelques qualités anodynes, et de-là vient sans doute leur influence sur les symptômes locaux de la goutte, pour produire une guérison temporaire.

Quant à la partie chimique des recherches sur la nature de ces remèdes, nous sommes arrêtés dans d'étroites limites, puisqu'il est bien connu que les substances du genre végétal ne fournissent pas de résultats satisfaisans dans les essais qui sont tentés pour leur analyse définitive. Cette cause produit un voile facile et convenable au but que se proposent les charlatans dans leurs composés empiriques.

Le crédit de l'eau médicinale me paraît avoir si universellement baissé, qu'on pourrait regarder comme superflu tout exposé fidèle sur cet arcane banal; mais attendu qu'il conserve encore quelques zélés partisans, et que le panégyrique de sir Everard

Home (1) doit le mettre en faveur dans l'esprit de ces personnes qui rejettent les règles d'un traitement régulier; je vais chercher à discuter les bases de ses prétentions réelles.

Lorsqu'on emploie ce remède pour la première fois, il devient, dans le plus grand nombre des cas, un puissant palliatif, faisant disparaître le paroxisme comme par enchantement, et assez souvent sans aucune opération sensible sur l'estomac et les organes excréteurs. Cette action curative du remède diminue graduellement par la répétition; et chez beaucoup de personnes, elle finit par se perdre entièrement. De tels *désapointemens* sont très-communs, même quand sa première administration a procuré les espérances les plus flatteuses. Un individu d'une idiosyncrasie particulière, auquel j'ai donné mes soins, me rapporta que, durant un paroxisme intense, il avait pris six bouteilles d'eau mé-

(1) Je ne veux pas justifier la liberté que j'ai prise de critiquer les assertions de cet auteur distingué, bien certain, d'après son amour pour la science, qu'il approuvera le conflit des opinions, quand il s'agira d'établir quelque vérité importante.

dicinale provenant du dépôt, dans l'espace de quelques semaines, sans qu'une quantité aussi forte de ce médicament amenât quelque influence sensible d'opération ou de soulagement. D'un autre côté, les caprices de son mode d'action se manifestent de temps en temps par les conséquences les plus alarmantes, en affectant l'estomac et le tube digestif avec toute la violence d'un poison actif. Des effets si opposés de la part du même remède, doivent peut-être s'attribuer en partie à des différences accidentelles dans sa force (1), mais principalement, comme je le présume, à une influence modifiante de la constitution chez les différens individus. Quant à l'objection qu'on élève contre l'action immédiate incertaine de l'eau médicinale, quoiqu'elle soit assurément d'un grand poids, nous y attacherions moins d'importance qu'aux suites funestes et insidieuses qu'entraîne après elle son administration : le premier reproche étant inhérent à l'usage de toute substance active tirée du règne vé-

---

(1) Dans une bouteille, déjà ancienne, de ce remède, que j'ai examiné, le sédiment qui adhérait avec ténacité au verre, était considérable.

gétal. Lorsque l'eau médicinale n'affaiblit pas sur-le-champ par la violence de ses effets, elle laisse souvent une détérioration du système nerveux; en sorte que la tête est exposée à des vertiges fréquens, l'estomac à des digestions imparfaites, et à des sensations très-répétées de vacuité et de faiblesse. Les membres, et surtout les parties affectées dans le paroxisme, éprouvent pendant plusieurs semaines des tremblemens, des engourdissemens et des frissons, et très-communément un œdême fort opiniâtre : ces symptômes varient chez chaque individu. Elle tend aussi à rendre le conduit intestinal inactif à diminuer les sécrétions alimentaires, et à affaiblir matériellement les fonctions du foie. On peut dire avec vérité, d'après le caractère général de ce remède, que tôt ou tard, suivant l'usage plus ou moins prolongé qu'on en a fait, il conduit à un état de détérioration de la santé. Je puis citer les exemples suivans en preuve de ses effets délétères plus immédiats.

Dans un cas, le contenu d'une seule bouteille, pris en une dose, paralysa tellement l'estomac, que pendant plusieurs jours cet organe fut à peine impressionable aux plus forts stimulans. Le malade se rétablit avec de grandes difficultés, et il resta pendant très-long-temps dans un état de débilité inquiétante.

M. Ring (1) rapporte l'histoire d'un goutteux, dont l'eau médicinale causa la mort, par la violence directe de son action.

Le docteur Grégory, professeur distingué de médecine à l'université d'Edimbourg, s'est parfaitement convaincu, d'après ses observations particulières, des suites nuisibles qui résultent de l'emploi de l'eau médicinale dans la goutte. Un de ses malades fut sur le point d'être victime d'un cholera qu'elle produisit. Un autre fut affecté bientôt après de symptômes d'hydrothorax : ce malade imprudent se remit encore à l'usage de l'eau médicinale, et l'hydrothorax reparut de nouveau. Un traitement bien dirigé rétablit heureusement sa santé; et il acheta à un prix suffisant, par les dangers auxquels il venait d'échapper, les leçons d'une prudence future.

Tel est mon premier exposé sur les caractères de l'eau médicinale : je vais maintenant donner les détails que j'ai promis.

---

(1) Treatise on Gout, p. 175.

OBSERVATION I.

J. S., âgé de 55 ans, robuste et pléthorique, d'un tempérament nerveux - sanguin (1) : premier accès de goutte non héréditaire, à 29 ans. Sur le déclin d'un paroxisme, il en prit 50 gouttes ; ses effets furent satisfaisans, et elle agit doucement sur les intestins. Il en a répété l'usage dans diverses occasions successives, et il croit en avoir pris une douzaine de bouteilles. La goutte a reparu depuis tous les mois ou tous les deux mois, non avec autant de douleurs qu'auparavant, mais en causant encore de grandes fatigues. En opposition avec la première expérience, l'estomac s'est très-affaibli, et a manifesté des symptômes intenses de dispepsie : les intestins exécutent leurs fonctions avec de grandes difficultés, malgré l'emploi du remède. Dans chaque accès ultérieur, on a également observé dans l'urine un sédiment briqueté abondant.

OBSERVATION II.

L. M., âgé de 59 ans, autrefois robuste, corpulent seulement de l'abdomen, et d'une

---

(1) Le sanguin est ici le principal, mais mêlé avec le nerveux : c'est le contraire, quand on dit sanguin-nerveux.

constitution très-affaiblie, d'un tempérament sanguin-nerveux : première attaque de goutte non héréditaire, à 25 ans. Il a pris de ce remède, il y a plusieurs années. Les symptômes douloureux ont toujours été promptement dissipés par son usage, mais seulement d'une manière palliative, puisque les accès, qui auparavant ne revenaient que deux ou au plus trois fois dans l'année, se sont manifestés depuis toutes les quatre ou cinq semaines. La semaine dernière, il en a pris trois bouteilles, une demi-bouteille chaque nuit : des nausées fréquentes se sont fait ressentir pendant les journées; et le matin qui a suivi la dernière dose, il a vomi avec tant de violence, que du sang artériel est sorti de l'estomac : cet accident avait déjà eu lieu. Il s'est plaint récemment d'une faiblesse extraordinaire dans toutes les articulations, et d'un état œdémateux des pieds, vers le soir, qui l'a fort inquiété. Il paraît très-pâle et très-malade, et d'une irritabilité nerveuse bien plus grande qu'à aucune des époques précédentes. Néanmoins, il affirme que son estomac n'est pas affaibli, et que ses forces digestives ne sont pas détériorées.

OBSERVATION III.

D. T., âgé de 46 ans, robuste et pléthorique, d'un tempérament nerveux-sanguin : goutte héréditaire, et premier accès à 30 ans. A pris de l'eau médicinale à hautes doses, dans une attaque, avec un effet bien moins marqué qu'à l'ordinaire sur les symptômes immédiats. Il raconte en avoir éprouvé des symptômes si alarmans et si insupportables dans la tête, symptômes qui ont persisté d'une manière si incommode, qu'il n'a pas été engagé à en répéter l'usage.

OBSERVATION IV.

C. B., âgé de 56 ans, autrefois musculaire, corpulent seulement de l'abdomen, et maintenant très-infirme des membres, d'un tempérament nerveux-sanguin : premier accès de goutte non héréditaire à 26 ans. Lorsqu'il commença l'eau médicinale, il en prit une bouteille en deux nuits successives : elle ne produisit aucun effet sensible, ni beaucoup de soulagement du paroxisme. Pendant les dix-huit mois qui suivirent, nul accès régulier, mais souvent douleurs instantanées et très-pénibles dans tous les membres ; ce à quoi il n'avait jamais été sujet auparavant. Incertitude si cet état chronique de l'affection a été produit par le remède ou par le froid. Dans une attaque suivante très-intense, il en a pris une demi-bouteille sans le moindre soulagement.

OBSERVATION V.

C. L., âgé de 56 ans, très-corpulent et pléthorique, d'un tempérament nerveux-sanguin : goutte héréditaire, et premier accès à 42 ans. Ayant une attaque intense dans une main et dans les deux pieds, qui le rendait presqu'impotent de ces parties, il prit, à six heures du soir, les trois quarts d'une bouteille d'eau médicinale. Délire presqu'immédiat, qui devient violent, et qui cède à une transpiration abondante ; action modérée sur les intestins. Le lendemain, sur les six heures du soir, il peut marcher dans sa chambre, même sans bâton. Le gonflement et la gêne des parties durent une quinzaine de jours, mais sans beaucoup de douleur. Pendant très-long-temps il éprouve une irritation nerveuse extraordinaire. Un accès revient au bout de quatre mois ; il prend pour première dose une demi-bouteille, qui soulage beaucoup les symptômes, mais qui produit d'abord du délire, comme la fois précédente. Quatre mois après, nouvelle attaque durant l'été, pour laquelle il répète le remède. Il est ensuite trois mois sans en ressentir. D'après son rapport final, il a éprouvé pendant quelque temps, après l'usage de l'eau médicinale, des douleurs fréquentes et instantanées dans la tête, avec beaucoup d'autres symptômes incommodes, tels que dyspepsie, crampes, gonflement œdémateux et grande faiblesse des jambes, sommeil difficile. Il est devenu extrêmement corpulent : retours très-suivis de la goutte. Depuis qu'il a discontinué ce remède, il ajoute que les accès ont observé un intervalle de douze ou quinze mois; et sa santé s'est dernièrement beaucoup améliorée par suite d'un traitement médical régulier.

OBSERVATION VI.

T. F., corpulent de l'abdomen, d'un tempérament nerveux : premier accès de goutte non héréditaire, à 37 ans. Il y a quatre ans, les deux pieds et les deux mains étant attaqués, il prend une demi-bouteille au moment de se coucher. Nulle opération particulière, si ce n'est une douce transpiration. Soulagement tel, qu'il peut marcher le lendemain dans sa chambre. Goutte très-chronique ensuite ; et au bout de deux mois, retour de symptômes intenses : il prend alors quatre bouteilles dans le cours du mois. Disparition, au moyen du remède, de toute douleur aiguë; mais, suivant son rapport, ses membres sont restés affaiblis d'une manière très-gênante, et ils sont fort disposés à un gonflement œdémateux.

OBSERVATION VII.

W. J., âgé de 52 ans, robuste et presque d'un tempérament sanguin : premier accès de goutte non héréditaire, à 49 ans. Il prend une bouteille en deux fois; nausées fréquentes, et vive action sur les intestins; symptômes immédiats presque dissipés : mais longtemps après, dyspepsie telle, et spasmes accidentels de l'estomac si pénibles, que nulle douleur ne pourrait désormais l'engager à reprendre de l'eau médicinale.

OBSERVATION VIII.

D. V., âgé de 40 ans, pléthorique et corpulent : goutte héréditaire, et premier accès à 28 ans. Dans une attaque intense, il prit le tiers d'une bouteille ; quatre heures après, la douleur se changea en engourdissement, la transpiration survint, et fut suivie par un sommeil naturel. Le lendemain matin, il pût descendre son escalier : tête malade, comprimée et pesante. Nul effet sur les intestins, mais persuasion d'une action diurétique. Un sel purgatif fait disparaître les symptômes incommodes de la tête. Il n'a pas remarqué que l'accès suivant fût revenu plus tôt qu'à l'ordinaire. Lors de sa manifestation, il a pris une demi-bouteille du remède, qui a produit des effets sudorifiques : le lendemain il a pu faire un petit voyage dans une voiture. L'accès suivant est promptement revenu, et il a entrepris les deux pieds (auparavant il n'y en avait qu'un seul d'attaqué). Il a pris encore le tiers d'une bouteille, qui l'a immédiatement soulagé. La goutte s'est remontrée très-vite, et d'une manière très-intense. Il a repris le remède, qui a agi comme purgatif et comme sudorifique, mais qui n'a que légèrement adouci la douleur. Cet accès, qui a duré plusieurs semaines, a laissé la tête, pendant un mois, dans un état extrêmement incommode: les sensations du malade ont été toutes pénibles; il a eu souvent des dégoûts ; pendant très-long-temps il est demeuré dyspeptique, et avec une faiblesse chronique très-grande des membres.

OBSERVATION IX.

H. B., âgé de 62 ans, robuste, pléthorique, d'un tempérament sanguin-nerveux : premier accès de goutte non héréditaire à 47 ans. A pris à hautes doses l'eau médicinale, dont il a été un chaud partisan, trouvant qu'elle était toujours un prompt palliatif. Il avoue cependant que les accès, qui autrefois se remontraient à de certains intervalles, ont tellement augmenté de fréquence depuis l'usage de ce remède, qu'il ressent maintenant sans cesse, à un degré plus ou moins fort, des douleurs arthritiques dans les membres.

OBSERVATION X.

O. J., âgé de 60 ans, membres grêles, mais abdomen volumineux, d'un tempérament nerveux : premier accès de goutte non héréditaire à 25 ans. A pris, il y a trois ans, une demi-bouteille d'eau médicinale le matin, le reste dans la soirée : elle lui a été presque funeste, produisant pendant cinq jours des nausées constantes, avec des douleurs violentes dans l'abdomen, sans aucun effet sur les intestins. Le paroxisme fut beaucoup diminué. Ce malade ayant conclu de là qu'il n'avait pas pris convenablement le remède, il l'a recommencé peu après, tant pour dissiper les symptômes restans, que pour agir comme prophylactique : la goutte n'en est pas moins revenue peu après, avec son intensité ordinaire.

OBSERVATION XI.

T. K., âgé de 57 ans, corpulent et pléthorique, d'un tempérament nerveux-sanguin : goutte héréditaire, et premier accès à 30 ans. Entrepris cruellement aux deux pieds, il a pris le tiers d'une bouteille : elle a produit beaucoup de délire, et une transpiration excessive. L'opium affecte sa tête de la même manière, à un degré léger. Le jour suivant, il a pris le reste de la bouteille avec un effet semblable. Ce remède ne trouble ni l'estomac ni les intestins. Nul soulagement dans les symptômes. A un intervalle de quelques jours, il en a pris une seconde et une troisième bouteille à doses divisées, résolu d'en faire un essai complet. Mêmes effets qu'auparavant, mais à un degré moindre. La goutte n'est pas arrêtée dans son cours, et elle attaque successivement les pieds, les genoux, les mains et les coudes. Il rapporte qu'après la troisième bouteille, il lui a semblé avoir gagné quelque mouvement des doigts, et sentir que le remède visitait toutes les parties; néanmoins, l'accès eut encore six semaines de durée, et en définitif, il ne parut pas avoir été soulagé par ce moyen.

OBSERVATION XII.

C. L., âgé de 51 ans, corpulent et pléthorique, d'un tempérament nerveux-sanguin : goutte héréditaire, et premier accès à 42 ans. Dans une attaque intense, il a pris d'abord une demi-bouteille : elle occasionne des nausées fréquentes, une transpiration abondante, une forte action sur les intestins; et au bout de trois heures, la douleur est dissipée. Il prend le reste de la bouteille en doses divisées, pendant les trois jours suivans. Le quatrième jour, il peut marcher sans aide. Il a entièrement consommé six bouteilles, en les divisant chacune en quatre doses.

Il ne pense pas que depuis, l'irritation nerveuse soit plus grande chez lui, ni que son estomac soit plus faible; mais il reproche à l'eau médicinale d'avoir causé une fréquence extraordinaire dans les retours de la goutte.

OBSERVATION XIII.

P. A., âgé de 28 ans, modérément robuste, pléthorique, d'un tempérament sanguin nerveux : premier accès de goutte non héréditaire, à 21 ans. Dans une attaque intense, il a pris une bouteille en deux doses : il a eu beaucoup de nausées; mais il ne s'est rien passé autre chose chez lui, et les symptômes n'ont pas été soulagés.

OBSERVATION XIV.

T. W., âgé de 41 ans, autrefois robuste et corpulent, maintenant maigre et d'une constitution très-détériorée, d'un véritable tempérament nerveux : premier accès de goutte non héréditaire, à 28 ans. Il a pris trois bouteilles ; la première en deux fois, à un intervalle de quelques heures : elle a produit un cholera très-intense. L'estomac est demeuré depuis quelque temps d'une faiblesse remarquable. Les parties affectées ont été débarrassées de la douleur presqu'immédiatement, quoiqu'elles soient restées très-affaiblies pendant long-temps. La seconde bouteille a agi comme ci-devant, mais avec moins de force ; et elle n'a pas eu beaucoup d'influence sur les symptômes. Le malade n'avait jamais souffert des reins avant d'avoir pris du remède ; mais cela vient de lui arriver récemment. La troisième bouteille a opéré moins que la seconde, et n'a pas eu la plus légère influence sur les douleurs.

OBSERVATION XV.

C. W., âgé de 64 ans, robuste, corpulent et pléthorique, presque du tempérament sanguin pur. Dans une attaque intense de goutte, il prit une bouteille en deux doses : elle produisit une transpiration abondante, mais nulle autre opération sensible. Les symptômes, qui avaient d'abord diminué, revinrent au bout de quelques jours, et furent plus prolongés que dans aucune des occasions précédentes, au point qu'il y eut à peine quelque intervalle entre eux et une attaque nouvelle. Depuis quelque temps, il a perdu le sentiment de ses pieds d'une manière tout à fait remarquable. Ils sont si froids et si engourdis, qu'il craint de n'en jamais recouvrer l'usage.

OBSERVATION XVI.

L. S., âgé de 46 ans, corpulent et pléthorique; d'un tempérament sanguin-nerveux; d'une diathèse bileuse très-prononcée: goutte héréditaire, et premier accès à 35 ans; a commencé l'eau médicinale il y a 3 ans. Elle a agi comme narcotique, en produisant le sommeil; elle a causé quelque transpiration et a affecté modérément les intestins. Une bouteille a enlevé les symptômes douloureux du paroxisme, en laissant seulement de la faiblesse; mais la débilité générale fut également considérable, de longue durée, et accompagnée de plusieurs symptômes nerveux. Dans une seconde occasion, il prit une autre bouteille en doses divisées, qui laissa après elle une débilité encore plus remarquable. Pendant très-long-temps, il éprouva un grand tremblement des mains et des genoux.

OBSERVATION XVII.

J. B., femme, âgée de 50 ans, corpulente, pléthorique, et d'un tempérament nerveux-sanguin: goutte héréditaire, et premier accès à 47 ans. Elle prit dans cet accès une bouteille en trois doses, sans aucune opération marquée, et seulement avec un léger amendement des symptômes.

OBSERTATION XVIII.

C. T., âgé de 48 ans, robuste, pléthorique, offrant une forte diathèse bilieuse et un tempérament sanguin-nerveux : goutte héréditaire, et premier accès à 40 ans. Dans une attaque aux deux pieds, il prit une demi-bouteille, avec un grand soulagement des symptômes; ce remède agit comme purgatif. Contre l'ordinaire, le paroxisme revint dans la même année. Il répéta le remède, en prenant une bouteille en deux fois, à quelques heures d'intervalle seulement : celle-ci se comporta à la manière d'un poison violent, en produisant un cholera intense. Son estomac demeura pendant longtemps très-affaibli, et les membres devinrent très-édématiés. L'esprit et le corps éprouvèrent un abattement et une langueur qui n'avaient jamais eu lieu auparavant.

OBSERVATION XIX.

W. M., âgé de 42 ans, d'une taille grêle et d'un tempérament nerveux : goutte héréditaire, et premier accès à 28 ans. Il a pris plusieurs bouteilles du remède. La première a donné un soulagement immédiat : elle a agi légèrement comme purgatif et comme diurétique. Par son usage subséquent, le paroxisme a si peu diminué, et il est revenu avec une fréquence si extraordinaire, que, de désespoir, le malade a abandonné le remède. Il ajoute qu'il est devenu très-bilieux, d'une irritabilité nerveuse très-considérable, et que ses membres, fort affaiblis, éprouvent beaucoup de crampes.

OBSERVATION XX.

J. J., âgé de 41 ans, d'un tempérament nerveux-sanguin : premier accès de goutte non héréditaire, à 30 ans; très-sujet à des attaques violentes de cette maladie. Dans le commencement d'un paroxisme, il a pris une bouteille en deux doses, et n'éprouvant pas le plus léger soulagement, il n'a pas persévéré : il n'attribue aucune conséquence fâcheuse à ce remède.

OBSERVATION XXI.

W. L., âgé de 42 ans, corpulent, presque pléthorique, d'un tempérament nerveux avec une diathèse scrophuleuse : goutte héréditaire, et premier accès à 34 ans. Il a pris douze bouteilles de l'eau médicinale, sans aucun effet perceptible, nuisible ou avantageux, quoique dans une attaque, il en ait pris deux bouteilles en deux doses, à un intervalle de quelques jours seulement, entre chacune. Dans tous les accès de ce malade, la goutte a principalement revêtu le caractère chronique indolent.

OBSERVATION XXII.

G. K., âgé de 55 ans, grèle et délicat, d'un tempérament nerveux : goutte héréditaire, et premier accès à 28 ans. Il y a deux ans, ayant les pieds attaqués, il prit une bouteille en deux doses. La première dose le plongea dans une sorte de sommeil léthargique. Il s'éveilla sept heures après, au milieu d'une transpiration abondante. Nul effet sensible sur l'estomac et les intestins; grand soulagement; il a pris le reste de la bouteille la nuit suivante. Il a paru aux assistans comme hébété et agité de mouvemens convulsifs. Il est tellement mieux le lendemain matin, qu'il peut se tenir debout dans sa boutique, et que par un temps chaud et convenable de l'automne, il a pu sortir en charrette. Il a éprouvé une rechute intense dans les articulations des pieds, aux talons et aux gros orteils de chaque pied et aux deux genoux. Il prend une nouvelle bouteille avec des effets immédiats semblables, mais il reste ensuite extrêmement affaibli. La goutte revient à la main, au bout de deux mois : il a, de nouveau, recours au remède qui produit une action nuisible semblable, sur le système nerveux, et une amélioration bien moindre des symptômes. Ce malade reproche à l'eau médicinale de lui avoir occasionné un tel affaiblissement du dos et des extrêmités inférieures, qu'il est depuis dans la nécessité de se servir d'une paire de béquilles.

OBSERVATION XXIII.

B. R., âgé de 41 ans, corpulent, pléthorique, d'un tempérament nerveux-sanguin, et avec une diathèse bilieuse, très-caractérisée : goutte héréditaire, et premier accès à 28 ans. Dans un accès intense, il a pris une demi-bouteille au moment de se coucher, sans aucun effet immédiat, et le reste de la bouteille le lendemain matin. Un cholera-morbus violent, accompagné d'une transpiration abondante, en est la suite. Les symptômes sont promptement dissipés. Nulle conséquence fâcheuse éloignée n'a lieu dans cette occasion.

Pendant l'accès suivant, il a pris deux ou trois bouteilles, en doses divisées, dans l'espace de quelques jours, mais sans beaucoup de soulagement. A l'attaque suivante, comptant encore sur l'efficacité de ce remède pour le guérir, il à pris quatre bouteilles en huit jours. Elles n'adoucirent nullement les symptômes, et voici quels en furent les tristes résultats : les intestins restèrent très-inactifs; le malade fut affligé d'hypocondrie; les membres devinrent extrêmement faibles et œdématiés, et même il survint une ascite considérable; les muscles de tous les bras furent extraordinairement relâchés, et particulièrement ceux du pouce. Enfin, chez ce malade, l'eau médicinale occasionna des symptômes si alarmans, qu'il se considère comme ayant vu la mort de très-près.

Sir Everard Home, en parlant de l'efficacité de l'eau médicinale, assure l'avoir éprouvée sur lui-même, plus de six fois, dans des paroxismes de goutte, et cette déclaration me paraît prouver que ce remède n'a qu'une vertu palliative, lors même qu'il agit le plus favorablement : il n'a donc pas le moindre titre à faire valoir pour être appelé un *spécifique* contre la goutte. Quant aux suites funestes qu'il tend à amener dans la constitution, elles sont, je pense, suffisamment évidentes par les cas qui précèdent.

Enfin, pour conclusion, je répéterai mon affirmation première, que les résultats fâcheux habituels de l'eau médicinale sont très-faiblement balancés par le petit nombre d'exemples où elle a donné une satisfaction durable. Si sa composition n'est pas divulguée, et si, par là, elle ne reçoit pas quelque combinaison utile de la part des autres médicamens, ou de son union avec des principes plus généraux de traitement, j'espère que bientôt on l'effacera entièrement de la liste des remèdes contre la goutte.

L'écorce du Pérou a été très-fortement recommandée par le docteur Tavares (1), médecin portugais, comme douée du pouvoir de couper le paroxisme et d'en rendre les retours moins fréquens. Il cite en sa faveur

---

(1) Observationes et epicrisis de corticis Peruviani salutari et proficuo usu in podagrâ.

l'autorité du docteur Held : son estime remarquable pour ce remède, se fait reconnaître dans le passage suivant : « *Uno verbo, cortex Peuvianus, in podagrâ, divinum est remedium.* »

Le docteur Small, dans le mémoire que nous avons déjà cité (1), porte également un jugement favorable du quinquina administré dans les intermissions de la douleur et de la fièvre, et quand l'inflammation locale a diminué.

Je n'en ai pas jusqu'ici fait l'essai, dans un paroxisme de goutte, tant à cause des résultats parfaitement satisfaisans de l'autre traitement, que par suite des idées défavorables que je conserve des propriétés du quinquina, dans les circonstances où survient pour l'ordinaire l'affection *arthritique*.

Les sudorifiques. — Les remèdes de cette classe, tendant à débiliter l'estomac, doivent être administrés avec quelque précaution. L'antimoine à petites doses, combiné avec l'opium pour diminuer son action stimulante, ou uni au calomélas, lorsqu'on veut s'en ser-

---

(1) Medical observations and inquiries, vol VI.

vir comme purgatif ou comme altérant, est un médicament important, qui m'a toujours paru très-avantageux. Je considère cependant qu'on ne doit pas choisir la peau pour émonctoire, lorsqu'on veut dissiper la pléthore générale ou diminuer l'inflammation locale. Quand le traitement est dirigé de manière à relâcher la peau très-activement, il s'ensuit un inconvénient palpable, savoir : une augmentation de susceptibilité de la surface du corps aux changemens de l'atmosphère, à l'époque de la convalescence, et par là le danger consécutif d'une rechute. La sécheresse et la chaleur de la peau seront très-soulagées par des lotions avec l'eau et le vinaigre tièdes, par des boissons fraîches et par l'habitation d'un appartement bien aéré, entretenu à une température modérée.

Les narcotiques. — L'opium, avec les ménagemens convenables, est un remède non moins avantageux que puissant pour soulager le plus fatiguant de tous les symptômes, la *douleur* de la maladie.

Malgré les principes de médecine humorale de Sydenham, qui considérait la douleur comme le remède le plus désagréable de la nature et comme la sauve-garde de la vie du malade, ce praticien n'en permettait pas moins, dans les cas de douleurs violentes, une dose de laudanum le soir.

Warner s'explique avec force sur les bons effets du laudanum. Il employait, avec un grand avantage, une solution aqueuse d'opium (1), et par fois aussi un élixir anodyn dont la formule est compliquée (2) et constitue une préparation trop chaude. Les résultats utiles que l'opium est capable de produire, dépendent de la manière dont on l'emploie, tant par rapport à sa préparation qu'à sa dose et à diverses autres circonstances dont je ferai mention. Selon la méthode qu'on suit dans son administration, il peut ou aggraver ou soulager l'intensité des souffrances.

Le docteur Cullen observe (3) que l'opium cause le soulagement le plus certain de la douleur; mais que cependant, si on le prescrit au commencement des paroxismes de goutte, il occasionne leur retour avec une violence plus grande.

---

(1) A full and plain account of the gout, p. 166.

(2) *Ibid*, p. 164.

(3) First lines, par. 570.

Une règle de pratique exigeant toujours une considération attentive, il sera à propos de faire disparaître toute diathèse inflammatoire excessive et tout état de constipation des intestins, avant l'administration de l'opium.

Quant à la première partie de cette proposition, nous avons à estimer les véritables effets du stimulant de la douleur sur l'action du cœur et des artères, ainsi que sur les vaisseaux immédiats de la partie affectée. Sir Everard Home, dans un Mémoire intéressant (1), ayant pour titre : *De l'influence des nerfs sur l'action des artères*, a rapporté diverses expériences qui s'accordent très-bien avec les fondemens de ma présente conclusion, que dans toute inflammation dépendante d'une irritation nerveuse générale et locale, nos règles de traitement doivent varier souvent, d'après ce que nous observons dans l'action primitive excessive des vaisseaux, lors de l'inflammation ordinaire, à la suite de laquelle les nerfs deviennent affectés secondairement. Plusieurs fois, dans des paroxismes de goutte, lorsque le malade décrivait la vibration pul-

(1) Phil. trans. 1814, part. II.

satoire de la partie enflammée, comme presque semblable aux coups successifs d'un marteau ; lorsque le cœur était le siége d'une action extraordinaire, et que la diathèse inflammatoire paraissait entièrement urgente, je me suis assis à côté du lit, et j'ai été témoin de l'heureuse efficacité de l'opium, pour abattre l'action des vaisseaux et produire rapidement une tranquillité universelle (1). Néanmoins, dans les circonstances dont je viens de parler, nous devons employer la réunion de nos moyens, et quoiqu'assez souvent alors, on puisse justifier l'usage d'une saignée générale, il nous sera avantageux de joindre les autres remèdes relâchans, à l'influence sédative de l'opium. Cette indication réclame aussi l'emploi de la médecine diurétique, purgative, et de tout ce qui peut procurer à la peau un état de mollesse et de fraîcheur. Si les intestins ne sont pas resserrés, et si la douleur est urgente, l'action entière d'un

(1) Les effets de l'opium, dans les douleurs atroces de dents, quand ces affections nerveuses très-intenses ont produit une forte fièvre sympathique, éclaircissent aussi ce point de pathologie.

purgatif n'est pas un préliminaire essentiel, et alors j'ai obtenu des succès de la potion précédemment indiquée, prise au moment du coucher, conjointement avec l'opium à doses convenables, et le tout à des intervalles réguliers : l'effet réuni de ces remèdes a été de procurer sans délai du soulagement, qu'on ajoutât ou non, d'après les symptômes particuliers, le purgatif mercuriel. En régularisant ainsi, d'une manière convenable, l'action des reins et du tube digestif, je n'ai pas vu se confirmer l'observation du docteur Cullen, rapportée plus haut; mais j'ai plusieurs fois éprouvé que si l'on s'en tenait séparément à l'opium ou au purgatif, il survenait pendant la nuit une réaction de la circulation et un retour violent de la douleur.

Relativement à la méthode d'employer le remède dont il s'agit, nous citerons l'excellente remarque suivante, du docteur Sutton : « en faisant usage de l'opium, on doit également observer que ses effets avantageux ne dépendent pas d'une petite dose, et qu'on n'en doit borner la quantité que lorsqu'il a produit la cessation complette de la douleur (1). »

(1) Tracts, etc., p. 216.

Je n'ai retiré d'heureux effets, qu'en le donnant dans son état de crudité, de concert avec une petite dose de poudre antimoniale. Le malade étant muni d'une douzaine de pillules, contenant chacune un grain d'opium brut et un demi-grain de poudre antimoniale, on pourrait lui conseiller d'en prendre une, deux, et même trois, pour première dose, au moment du coucher, si la douleur était très-intense : il en prendrait ensuite une toutes les heures, ou toutes les deux heures, selon le degré de ses souffrances, seule règle à consulter pour la quantité qu'il doit en employer lorsqu'il n'y a nulle contre-indication.

Une circonstance digne d'attention, c'est que l'influence de l'opium sur le système nerveux est si puissamment modifiée dans toutes les maladies par la douleur, qu'on peut, lorsqu'elle est intense, donner les plus fortes doses de ce médicament (1), sans crainte de mau-

---

(1) J'ai été tout récemment témoin d'un exemple frappant de ce fait. Une jeune femme, d'une constitution délicate, souffrait une torture cruelle de la part de quelques branches de la cinquième paire de nerfs, qui se distribuent à la joue : la douleur égalait, pour l'intensité, celle du tic douloureux. Il en résulta même du délire.

vais effets : ce n'est même que par la répetition active de semblables quantités, qu'il devient réellement efficace, quand les occasions de l'employer sont urgentes.

Depuis très-long-temps, on voudrait que ce remède fût débarrassé, autant que possible, de ses qualités stimulantes et chaudes qui contrarient toujours plus ou moins ses effets anodyns, et qui défendent même son usage, dans des cas où la douleur le réclamerait. Le *black drop*, qui n'est autre chose qu'une préparation concentrée d'opium, procurée par son ébullition et sa digestion dans un acide

---

Trois grains d'opium brut, et un grain de poudre antimoniale furent administrés pour la première dose, et l'on conseilla de répéter, d'heure en heure, une ou deux pillules, contenant chacune un grain d'opium et un demi-grain de poudre antimoniale, jusqu'à ce que la douleur fût passée. La malade prit ainsi douze grains d'opium en douze heures ; la douleur fut dissipée, et il ne s'ensuivit pas le moindre inconvénient. Quinze jours après, une légère douleur faisant craindre le retour des douleurs passées, la malade reprit une pillule, mais celle-ci causa beaucoup de mal-aise, ainsi que de la confusion et de la pesanteur dans la tête. Je pourrais rapporter des exemples nombreux de la vérité de cette proposition, tant d'après l'autorité des auteurs que d'après mon expérience personnelle.

végétal (1), réussit beaucoup mieux à certaines personnes que toutes les autres pré-

(1) Le docteur Armstrong, dans un ouvrage estimable qu'il a dernièrement publié, *sur le typhus et les autres maladies fébriles*, donne l'histoire suivante de ce remède : « le *black drop* fut originairement préparé, il y a plus de cent ans, par Edward Toustall, médecin du comté de Durham et membre de la Société des Amis. La recette en étant passée à l'un de ses proches, John Walton, qui le prépara également, fut trouvée parmi les papiers du frère de ce dernier, feu Edward Walton de Sunderland, et je la rapporte ici, avec la permission de l'un de ses exécuteurs testamentaires, Thomas Richardson Senior, mon très-respectable ami.

Prenez une demi-livre d'opium en morceaux; trois pintes de bon verjus; une once et demi de noix-muscades, et une demi-once de safran. Réduisez le tout à consistance convenable, au moyen de l'ébullition, et ensuite ajoutez un quarteron de sucre et deux cuillerées de levure. Placez le mélange, dans un endroit chaud, près du feu, pendant six ou huit semaines, puis à l'air, jusqu'à ce qu'il devienne en sirop; enfin décantez, filtrez, et mettez en bouteilles, en ajoutant un peu de sucre à chaque bouteille.

Le docteur Armstrong cite l'autorité d'un ami qui estime la force de cette préparation, comme 1 est à 3, par comparaison avec la teinture ordinaire d'opium. Il considère cette évaluation comme juste, et mes propres essais, tant sur moi que sur mes malades, me conduisent exactement à la même conclusion.

parations opiacées ordinaires, et j'en ai des preuves convaincantes.

Le principal avantage qu'il me paraît avoir, est de bien moins déranger l'estomac pendant son opération immédiate, et la tête, le lendemain, que la teinture ou le vin d'opium préparés d'après la pharmacopée.

On imagine sans doute que l'acide végétal ne dissout pas la résine de l'opium, qui paraît être la plus chaude de ses parties constituantes; mais on aurait tort, et quoique le *black drop*, par son menstru et par ses ingrédiens agréables au goût, se trouve convenir à l'estomac, je ne dois pas moins le considérer comme une préparation chaude. La résine d'opium, apparemment par l'influence de la matière extractive qu'elle contient aussi, est soluble, même dans l'eau, à un degré considérable. M. Orfila rapporte quelques expériences (1) pour prouver que l'extrait aqueux d'opium est la plus active de toutes les préparations; que chacune des parties constituantes de cette substance est douée plus ou moins d'une vertu anodyne, et que de ses principes *non essentiels* (si l'on

---

(1) Traité des Poisons, part. III, p. 144.

peut employer cette expression), c'est la résine qui en possède le plus. Il ajoute que la partie résineuse, quoiqu'administrée séparément et à hautes doses, n'enflamme pas la membrane muqueuse de l'estomac. Un examen ultérieur tend à détruire ces assertions, comme je l'apprends de M. Battley, qui a donné une grande attention à cet objet. Ce chimiste a réussi à obtenir de cette substance inestimable, une préparation entièrement dégagée de propriétés stimulantes, salines, résineuses et autres (pour me servir de ses propres termes), qu'il considère comme éminemment pourvue de qualités sédatives utiles : d'après le principe mentionné ci-devant, on voit que dans certains cas de douleurs, accompagnées d'une irritation particulière du système nerveux, ces propriétés stimulantes contrarient l'effet anodyn favorable de l'opium : en même temps, M. Battley est conduit à penser que la vertu du remède, pour soulager simplement la douleur, est considérablement diminuée par l'absence des principes résineux et autres. Il emploie des procédés de décomposition (1) pour obtenir ses

(1) Je n'ai pas encore eu occasion de former aucun jugement sur les propriétés médicinales du *morphium*, prin-

résultats, et il promet de communiquer sa méthode au public, quand ses opinions seront entièrement confirmées à sa propre satisfaction. J'ai fait l'essai du composé fluide auquel il donne le nom de liqueur sédative d'opium, et la justice m'oblige à déclarer qu'elle a produit les effets anodyns et sédatifs (1) les plus heureux. Par exemple, elle soulage la douleur et procure la tranquillité et le sommeil, avec moins d'inconvéniens consécutifs sur le système nerveux, la peau et l'action des intestins et des reins, que toute autre préparation d'opium dont j'ai pu me servir à dose égale. Dans un cas très-urgent de douleur *arthritique*, accompagnée aussi d'une irritation nerveuse excessive, j'ai trouvé nécessaire d'en donner cent gouttes, en doses divisées, dans l'espace de trois à quatre heures, et de répéter son administration pendant deux ou

---

cipe nouvellement annoncé par M. Sertürner, et qu'on dit être le principe caractéristique de l'opium. Voyez *Thoustson's annale of philosophy*. n° LIV.

(1) Par le terme anodyn, j'entends un médicament qui soulage la douleur; et, par sédatif, celui qui diminue plus particulièrement la simple irritation nerveuse.

trois nuits successives. Il n'en résulta nul accident, et le malade fut extrêmement satisfait de la supériorité de ce composé, sur les autres préparations d'opium dont il avait déjà pris un grand nombre. On avait, auparavant, donné sans succès l'extrait de semences de stramonium à hautes doses. Autant que je puis juger, jusqu'à présent, de la force relative de ce remède, je le conseillerais aux mêmes doses que la teinture d'opium de la pharmacopée, et je suis convaincu qu'on peut compter bien davantage sur lui, comme sédatif. Néanmoins, dans les douleurs extrêmes, l'opium, sous toutes ses formes, mérite notre entière confiance, et c'est surtout dans son état liquide que réside son pouvoir d'action le plus immédiat. J'ai besoin moi-même d'expériences ultérieures pour m'assurer de l'efficacité comparative de la liqueur sédative d'opium et de la teinture ordinaire, à l'égard du soulagement de la douleur présente extrême; mais si l'on voulait prévenir le soir ce symptôme, je recommanderais une dose du remède de M. Battley (sous forme solide ou liquide, ou combiné avec l'opium, ou d'autres médicamens, selon l'exigeance du cas), ou bien de petites doses d'opium cru et de poudre antimoniale, d'après la formule indiquée précédemment, administrées de bonne heure dans la soirée, et répétées ensuite, s'il était nécessaire, à des intervalles convenables. Quant à l'indication de prévenir la douleur, ma préférence n'est pas entièrement décidée entre ces deux derniers moyens ; mais certes, s'il s'agissait, au lieu d'une douleur urgente, de diminuer une inquiétude et une agitation excessives, je n'hésiterais pas à choisir cette nouvelle préparation, pourvue de qualités si précieuses. Lorsqu'on la prescrit dans cette vue, j'ajouterai que les doses, au commencement et par la suite, doivent être petites, comme de cinq à quinze gouttes, par exemple.

Quelles que soient néanmoins les améliorations qu'on ait introduites dans le mode d'administration de l'opium, il se rencontre encore des constitutions d'une idiosyncrasie particulière qui ne peuvent supporter cette substance sous aucune forme. Son influence est tellement contraire au système nerveux de certains individus, qu'on voit chez eux une dose modérée de sirop de pavot blanc produire un état de délire temporaire, et lors d'accidens moins graves, la plus légère portion d'opium jeter de la confusion dans les idées et déranger l'estomac à un degré inquiétant. Dans les douleurs urgentes indépendantes de l'inflammation ordinaire, les exceptions aux avantages de l'opium sont heureusement assez rares. Si des personnes éprouvaient de son usage (quelques doses ou formes qu'on employât), un accroissement d'irritation nerveuse, tel que le soulagement de la douleur fût un avantage trop chèrement acheté, on devrait alors recourir aux autres narcotiques dont je vais donner ici un court exposé. L'extrait de jusquiame, comme sédatif et doux anodyn, mérite quelque confiance ; mais son mode d'action m'a paru varier davantage que celui de tous les autres remèdes de cette classe. Ainsi, il est des cas où l'on en peut prendre, sans inconvéniens, trois ou quatre grains, deux fois par jour, tandis que dans d'autres, on peut aller jusqu'à un gros dans les 24 heures. Toutefois, quand le système ne se montre pas promptement sensible à l'influence de ce remède, on a celle de l'extrait de cigüe, dont les vertus sédatives me paraissent devoir être rangées sur la même ligne ; je regarde la persévérance dans leur usage, comme presque entièrement inutile, et comme tendant seulement à affaiblir l'estomac. Les effets très-différens de toutes les substances végétales, doivent incontestablement se rapporter en grande partie à leurs mode et état divers de préparation, d'où s'ensuit leur vertu consécutive (1). Mais pour ce que je viens de dire de la jusquiame, je ne m'en suis rapporté qu'aux cas où l'on s'était servi du même extrait.

L'*humulus lupulus* a été fortement recommandé par feu M. Freake, comme un remède

---

(1) Il arrive non-seulement que les extraits des substances végétales sont quelquefois originairement mal préparés, mais en outre qu'ils éprouvent une décomposition, lorsqu'on les conserve long-temps, surtout dans un endroit humide. Si l'on veut avoir un remède végétal dont les propriétés soient les plus actives possibles, la première chose à faire, est de cueillir la plante dans son plus grand état de forces : ensuite il faut la désécher à une chaleur convenable, et enfin la réduire en poudre et la conserver, pour l'usage, dans une bouteille bien bouchée, entourée de papier noir. On met, par là, la substance à l'abri de l'influence de la lumière, d'après la méthode qui est enseignée par le collége. Dans cet état, je conviens qu'un extrait bien préparé et soigneusement conservé, possède tous les titres à notre confiance.

dans le paroxisme de la goutte. Je puis affirmer, après des essais très-suffisans, tentés avec ce remède, qu'il est presque tout-à-fait dépourvu de propriétés. C'est, dans tous les cas un très-faible sédatif. Cette opinion est encore appuyée par les expériences du docteur Bigsby (1).

Le remède soporifique, préparé avec le suc blanc, épaissi de la *lactuca sativa*, ou laitue commune des jardins, dont je dois la connaissance au docteur Duncan Senior, mérite une exception avantageuse, et je suis heureux, en cette occasion, d'avoir à rendre témoignage de ses vertus. La teinture des feuilles séchées ou du suc épaissi, sorti des incisions faites à la plante et évaporé à consistance d'extrait, à laquelle le professeur a donné le nom de *lactucarium*, est la préparation dont j'ai fait l'essai : après avoir été témoin de son mode d'agir, dans plus de cent cas divers, je puis la recommander avec la plus grande confiance, comme un doux sédatif, propre à tranquilliser sans stimuler, à diminuer la toux, à favoriser le sommeil et à soulager légèrement la douleur. Mais je

---

(1) Voyez, medical Repository, vol. IV, p. 287.

pense que les doses devraient être portées plus haut que celles dont on m'avait engagé à me servir, et qu'une quantité aussi petite, que quatre à cinq grains, au moment du coucher, répétée à des intervalles convenables, selon le besoin, est insuffisante pour amener aucun résultat satisfaisant.

J'ai cherché à comparer les propriétés de cette plante avec celles de la *lactuca virosa*, et quoique je ne considère pas mes expériences comme assez confirmées pour les faire connaître, je n'en suis pas moins certain que la *lactuca sativa*, préparée suivant la méthode du docteur Duncan (1) mérite une préférence positive.

Le *datura stramonium*, préparé et réduit en extrait avec les graines de la plante (2), vient d'être tout récemment présenté aux praticiens comme un anodyn efficace, par

---

(1) M. Probart, *great portland* street, a préparé ce remède, avec de grandes peines, à ma recommandation. Il a suivi la méthode de l'inventeur, et il le vend sous le nom de *lactucarium*.

(2) D'après M. Battley, les propriétés les plus actives du stramonium résident dans sa capsule. Je saisirai la première occasion favorable d'en faire la comparaison.

le docteur Marcet (1). J'ai eu plusieurs occasions d'essayer cet extrait à hautes doses, dans des douleurs intenses de goutte, mais avec des effets bien inférieurs à ceux des préparations d'opium dont j'ai parlé : dans toutes les circonstances semblables, je n'hésiterai pas à m'en tenir à l'opium brut ou à l'extrait ou liqueur de M. Battley. Quant à ces exceptions, où l'opium ne peut convenir par suite de l'idiosyncrasie du malade, je donnerai une préférence exclusive au *stramonium*, sur tous les autres narcotiques dont j'ai pu jusqu'ici me servir. Il a surtout réussi à soulager cette sorte de douleur, qui dépend du spasme de la fibre musculaire, ou qui du moins a des rapports immédiats avec lui : donné au moment du coucher, cet extrait est très-propre à combattre la tendance aux crampes. Je n'ai jamais trouvé nécessaire de commencer la dose à une quantité moindre qu'un quart de grain, deux fois par jour, et quant à son maximum,

---

(1) Voyez un mémoire à ce sujet, dans le 7e vol. des Transactions médico-chirurgicales, mémoire auquel je renvoie pour de plus amples détails sur les propriétés de ce remède.

je dirai que lorsqu'on en est venu graduellement à dix grains dans les 24 heures, en doses divisées, on doit en discontinuer entièrement l'usage, s'il n'a pas encore produit des effets avantageux bien marqués. Je crois important d'ajouter, en finissant, que j'ai obtenu des résultats plus décidés de l'emploi de l'extrait de stramonium et du lactuarium réunis, que du premier séparément. Après des réflexions profondes sur les vertus de ces remèdes, je suis tenté d'affirmer que le premier agit plus comme anodyn, et le dernier comme sédatif, et que lorsqu'on désire obtenir à la fois ces deux effets, rien n'est plus propre à les procurer que la réunion de l'une et l'autre de ces préparations.

L'*atropa belladona* est un narcotique d'une activité bien connue, et dans les cas de douleurs et de spasmes qui ont résisté aux autres anodyns et sédatifs, il a des droits éminens et réels à être essayé (1). J'ai été

(1) Il est très-certain que tous les végétaux narcotiques ont leur mode d'agir particulier qu'on pourrait appeler *spécifique ;* de là vient l'utilité d'en changer, quand l'un d'eux trompe notre attente.

très-satisfait de ses effets dans la coqueluche et dans un cas d'asthme spasmodique; mais dans la goutte, content des autres remèdes de cette classe, je n'ai jamais été conduit à l'employer.

L'aconit - napel est cité par Barthez (tome 1er, page 152), comme efficace pour soulager les douleurs chroniques de goutte. Le peu d'expérience que j'ai de ce remède, ne m'a pas disposé à lui accorder de la confiance. Afin qu'on ne se méprenne pas sur l'opinion que je puis avoir de la valeur des narcotiques, pour soulager les symptômes douloureux et l'irritation produite par la goutte, je conclurai, en disant que je les considère comme subordonnés aux moyens plus généraux de traitement, et simplement comme des auxiliaires pour remplir les points essentiels de la guérison de l'action inflammatoire, de la rectification de toutes les fonctions sécrétoires et du rétablissement de la circulation dans une balance convenable.

La diète. — C'est à l'égard de cet important objet que les plus grandes erreurs sont commises en général par les goutteux. La faute en est due quelquefois à l'attachement qu'ils portent à leur régime habituel; mais elle est aussi en rapport avec les fausses notions qu'on s'est formées, sur la prédominance de la débilité, dans cette maladie. Il est cependant absolument nécessaire d'éviter, relativement à la qualité et à la quantité des alimens, tout ce qui pourrait produire une forte excitation, et plus spécialement de mettre une grande prudence dans l'emploi du vin et des autres stimulans spiritueux. Non-seulement les symptômes du paroxisme sont aggravés et prolongés par les erreurs de cette nature, mais, en outre, l'érysipèle en est quelquefois une conséquence additionnelle, et il survient, soit conjointement avec la goutte, soit à sa suite immédiate. J'ai eu des preuves très-convaincantes de ce résultat. Lorsque les symptômes sont très-aigus, la nourriture doit être entièrement fluide et non stimulante. Un estomac affaibli et une constitution débile peuvent par fois exiger un régime cordial et fortifiant, même durant le paroxisme; mais cette matière demande une grande discrétion. Nous devons avoir soin de ne pas entretenir la maladie, en même temps que nous soutenons les forces du malade; et, d'après ce principe, toute nourriture stimulante doit être principalement subordonnée à l'emploi curatif des remèdes.

Dans le petit nombre d'occasions qui autorisent l'usage du vin pendant le paroxisme, on doit, en règle générale, le donner étendu d'eau : son action cordiale est même plus utilement obtenue, quand on le joint à quelques analeptiques, tels que le salep, le sagou, le gruau, etc.

Le petit lait est une boisson adoucissante, aussi agréable qu'utile. Quelquefois la soif du malade est si urgente, qu'il sollicite les liquides les plus froids et jusqu'à l'eau glacée. Je ne me suis jamais refusé à un désir ainsi dicté par la maladie, et je peux assurer que je n'ai jamais vu résulter d'effets fâcheux d'une semblable condescendance. L'action des remèdes sur les reins et le tube digestif doit être néanmoins étudiée par l'administration fréquente d'un fluide chaud étendu, tel que le thé, l'eau de gruau légère ou l'eau très-chaude seule. Les boissons acidulées ne conviennent pas, en général, à l'estomac des goutteux, surtout durant le paroxisme, quoique j'aie rencontré quelques cas où l'usage de la limonade était alors parfaitement agréable. Ai-je besoin de rappeler ici que pendant l'action du purgatif mercuriel, on doit éviter tous les acides possibles, et s'en tenir à l'emploi des fluides chauds dont je viens de parler. Ce cas seul excepté, je ne vois pas de motifs pour refuser au malade les fruits acidulés de la saison, comme oranges, raisins de bonne qualité, pommes, etc., surtout lorsque l'estomac les digère bien et qu'il n'y a pas de contre-indications.

Les exercices du corps. — Sydenham conseillait un exercice journalier en voiture, même au commencement d'un accès, à l'exception des cas où la douleur était excessive. Ce précepte me semble d'une exécution difficile, et je n'en aperçois pas la nécessité: il serait même incompatible avec le traitement attentif qui a été indiqué. L'autre extrémité du repos parfait et de l'influence affaiblissante du lit est également contraire. La pratique nous offre des preuves nombreuses qu'un exercice modéré est très-convenable pour prévenir la débilité et la roideur des membres.

Vanswieten rapporte (1), en plaisantant, l'histoire d'un maître de danse, qui était

(1) Commentaires, § 1261.

empêché par sa nombreuse famille, de rester long-temps oisif à nourrir sa goutte.

Quelques personnes menacées d'une attaque sont parvenues à dissiper les symptômes par l'exercice forcé d'une longue marche; mais c'est une expérience incertaine, et qui, le plus ordinairement, est suivie par des inconvéniens sérieux.

Le docteur Small sortait aussitôt après la cessation de l'action inflammatoire, et selon son opinion, sur dix goutteux, il en est neuf qui sont perclus, plutôt par indolence et par crainte de la douleur, que par les véritables effets de la goutte (1).

Dans les cas de vives douleurs et de traitement négligé, lorsque le malade est entièrement demeuré dans son lit, pendant un très-long temps, et qu'il s'y plaît par choix, il est à craindre que la sécrétion excessive de mucosités de la vessie urinaire (indiquée déjà, comme accompagnant la qualité irritante de l'urine d'une pesanteur spécifique considérable) ne puisse indirectement produire, par sa tenacité, des concrétions calculeuses, et conduire ainsi aux doubles

(1) Medical Observations and inquiries, vol. VI, p. 200.

tortures de la pierre et de la goutte. Cette circonstance, comme je l'entends, est exclusive aux cas où, par suite d'un traitement mal dirigé, le malade est laissé dans son lit, pendant des semaines et des mois entiers.

Lorsque les souffrances ne sont pas extrêmes, on doit engager, chaque matin, le malade à quitter son lit pour se mettre sur une chaise longue, avec les jambes élevées et placées dans la position la plus commode : à mesure que l'inflammation et la douleur diminuent, le malade fera graduellement de l'exercice, et ce moyen est plus propre à soulager l'irritation qu'à la produire. J'ai vu cependant, plusieurs fois, un exercice trop prompt du membre, être suivi d'une rechute, à cause de la sur-action des parties affaiblies : aussi la conduite de la dernière période de l'accès demande-t-elle souvent un jugement médical très-délicat.

Les passions. — Plusieurs guérisons merveilleuses et immédiates du paroxisme sont rapportées par les anciens auteurs, comme ayant été affectées par l'influence soudaine des passions fortes de l'ame, et plus particulièrement de la terreur. Le docteur Falconer observe, avec beaucoup de justesse, que ces histoires sont plus curieuses que utiles, et qu'on n'en peut faire aucune application dans la pratique (1).

Tous nos soins doivent tendre plutôt à diminuer qu'à exciter les émotions violentes qui sont si souvent les causes prolifiques de la maladie elle-même, et nous chercherons à les remplacer par l'espérance, la gaîté, la tranquillité et des distractions agréables. Le courage et la véritable philosophie sont plus propres à concourir au bien-être du malade, que les charmes superstitieux des anciens, puisqu'il vaut mieux améliorer la raison, que tromper l'imagination et détruire le jugement.

Traitement local du Paroxisme.

Le sujet qui va nous occuper est d'une grande importance, et il offre, dans ses détails, l'application de nouveautés utiles. L'inflammation arthritique n'a jamais été traitée, d'après des principes fixes et réguliers, et dans la plupart des cas, on lui a laissé jusqu'ici parcourir la série de ses diverses

---

(1) Upon the influence of the passions on the disorders of the body.

périodes, sans chercher à combattre ni à soulager ses effets nuisibles : tantôt on l'a augmentée, entretenue et prolongée par une sorte de ménagemens, tandisque, d'autres fois, on a hasardé de l'étendre. Au milieu d'une pratique aussi irrégulière, il est fort à désirer qu'on puisse établir un mode de traitement efficace et sûr. Je vais donc donner une courte indication des principaux remèdes topiques qui sont actuellement en usage, ou du moins, qui ne sont pas encore tout-à-fait tombés dans l'oubli, et décrire la méthode particulière qui m'a parue la plus recommandable.

Les sangsues. — La déplétion immédiate des vaisseaux devenus le siége de l'action inflammatoire peut paraître, au premier coup d'œil, s'accorder très-bien avec les saines doctrines pathologiques; et les auteurs, en général, ont vanté l'utilité de cette pratique. Quelques médecins, néanmoins, préfèrent la méthode plus prompte d'ouvrir, au moyen de la lancette, une des veines distendues, espérant par là obtenir un soulagement plus efficace.

Un examen attentif des effets de la saignée locale me porte à la considérer, non-seulement comme inutile, mais comme nuisible même le plus souvent; et, dans les circonstances où elle réussit, en apparence, elle est rarement couronnée d'un avantage permanent. J'ai toujours cru que, dans les inflammations locales dont la violence était assez considérable pour influencer seulement l'action du cœur et des artères, il était plus convenable de tirer du sang du bras que de la partie affectée; mais que, lorsque l'action inflammatoire était presqu'entièrement locale, la déplétion des vaisseaux devait être locale aussi. Quant à ce qui concerne l'inflammation *arthritique*, nous devons réfléchir qu'elle forme seulement une partie de la maladie constitutionnelle et qu'elle est souvent d'une nature plus fugitive que toutes les autres.

J'ai vu, dans quelques cas, après l'application des sangsues, l'inflammation se transporter subitement sur l'autre membre, et démontrer par là que les causes constitutionnelles existaient dans toute leur activité, sans avoir été affaiblies par la saignée locale. Je ne prétends pas par là que cette dernière soit dangereuse pour l'économie animale, ni que elle ait jamais mérité une telle imputation; mais je dois ajouter que l'usage imprudent des sangsues, dans l'inflammation arthritique, n'est nullement innócent, relativement à ses conséquences locales. L'augmentation de la douleur et de l'irritation inflammatoire suit, de temps en temps, leur application; et un accident, beaucoup plus sérieux, parce qu'il est plus durable, que j'en ai souvent vu résulter, est l'accroissement de la débilité des parties. Lorsqu'on avait tiré une grande quantité de sang de cette manière, il survenait ensuite un œdème incommode et de longue durée, accompagné d'une incapacité d'action des articulations les plus rapprochées. Trois fois, j'ai été témoin de la saignée d'une des veines distendues, dans le voisinage du pied, lorsqu'une inflammation goutteuse violente avait son siége au gros orteil, et je n'ai nullement été satisfait des suites de l'opération. Dans deux cas, la douleur a été plutôt augmentée que diminuée, et dans le troisième, il est survenu une grande faiblesse locale. Les parties affectées sont, durant 'inflammation, dans un état d'irritation tel qu'il devient nécessaire d'apporter de grands ménagemens, tant par rapport à la nature, qu'au mode des remèdes qu'on emploie alors. Au moyen du traitement constitutionnel actif dont j'ai donné les détails, et de l'emploi de l'évaporation locale que je vais présentement décrire, j'ai toujours été dispensé de recourir aux remèdes plus compliqués et plus douteux, pour la guérison de l'inflammation.

Les vésicatoires et les irritans. — Je n'ai pas songé à expérimenter avec aucun remède de cette classe, dans la goutte aiguë, à cause de l'objection qu'on peut élever contre leur mode d'agir le plus probable, et parce que j'ai été content de l'efficacité des autres moyens.

Cullen (parag. 565, 566) parle des vésicatoires comme d'un remède salutaire, mais hasardeux; et il exprime le même sentiment à l'égard de l'*urtication.* Le moxa (mode de cautérisation des Chinois) doit être considéré comme une espèce de vésicatoire douloureux. Sir William Temple rapporte la guérison qu'il en a obtenue (1). Hippocrate employait l'*ustion* avec les fils de lin, dans le voisinage des articulations affectées.

(1) Voyez ses ouvrages, vol. III.

Quant aux applications plaisantes, on en trouve une longue liste dans l'extrait curieux que Sydenham a fait de la Τραγοποδαγρα de Lucien.

La chaleur. — Les diverses méthodes d'envelopper chaudement la partie affectée, dans la vue de produire la transpiration, ou, dans le langage bizarre de la pathologie humorale, *afin d'inviter la déposition et l'évacuation de la matière morbide*, quoiqu'en apparence conseillées par la prudence, et garanties par un usage immémorial, n'en appartiennent pas moins aux doctrines les plus pernicieuses de l'ancienne pratique. Les chaussons de laine et les brodequins ont été choisis de préférence pour remplir ce point de traitement (1). Un malade, qui s'est long-temps servi de brodequins, m'a dit que les articulations de ses pieds ne s'étaient jamais rétablies de la faiblesse excessive qui avait résulté de leur usage. D'autres personnes ont appliqué, d'une manière plus partielle, du taffetas ciré sur la partie affectée, quelquefois avec soulagement de l'inflammation, au moyen de la production

(1) Gardiner, on the gout.

de la transpiration, mais cependant, sans aucune compensation suffisante pour la faiblesse qui en était la suite. *Flanelle et patience*, tel est encore l'adage de plusieurs malades dont la prudence est plus grande que le jugement. Il est évident que l'entretien de la chaleur morbide, par une enveloppe chaude, doit beaucoup servir, d'un côté, à augmenter la douleur et à prolonger la maladie, tandis que de l'autre, la production d'une forte transpiration, devient un accident secondaire très-important, par la débilité qui est une conséquence de ce mode d'évaporation. Les cas les plus longs et les plus intraitables que j'aie vus, ont été ceux où la pratique relâchante avait été suivie dans toute son étendue, tant par l'accumulation locale de la chaleur, que par l'influence oppressive des couvertures du lit, conjointement avec des erreurs correspondantes et continuées dans le régime. Même dans ces exceptions accidentelles au cours général de la maladie, où un accès de goutte arrive plutôt comme un remède que comme un mal, il est convenable de n'employer que des enveloppes modérément chaudes; et je dois avertir, en outre, que, durant le paroxisme, le malade fera bien de préserver les parties enflammées de l'influence brûlante du feu de son appartement.

Les pédiluves, les fomentations, etc. — Les pédiluves sont inadmissibles, tant qu'il reste de l'inflammation ; et j'ai vu les symptômes reproduits d'une manière très-remarquable par leur emploi, lorsqu'en apparence, il ne semblait rien exister qui pût faire craindre un pareil accident. Ceux qui ont adopté cette pratique, comme remède du paroxisme, ont, pour la plupart, éprouvé des effets très-défavorables. Une dame, d'une grande sensibilité nerveuse, la quatrième nuit du paroxisme, plongea ses pieds, dont l'un était tuméfié et très-enflammé, dans de l'eau chaude, pendant dix minutes. Presqu'à l'instant, la goutte quitta le pied et s'étendit avec une telle rapidité, que, durant cette même nuit, elle affecta les genoux, les coudes et les poignets, sans revenir au pied, pendant tout le cours de l'accès, qui fut d'une longueur extraordinaire. Un malade ayant une goutte intense à chacune des articulations des pieds, les plongea dans l'eau chaude avec du son : il s'ensuivit, au bout de quelques heures, un prompt transport de l'inflammation sur les genoux et sur les coudes, et l'accès fut d'une durée très-longue. Les fomentations de décoction de pavots, et la vapeur d'eau chaude imprégnée d'herbes aromatiques, ont été patiemment essayées pour soulager la douleur et l'inflammation, mais rarement avec aucun bon résultat, et le plus souvent, avec un désavantage manifeste.

Lorsqu'on désire, durant le paroxisme, nettoyer et ramollir la peau des parties environnantes et de celles qui sont immédiatement affectées, il est bien préférable de les éponger avec de l'eau tiède que de recourir à l'immersion. Le *bain d'acide muriatique*, primitivement adopté en France, est encore par fois employé dans ce pays. J'ai été témoin de ses effets, chez un malade, dont il a aggravé la douleur et l'inflammation. Quelques autres m'ont dit avoir éprouvé du soulagement de ce remède. Son usage me paraît être peu judicieux, et je le trouve trop excitant ou trop relâchant, selon le degré et la durée de la température qu'on lui donne.

Je connaîs un malade, d'une grande intelligence, très-sujet à la goutte, qui est partisan de l'emploi d'un air chaud, comme remède : il l'obtient par la combustion de l'alcool, à l'extrémité d'un tube mince, dont la forme est courbée et placée dans un étui en bois, pour pouvoir entrer sous les couvertures du lit, et y laisser librement circuler l'air. Au bout de 20 minutes, la transpiration commence et devient bientôt abondante. Ce traitement, suivant son rapport, a matériellement diminué la durée et le degré de la douleur du paroxisme, et il est convaincu que, par ce moyen, la goutte, en diverses occasions, a pu sortir efficacement par les pores. J'ai été témoin de l'opération de ce remède, chez le malade en question, et voici les conclusions que j'en porte. Un semblable procédé me paraît constituer un mode très-ingénieux de procurer au corps une chaleur moyenne, qui, déterminant universellement le sang vers la peau, excite promptement, dans des circonstances favorables, une transpiration générale. Je pense qu'on pourrait, par son secours, remplir une indication très-utile, dans les accès en froid, de toutes les fièvres commençantes et dans l'état de frissonnemens du corps, après toute exposition dangéreuse au froid et à l'humidité. Quant à ce qui regarde la goutte, malgré le rapport favorable du malade, je ne le considère pas comme un remède approprié, en principe général, quoiqu'il puisse survenir des circonstances où, dans la première invasion de l'accès, son usage soit très-rationel (1). J'ai avancé mes objections, contre le plan d'une transpiration excessive, pour la guérison d'un paroxisme, et je me résumerai, à cet égard, en disant que la maladie ayant son siége secondaire à la surface du corps, et son véritable caractère dépendant radicalement d'un état d'obstruction et d'altération des organes digestifs, du foie, en particulier, ainsi que d'un dérangement du système nerveux; il me paraît, d'après cette manière de voir, que l'emploi des purgatifs diurétiques, des douces préparations mercurielles et des sédatifs, forme la méthode la plus directe et la plus efficace de traitement.

---

(1) J'ai l'intention d'essayer ce procédé comme auxiliaire, pour produire une transpiration générale, dans les cas de la maladie où par les méthodes ordinaires, il est difficile d'affecter la peau : je saisirai la première occasion, de faire connaître les résultats que j'aurai obtenus.

Les cataplasmes, comme moyens d'évaporation, simples ou diversement composés, ont été, en général, considérés d'une manière avantageuse. Sydenham dit avoir retiré quelques bons effets d'un cataplasme de pain blanc et de safran, bouillis dans du lait et auquel on avait ensuite ajouté une petite quantité d'huile de roses. L'expérience m'a appris que l'usage fréquent des cataplasmes avait l'inconvénient d'augmenter le gonflement édémateux et la débilité consécutive. J'ai néanmoins retiré une grande satisfaction d'un cataplasme simple, fait avec du pain bouilli dans l'eau, comprimé ensuite, de manière à devenir presque sec, puis ramolli suffisamment au moyen d'une lotion que je ferai connaître. On l'applique, alors, tiède sur la partie affectée (1). Je n'ai jamais prescrit ce remède que pendant la nuit, temps où le malade soupire après le repos, et où il ne jouit pas d'une attention aussi régulière que pendant le jour. Je ne l'ai conseillé que dans les cas où l'inflammation

(1) Les effets d'un cataplasme chaud sont très-nuisibles, car, outre la débilité à laquelle il conduit, il rend la partie très-sujette à être affectée de rhumatisme.

et la douleur étaient intenses; et où la suspension d'un traitement évaporatoire plus actif, pendant la nuit, n'aurait pas été sans inconvéniens. Lorsque l'inflammation était modérée, j'ai quelquefois fait appliquer le soir l'emplâtre de savon de la pharmacopée, étendue sur du linge ou du cuir mou, mais je finirai en observant que, si les parties affectées sont froides et exemptes de douleurs au moment du coucher, on doit omettre tout traitement local jusqu'au lendemain, et ne pas se servir d'enveloppes extraordinaires, de quelque nature qu'elles soient.

Des autres modes d'évaporation. — La pratique du docteur Kinglake (car on l'a désignée ainsi, quoique originairement elle ait été empruntée à Hippocrate (1) et aux autres anciens) semble être, et très-justement, tombée en désuétude, parmi le plus grand nombre de ceux qui furent ses premiers promoteurs. Le docteur Kinglake introduisit ce traitement, d'après le principe borné, qui fait considérer la goutte comme une maladie locale, analogue sous ce rapport à la

---

(1) Aphor. xxv, sect. v.

simple inflammation. Une pathologie aussi erronée ne mérite aucune réfutation sérieuse. On ne peut nier que la goutte ne soit quelquefois *comparativement* une affection très-locale, et que l'emploi de l'*eau froide*, durant le paroxisme, n'ait eu occasionellement des succès. Il me paraît néanmoins plus sûr et plus convenable de croire toujours à des connexions plus ou moins intimes, entre le système général et l'inflammation arthritique, et d'établir sur ce principe un traitement approprié. Quand on réfléchit à la facilité avec laquelle l'inflammation goutteuse se transporte d'une partie sur une autre, l'influence répercussive soudaine d'un froid intense et continu, pourra paraître très-dangéreuse, même en théorie, et dans la pratique, ses effets fâcheux sont maintenant bien reconnus. D'après tout ce que j'ai pu apprendre de l'application de l'eau froide, le soulagement n'est jamais aussi certain que le danger, et je pourrais énumérer plusieurs exemples où les malades, même au commencement du traitement, se sont trouvés fort alarmés par des spasmes soudains de l'estomac ou du diaphragme, sans compter une foule d'autres cas où le danger fut bien avéré. Dans quelques-uns, une mort prompte en devint la conséquence. La chute immédiate de la douleur est suivie fréquemment par un engourdissement, une augmentation de la tuméfaction, un mal-aise très-prolongé, et dans les parties tendineuses et musculaires, l'influence de ce moyen n'est nullement favorable au libre retour des mouvemens. Lorsqu'il opère même le plus heureusement, ses effets sont trop subitement produits ; la guérison est plutôt locale que constitutionelle, tandis qu'il faudrait tendre à l'accomplissement de ces deux objets distincts. Dans cette maladie surtout, c'est le traitement constitutionnel qui est le premier et le plus essentiel : le traitement local n'est que d'une importance secondaire, quoiqu'on ne puisse raisonnablement nier qu'il ne doive entrer aussi en considération. La conséquence certaine d'une inflammation arthritique négligée, étant, tôt ou tard, la débilité permanente et la perte des mouvemens volontaires, il arrive de là, comme nous le voyons trop souvent, que les malades sont privés par le raccourcissement de leurs membres, de ce degré d'exercice, également essentiel à leur santé et à leur bien-être.

Depuis long-temps, il me semblait qu'un épuisement plus graduel de l'inflammation, et qu'un mode plus doux pour y parvenir que celui d'un froid actif, seraient à l'abri de toutes les objections et de tous les inconvéniens du traitement en question. Il me paraissait également assez probable qu'une surface évaporatoire humide procurait au malade des sensations très-différentes de celles qui accompagnent la chaleur sèche et brûlante de la peau, amenée si habituellement par l'inflammation arthritique. J'ai maintenant la satisfaction d'annoncer que, dans plus de soixante-dix cas, j'ai fait un usage très-fréquent et couronné du succès le plus complet, d'une lotion composée d'une partie d'alcool et de trois parties d'une mixture camphrée : je l'appliquais sur l'endroit affecté, au moyen de compresses, rendues d'abord agréablement tièdes, par l'addition d'une quantité suffisante d'eau bouillante ou très-chaude. C'est ainsi qu'on obtient une méthode prompte et convenable d'employer la lotion, d'après les principes qui m'ont fait recommander son adoption.

L'évaporation que l'alcool seul produirait est avantageusement modérée par son union avec la mixture camphrée et la chaleur qui lui est communiquée par l'addition de l'eau chaude, et empêche ses parties volatiles de se dissiper, comme cela serait arrivé par la chaleur soudaine du feu. L'opération du remède est considérablement changée, suivant qu'on l'applique chaud ou froid : j'ai observé que, lorsqu'on l'employait à une trop haute température, son action était plus nuisible qu'utile. Si l'on se sert du thermomètre pour la mesurer, elle ne doit pas être au-dessous de 75°, ni au-dessus de 85°. Je considère néanmoins que l'expression de *tiédeur agréable* est une direction sure et suffisante pour le malade. La compresse de linge, composée de six ou huit doubles, doit être constamment humectée avec la lotion, et la seule chose qu'on doive y ajouter est une enveloppe aussi légère et aussi fraîche qu'il sera possible. Les effets de cette lotion, convenablement employée, sont très-satisfaisans, et ils ont véritablement répondu à mes espérances.

Parmi les occasions nombreuses qui se sont présentées à moi, pour faire l'essai de cette méthode locale de traitement, je n'ai vu que deux cas où elle ait été mise de côté, par la raison qu'elle ne produisait pas ce qu'on en attendait. Dans le premier, le système nerveux du malade était particulièrement irritable, et en même temps, l'inflammation arthritique offrait une disposition extraordinaire à se transporter rapidement d'une partie sur une autre, et à les attaquer toutes avec intensité. La lotion parut plutôt irriter que soulager et fut discontinuée. Un effet semblable, quoique moindre, eut lieu également dans le second. Si des circonstances analogues venaient à se présenter, je varierais les proportions du mélange, et au lieu d'employer des compresses, je me contenterais de faire humecter très-fréquemment les parties, au moyen d'une éponge, après quoi la peau pourrait recevoir l'enveloppe légère qu'on jugerait la plus agréable, ou serait laissée découverte pour la liberté de l'évaporation : on choisirait pour guides, les sensations du malade. Quelqu'usage illimité qu'on fît de cette lotion, je n'ai encore rien découvert qui pût lui faire attribuer la plus légère tendance à produire la rétropulsion, même chez les malades qui l'ont déjà éprouvée sur les parties internes, à la suite de l'exposition au froid. Dans les deux cas dont j'ai parlé tout à l'heure, l'inconvénient ne fut que local; nulle partie interne ne fut affectée au degré le plus léger. On concevra facilement que son opération ne peut être également avantageuse, d'une manière immédiate et sensible, chez chaque malade, ni au même degré, dans chaque partie enflammée. Néanmoins la majorité des malades a loué les effets palliatifs immédiats de cette lotion, avec le langage de la satisfaction le plus expressif, et lui a donné l'épithète de délicieuse. Son odeur est agréable et rafraîchissante. Pour obtenir de cette lotion, tous les bons effets qu'elle peut produire, il ne faut jamais laisser sécher les compresses et les alterner quand la partie est très-chaude, afin de conserver l'avantage d'un milieu plus frais d'application. Les rapports suivans de deux malades, dont j'ai transcrit les propres expressions, serviront à démontrer jusqu'à quel point cette méthode d'évaporation est capable de soulager les symptômes douloureux : je puis même ajouter que je n'ai pas choisi les plus favorables de ceux qui sont en ma possession.

Un malade était attaqué d'une goutte très-intense, qui s'était successivement porté à la main droite, au pied, à l'articulation du pied, et au genou du côté gauche, puis au pied, à l'articulation du pied et au genou du côté droit, et enfin à la main droite. Il dit de la lotion : « je dois hautement déclarer que l'avantage obtenu de son application surpasse beaucoup celui que j'espérais, puisqu'elle a infiniment adouci les pulsations ordinaires qui suivent l'inflammation goutteuse. Ma main droite éprouva la première son influence; la douleur et le gonflement diminuèrent graduellement, et, au bout de quelques jours, il n'en restait aucun vestige. Les autres parties affectées, dans l'ordre où je crois qu'elles furent attaquées, en retirèrent exactement les mêmes bons effets : la tuméfaction se dissipa par degrés, sans laisser la moindre dureté dans les articulations. »

Un autre malade, très-sujet à des paroxismes violens, en avait alors un aux deux pieds. Il commença par prendre assez tard dans la soirée un peu de la médecine purgative diurétique, et il se mit au lit, sans avoir fait usage de la lotion. La douleur devint intense; la chaleur et les vibrations étaient excessives, et il lui semblait que les nerfs des parties étaient déchirés et séparés. A six heures du matin, ayant passé la nuit sans dormir, et encore au milieu des plus cruelles souffrances, il appliqua la lotion, et en moins d'une heure, la douleur diminua tellement, qu'il put se livrer à un sommeil réparateur : il s'éveilla, délivré de ses souffrances. Les remèdes n'ayant agi que vers le milieu du jour, il attribua à la lotion le soulagement surprenant qu'il avait goûté. Deux jours après, la main s'affecta et elle fut également soulagée par l'application fréquente de la lotion.

Il est nécessaire d'observer, particulièrement pour le premier cas, que les moyens internes de traitement avaient été adoptés avec une attention très-active, et que les expressions d'approbation, en faveur de la lotion, doivent être communes aux effets plus importans encore de la médecine interne.

Pour continuer l'exposé de ce remède, je dirai que, dans les inflammations et douleurs légères, le soulagement qu'il produit est très-promptement et très-sensiblement reconnu par le malade. Lorsque les souffrances sont très-grandes, son influence, quoique avantageuse, est cependant insuffisante pour parvenir à ce but, et c'est dans l'opium (après qu'on a rempli les indications convenables, dont nous avons parlé), qu'il faut placer sa principale et nécessaire confiance.

On comprend fort bien aussi, que suivant la profondeur du tissu affecté, les bons effets de la lotion sont plus ou moins immédiats, et qu'ils se montrent, par exemple, moins rapidement, quand les ligamens et les capsules synoviales du genou sont le siége de l'affection. Dans ces cas, le malade doit s'astreindre à son usage plus assidu, en proportion de la difficulté qu'il y a à obtenir une impression avantageuse. En entretenant alors une évaporation constante sur les tégumens, on aura la certitude, plus ou moins forte, d'un soulagement présent, sensible et d'un avantage futur certain.

Je ferai encore quelques observations sur la manière dont cette lotion effectue une évaporation lente de la partie enflammée.

La température tiède de l'application à une influence agréable, adoucissante, et son opération plus active est obtenue si graduellement et si sûrement, que je n'ai jamais vu résulter aucun effet fâcheux de son emploi. En même temps que nous adoucissons les symptômes locaux, nous tendons à soulager l'irritation générale de la constitution, et à diminuer la violence et la durée de la maladie entière. Une considération qui ne doit pas non plus nous échapper, c'est que le soulagement présent n'est pas le seul bénéfice que nous retirons. Cette lotion, indépendamment de son efficacité pour dissiper l'inflammation par évaporation, stimule utilement aussi les vaisseaux absorbans; elle agit en outre, comme tonique sur les parties, en combattant avec force la débilité ordinaire qui suit l'inflammation de tissus aussi importans, débilité spécialement produite par l'action particulière de la goutte. En traitant heureusement l'inflammation locale, nous faisons beaucoup pour la conservation de l'organisation des parties affectées, et je n'hésite pas à affirmer, en thèse générale, que nous pouvons prévenir l'espèce d'ankylose ou de raccourcissement des membres, en prenant la goutte à temps.

Quant au caractère erratique de l'inflammation goutteuse, je n'ai pas observé que ce traitement local ait augmenté la disposition défavorable de la maladie, à changer de place; et je le répète, son emploi le plus fréquent n'a été suivi de mauvais effets, dans aucun cas. Enfin, je puis assurer le lecteur que l'interruption du paroxisme, par la méthode combinée de pratique que je viens de faire connaître, n'a pas mérité l'objection sérieuse que l'on adresse à quelques remèdes, celle de ramener une attaque plus prompte. Au contraire, je puis affirmer que si le malade adhère constamment aux règles suivies, qu'il est du devoir du médecin de lui prescrire, cette première abréviation du paroxisme par une méthode active est, à la fois, un moyen sûr et direct de frapper le mal à sa racine.

La transgression accidentelle du malade qui tire trop tôt avantage de son amendement, ou qui abuse des règles, après son rétablissement, n'est pas un reproche fondé contre leur utilité, durant le paroxisme.

Les remèdes généraux indiqués précédemment, ayant été employés dans la latitude nécessaire, et le traitement évaporatoire ayant pleinement produit ses effets auxiliaires, pour la disparition entière de toute inflammation, on arrive à la période distincte suivante, qui exige de l'attention.

Convalescence.

Après les premières et les plus légères attaques du mal, l'état de convalescence, sous le rapport du régime constitutionnel, n'exige souvent d'autres attentions que celles dictées par le bon sens, et qui consistent principalement à prendre des habitudes convenables. Dans les paroxismes violens et plus anciens, l'assistance continuelle d'un médecin est de la plus haute importance. Ces accès négligés et ennuyeux, qui suivent un cours de plusieurs semaines ou de plusieurs mois, et ceux même qui, convenablement traités, montrent néanmoins une forte disposition à revenir, peuvent toujours être considérés comme dépendant radicalement de la présence d'une affection plus ou moins étendue des viscères. Nous devons considérer alors que le malade est réellement convalescent. Il ne suffit pas que notre traitement ait été actif pendant le paroxisme; il nous reste encore deux devoirs distincts à remplir : le premier, de ramener à l'état de santé les fonctions digestives; l'autre, de rendre une force convenable aux membres affaiblis.

Le retour de l'énergie de l'estomac, exige plutôt de la retenue de la part du malade, que des remèdes propres à stimuler l'appétit. Un régime exact, relativement à la diète et à l'exercice, et la régularisation convenable des fonctions du tube digestif, sont alors les seules choses nécessaires pour rétablir la santé générale. *Festina lentè*, devrait être la devise constante du malade et du médecin. Nous chercherons à arrêter la tendance des vaisseaux à leur état de pléthore, et nous nous souviendrons qu'un excès de sang avec une circulation affaiblie, nous conduiraient à plusieurs accidens pires que la goutte, en supposant même que cette dernière n'en fût pas la conséquence.

Pour juger de l'utilité des amers et des autres stimulans toniques, nous devons simplement reconnaître avec attention si les fonctions sécrétoires sont devenues régulièrement saines : nous obtiendrons cette connaissance par l'aspect de la langue, des matières fécales et de l'urine. Si l'on voulait porter un jugement encore plus exact, on pourrait examiner de temps en temps la pesanteur spécifique de l'urine du matin. On peut établir, en règle générale, que lorsqu'il n'existe qu'une simple débilité, les toniques simples peuvent suffire. Dans les cas où le tempérament était trop pléthorique pour permettre les martiaux en substance, j'ai trouvé la teinture de fer amoniacal très-utile. Il est avantageux de la prescrire, dans l'eau tiède, deux fois par jour, à la dose de 20 gouttes qu'on peut porter graduellement à 60; on joint à son usage, suivant le besoin, une dose convenable *de poudre d'aloës composée*, en pillules, avec un savon léger. Le fer ammoniacal en pillules peut, dans certaines circonstances, être donné avec plus d'avantages, en dirigeant en même temps une attention convenable sur la régularisation des fonctions du tube digestif, et sur l'état des sécrétions.

Cullen, en parlant des toniques, à l'article de la goutte, remarque que le remède le plus efficace pour fortifier l'estomac est le fer, dont on peut donner les diverses préparations, et surtout la limaille porphyrisée, à très-hautes doses. Pour moi, je suis bien persuadé que cette préparation de fer, très-insoluble, est la moins favorable de toutes.

J'ai même fait remarquer dans mon analyse de l'eau Chalybée de *Tunbridge Wells*, que les préparations ferrugineuses les plus solubles doivent être certainement considérées comme les plus actives et les plus utiles. La teinture de muriate de fer mérite encore d'être recommandée, quoique moins légère que la teinture ammoniacale, et par conséquent, quoique moins généralement admissible. Dans les cas où elle convient, on peut utilement lui adjoindre la cascarille ou l'angusture. Ce qu'il y a de certain, c'est que quand, par suite de la grande débilité de la constitution, la peau est tellement relâchée que le moindre exercice donne lieu à une transpiration abondante, la teinture de muriate de fer peut devenir un astringent tonique très-favorable, ainsi que je l'ai souvent expérimenté. Il arrive cependant bien plus ordinairement que chez les goutteux les toniques correctifs sont plus nécessaires que les astringens toniques simples, de quel genre qu'ils soient, surtout si on les combine avec la méthode du traitement la mieux adaptée pour remplir la totalité ou partie seulement des indications suivantes :

On fera recouvrer à l'estomac son énergie naturelle, et au foie son état ordinaire, tant comme organe matériellement intéressé dans la juste balance du système circulatoire, que comme fournissant par son action sécrétoire, un stimulant important pour le procédé de la digestion. L'action des intestins sera convenablement régularisée, ainsi que celle des reins qui doivent séparer du sang toutes les parties excrémentitielles : on ramènera la peau à la production d'une transpiration insensible, égale et uniforme, et le corps en général, à une distribution exacte et convenable de la chaleur animale. Si ces points curatifs sont accomplis, le système nerveux n'a besoin d'aucune autre assistance, tandis que les stimulans des nerfs seront aussi contraires qu'inutiles, lorsqu'on négligera la condition des diverses fonctions dont je viens de parler.

Voici ce que dit Sydenham, après plusieurs excellentes observations sur les règles générales de conduite : « Il est évident, d'après tout ce que nous avons avancé, que quiconque entreprend la guérison de cette maladie, doit chercher à opérer un changement total dans les habitudes de vie, afin de rétablir la constitution primitive, autant que l'âge et les autres circonstances le permettront. »

On peut avancer en axiome très-général que dans tous les cas où la constitution a beaucoup éprouvé l'influence de la goutte, le foie est toujours plus ou moins obstrué et dérangé de ses fonctions sécrétoires, et que lorsqu'une telle condition des organes digestifs existe, quoique l'appétit puisse paraître énergique pour des alimens favoris, la digestion, ainsi que l'assimilation du chyle, qui seules peuvent entretenir la santé, n'en sont pas moins imparfaites. Cette période est donc celle où la sagacité du médecin doit surtout s'exercer, et où le malade, pour son bien-être futur, doit observer exactement toutes les règles qui seront établies.

La méthode particulière de traitement que peut nécessiter la convalescence doit évidemment varier dans chaque cas, d'après l'âge, la constitution, le tempérament et les habitudes du malade, ainsi que d'après les circonstances individuelles de l'affection elle-même. Si nous ne faisions pas attention à ces différences, dans la pratique, nous deviendrions de véritables empiriques, et c'est après cette restriction que je puis entrer dans des détails plus étendus.

Comme formule d'un remède stomachique, je recommanderai la combinaison suivante:

℞ Columbæ radicis concisi. ʒi. ad ʒi ℈.
Cascarillæ corticis contusi. ʒii. ad ʒ ℈.
Rhei radicis concisi. ℈i. ad ʒii.
Cardamomi seminum (capsulis demptis) contrit. ʒ ℈.
Aquæ ferventis octarium dimidium.
Macera per horas duas et cola.

℞ Hujus infusi. ℥xi. ad ℥xv.
Tincturæ aurantii. ʒ j.
Sodæ carbonatis. gr. x. ad xv. M.
Fiat haustus, bis quotidiè sumendus.

Il est quelquefois avantageux d'augmenter la proportion du carbonate de soude dans cette potion, et d'y mêler une cuillerée de suc de limon, en sorte que, prise dans le moment de l'effervescence, elle devienne un remède plus agréable et souvent plus utile. Lorsqu'on consulte davantage le goût du malade, ou quand la délicatesse de son estomac l'exige, on met la rhubarbe dans la potion, et on lui substitue des pillules qu'on fait prendre au moment du coucher, et qui sont composées avec *pulv. rhei.—pulv. aloes comp. — et sapon. dur.*

Une pillule altérante peut être prescrite dans la vue d'exciter des sécrétions saines et administrée chaque nuit à la dose de cinq grains : sous ce rapport, la pillule de sous-muriate de mercure composé m'a paru plus décisive dans ses bons effets que la pillule de mercure (1).

---

(1) L'emploi de doses correspondantes de pillules de mercure, de pillules de sous-muriate de mercure composé

Dans ces exemples de convalescence, où l'on n'a besoin que de faire attention à la sécrétion bilieuse et à l'action des intestins, il suffira, pour ce qui regarde les remèdes, d'administrer alternativement chaque nuit, la pillule altérante et la pillule purgative. Cette dernière peut être composée avec

℞ Gum. gambog.
Pulver aloes compositi. } q. s.
Saponis duri.

en proportions convenables. Le malade, pendant qu'il en fera usage, recevra l'injonction formelle de ne pas s'exposer au froid et à l'humidité qui, dans tous les temps, sont dangereux pour les personnes sujettes à l'in-

---

ou de celles d'oxide rouge de mercure, peut paraître d'abord de peu de conséquence : cependant l'expérience nous apprend que chacune de ces préparations possède une action différente très-considérable. Nous voyons aussi que chez quelques individus, l'une ou l'autre d'entre elles convient, tandis que les autres formes de remèdes ont trompé notre espérance. On doit toujours examiner attentivement, si le vif-argent, avec lequel on prépare les pillules de mercure, a été parfaitement débarassé, au moyen de la distillation, du plomb et des autres corps étrangers.

flammation arthritique. Cette précaution nous paraîtra surtout importante, si nous considérons que la goutte choisit ordinairement, pour infliger ses peines les plus cruelles, la saison de l'année où ces deux causes prédisposantes règnent presque constamment. Rien ne s'opposera donc à ce qu'elle soit prise, puisqu'il n'est personne qui puisse rencontrer des difficultés réelles, dans ces règles modérées, sur la manière de se vêtir, et sur ces moyens généraux de sécurité, démontrés par la seule prudence ordinaire.

Quelques circonstances peuvent faire désirer au praticien l'emploi d'un tonique végétal étendu, tel que la décoction de salsepareille composée, dont les effets ont été tant vantés par Sydenham. Il serait inutile maintenant de s'étendre davantage sur la forme particulière de ce remède.

La diète particulière la mieux appropriée, doit varier selon chaque individu, et quelques règles générales seront suffisantes pour guider le médecin prudent. Je crois néanmoins devoir faire observer que la modération, dans la diète, à l'époque de la convalescence, qui est un point si important, se trouve quelquefois portée jusqu'à une abstinence nuisible, d'où résulte une grande débilité du système. J'en ai récemment vu un exemple frappant, chez un malade, qui, après la guérison parfaite de toute l'action inflammatoire du paroxisme, s'était tenu à une privation presque totale d'alimens. Ce régime amena un tel relâchement constitutionnel, que des taches pétéchiales (*purpura simplex*) se manifestèrent dans diverses parties du corps; il survint, en outre, un œdème des articulations des pieds, une langueur et un abattement excessifs, et une disposition à une transpiration abondante au moindre exercice. Tous ces symptômes cédèrent bientôt à un traitement restaurant.

Nous devons, d'un côté, éviter la réplétion des vaisseaux qui serait produite par trop d'indulgence, et de l'autre, nous tenir en garde contre l'état d'inanition et de faiblesse qui succède à une modération extrême dans l'usage des alimens.

Le lait d'ânesse, comme aliment doux et léger, mérite particulièrement d'être recommandé, quand notre objet est de parvenir, de la manière la plus efficace, au rétablissement des forces. On en prescrira une demi-pinte, le matin, de bonne heure, et s'il est nécessaire, le malade en prendra autant le soir. Ce lait a la propriété d'agir souvent, comme un doux remède, sur le tube digestif et les reins, et il a une influence très-faovrable sur l'estomac lui-même (1).

Les avantages d'un bon air et d'un changement d'air et de lieu, ainsi que d'un exercice convenable, sont des points très-importans pour le rétablissement parfait de la santé. Ces règles générales devant nous occuper de nouveau, quand nous traiterons du régime prophylactique, nous croyons maintenant devoir passer au traitement des membres affaiblis.

L'œdème permanent et la débilité excessive qui suivent quelquefois le paroxisme, allant presque jusqu'à la paralysie, sont plus spécialement les effets du traitement chaud et relâchant, et ils peuvent être prévenus par des soins bien dirigés. Malheureusement nous avons toujours à réparer les maux des erreurs anciennes, et il nous est quelquefois difficile de rendre de la vigueur aux membres qui l'ont perdue.

---

(1) Le lait d'ânesse a été fort vanté par Hippocrate, Celse et Pline, dans le traitement de la goutte.

Il est utile, en règle générale, d'employer, après la disparition complète de l'inflammation, une bande circulaire de flanelle ou de calicot, selon la saison de l'année ou les autres circonstances. Quand l'œdème et la faiblesse sont considérables, cette pratique est d'une haute importance. L'irritabilité nerveuse du malade l'engage par fois à s'élever d'abord contre les sensations de gêne et de resserrement du bandage : un peu de résolution lui fera bientôt oublier ces légers inconvéniens, surtout si l'on prend soin de régulariser convenablement le degré de compression.

L'emploi occasionnel d'un pédiluve, comme moyen de propreté, peut être permis, pourvu que sa chaleur ne soit pas trop grande et que les parties ne soient pas maintenues dans une immersion prolongée. Une méthode préférable, à mon avis, est d'éponger le matin les parties avec de l'eau légèrement tiède, dans laquelle on a fait dissoudre un peu de sel. Cette eau agit comme tonique, tandis qu'une grande chaleur sur-excite les membres affaiblis, et les débilite indirectement. L'eau froide n'est même pas entièrement sûre à cette période, parce qu'elle a l'effet d'augmenter la faiblesse partout où la circulation est languissante. La peau étant tenue soigneusement sèche, on pratiquera sur elle des frictions, avec la main ou avec une brosse, jusqu'à ce qu'on ait produit une douce chaleur.

Pour remédier à la débilité plus sérieuse dont j'ai parlé, il est avantageux, outre les lotions tièdes avec l'éponge, d'aider l'énergie latente des vaisseaux et des nerfs, par les linimens stimulans. Je citerai la formule suivante comme une de celles qui m'a le plus particulièrement réussi. On peut la rendre plus ou moins excitante, selon l'exigeance du cas, et il faut apporter à ce sujet une attention très grande,

℞ Tinct. littæ. ℥ ss.
Linim. camph. compos. } ana ℥ i ℈ M.
— Saponis compos. . . }

Fiat linimentum, quocum partes affectæ diligenter fricentur semel vel bis quotidiè.

A l'appui des principes de pratique que j'ai avancés, je vais maintenant présenter quelques observations transcrites sur mon registre particulier, et que j'accompagnerai de remarques, selon le besoin (1).

OBSERVATION I.

W. W., cocher, âgé de soixante ans, de haute taille et d'une constitution originairement robuste et vigoureuse, a maintenant les muscles, et particulièrement ceux des membres inférieurs, grèles et faibles; poitrine arrondie, tempérament sanguin nerveux, habitude pléthorique et disposition irritable. Il est par fois sujet à des douleurs néphrétiques, et il y a quelques années, qu'il souffrit très-cruellement d'une rétention d'urine et de spasmes intenses de la vessie. Depuis, il est souvent dyspeptique; sa langue est toujours plus ou moins chargée, et son nez et sa figure offrent une *gutta rosacea* (2) très-prononcée. A ces exceptions près, il n'a jamais eu d'autres maladies que la goutte. Celle-ci est presque inconnue dans sa famille. Jeune, il était passionné pour les exercices

---

(1) J'ai préféré donner des détails étendus sur quelques observations, que d'en présenter une liste nombreuse bien plus concise.

(2) Acne rosacea de M. Bateman.

du corps. Ayant toujours eu de bonnes places, comme cocher et maître d'une auberge pendant une partie de sa vie, il a eu constamment les moyens de se livrer à des excès. Il se reconnaît pour un mangeur modéré et comme n'ayant point abusé des liqueurs, depuis plusieurs années; mais il avoue avoir été dans l'habitude de faire usage du porter et des spiritueux mixtes. Quand, parfois, il lui est arrivé de prendre plus d'un verre d'une liqueur spiritueuse, il a éprouvé une grande chaleur consécutive à l'estomac, un état de fièvre générale et, de temps en temps, un paroxisme a été la suite d'une semblable irrégularité. Il eut sa première attaque à 30 ans, et lorsqu'il jouissait d'une parfaite santé. Il avait été se baigner à la mer, et à son retour, il se meurtrit cruellement le pied contre un rocher. Il revint chez lui sans beaucoup d'incommodités et se coucha bien portant: vers le milieu de la nuit, il s'éveilla avec une douleur au gros orteil de ce pied; c'était une goutte décidée qui dura quinze jours. Elle reparut les deux années suivantes, d'abord au même pied et ensuite au gros orteil de l'autre pied. Ce second accès dura un mois. W. devint bientôt un sujet goutteux confirmé, ayant rarement une année entière sans être affecté, mais le plus communément ayant deux accès par an. Les principaux avaient lieu au commencement du printemps, et leur retour était d'une périodicité remarquable. Il les impute le plus ordinairement au froid et à l'humidité, mais quelques-uns des plus sévères ont succédé à des coups et à des entorses; le plus violent qu'il ait jamais eu, a succédé immédiatement à une entorse de l'articulation du pied. Dans cette occasion, les autres parties devinrent affectées, quoique dans quelques-uns des accès excités par la lésion locale, la maladie se soit bornée à la partie ainsi enflammée. Il porte des chaussons de flanelle, et communément il transpire beaucoup des pieds; il remarque qu'un peu avant les attaques, la transpiration est souvent suspendue. Les symptômes précurseurs habituels chez lui, sont l'abattement d'esprit, des baillemens et de la nonchalance, des crampes instantanées qui l'affectent surtout la nuit, avant son premier sommeil, de la toux avec une expectoration de mauvais goût. L'accès a lieu ordinairement vers les une heure ou deux heures du matin, mais néanmoins avec quelques exceptions qui sont plus remarquables, quand une lésion locale a été la cause excitante. Quelque-uns de ces accès ont duré douze ou quatorze semaines. Il y a trois ans, il se fit saigner à Noël (pour son plaisir seulement, étant aussi bien que de coutume), et il fut entièrement quitte de la goutte l'année suivante.

Il a eu progressivement la goutte, dans chaque partie des deux pieds, dans les genoux, aux mains et aux coudes. Des concrétions d'acide urique, qui ont donné lieu de temps en temps à des ulcérations douloureuses, se sont manifestées au côté externe de chaque talon. Un des petits doigts qui a été enflammé dans le dernier accès, offre l'apparence blanchâtre d'une concrétion commençante. Ses veines sont volumineuses et distendues; celles des jambes sont variqueuses. Les capsules synoviales des pieds et des mains sont très-gorgées et ressemblent à des ganglions. Il y a de la roideur dans les tendons des doigts, par suite de la tuméfaction et de l'épaississement de leurs gaines; par ce changement de structure environnante, les phalanges semblent avoir acquis un élargissement osseux. Depuis longtemps, il souffre une gêne, un mal-aise constant, dans les pieds et dans les mains. Voulant rendre ce malade le sujet de quelques examens comparatifs, par rapport à l'action sécrétoire des reins, j'ai inspecté son urine, le 3 mai 1815, époque à laquelle il ne se plaignait d'aucune douleur. Ayant déjà rendu compte précédemment des détails de cette recherche, je me bornerai maintenant à établir la pesanteur spécifique de l'urine et la proportion d'acide phosphorique, relative aux jours. La pesanteur spécifique de l'urine du matin de ce jour était de 1009,4, et quatre onces donnèrent 0,8 de grains d'acide phosphorique.

La nuit du 3 mai, il fut exposé, pendant un temps considérable, sur le siége de sa voiture, au froid et à l'humidité, et ses vêtemens mouillés restèrent plusieurs heures sur lui. Le 4, l'invasion d'un paroxisme avait commencé; il éprouvait des frissons, de la fièvre, et son bras droit était douloureux. Le 5, je le visitai et je lui trouvai une goutte intense au coude et à la main. Chacune de ces parties était tuméfiée et cédait un peu à la pression, mais surtout le dos de la main. La peau était d'un rouge vif, et le malade ressentait d'une manière intense, les sensations ordinaires aiguës de picotemens, de déchiremens, de brûlemens, de vibrations et de pesanteurs. Il rapportait la plus grande partie de ses souffrances au coude, le moindre mouvement du bras étant aussi difficile que douloureux. Pour me servir de ses expressions, il avait aussi « des spasmes dans le membre et des feux partout, des maux de cœur et de l'altération, des transpirations soudaines qui tout-à-coup l'abandonnaient, de la chaleur et des spasmes dans l'estomac, et un grand abattement d'esprit. » Le pouls était dur et vîte, la peau chaude, la langue très-chargée; il y avait soif vive, constipation; l'urine rendue fréquemment, et en petite quantité à la fois, occasionnait de l'irritation, comme cela lui était ordinaire quand il avait la goutte. Elle déposait par le refroidissement un sédiment briqueté et une grande quantité de mucosités. Sa pesanteur spécifique était de 1,0201. Quatre onces ont donné 5,36 de grains d'acide phosphorique.

Afin de me former une opinion sur la quantité d'urée de cette urine, comparativement avec celle qu'on trouvera ci-après dans la même urine, lors du rétablissement de la santé du malade, et avec celle de l'urine des autres personnes bien portantes, je fis évaporer les deux tiers d'une portion de ce fluide et j'y ajoutai en excès d'acide nitrique concentré (environ un huitième). Les cristaux, résultant de la combinaison de l'acide avec l'urée, furent produits en bien plus grande abondance que dans aucune des expériences semblables que j'aie tentées avec de l'urine saine.

A la persuasion d'un camarade, il prit un remède secret, *les gouttes de Bateman* (Bateman's drops) et pour ce sujet, je ne le revis que le 9 mai suivant, jour auquel je commençai mon journal.

Il raconte que ce remède lui a procuré accidentellement du sommeil et causé une transpiration abondante, mais qu'il se sent échauffé par son usage. Il a été à la selle chacun des deux jours suivans. La nuit dernière a été la plus mauvaise qu'il ait eue; il l'a passée presque sans dormir; à cinq heures du matin, ses souffrances étaient extrêmes. Pouls dur et offrant 84 pulsations; peau chaude, soif vive; appétit nul; langue entièrement recouverte d'un enduit blanc brunâtre; agitation nerveuse considérable;

pression douloureuse à l'épigastre et à la région hypochondriaque droite ; forte irritation de la vessie ; les urines sont rendues fréquemment, en moindre quantité qu'à l'ordinaire et avec quelque difficulté. En tout temps, dit-il, sa vessie est un peu irritable, quoique cependant le jet des urines soit fort et facile. Je n'ai pas pu voir l'urine de ce jour, mais il assure que son apparence était semblable à celle du 5 mai. La toux catarrhale, qui avait commencé avec la goutte, est très-diminuée.

Le coude va bien mieux depuis le dernier rapport ; la main est encore très-affectée ; le pouce est la partie la plus enflammée ; le doigt médius l'est aussi beaucoup ; rougeur vive ; la peau ne cède plus à la pression. La totalité de la partie externe du pied gauche est très-enflammée ; vive rougeur, forte distension des capsules synoviales, autour de l'articulation du pied, mais résistance à la pression ; veines très-gorgées, et particulièrement toutes celles qui se manifestent sur la partie malade (1).

(1) Les veines de la partie inférieure de la jambe droite, très-distendues dans la ligne d'inflammation, sont bien plus gorgées que celles de l'autre jambe. Nulle différence

Deux des petits orteils sont rouges et gonflés; soubresauts fréquens des tendons. Il fut d'abord saisi par un engourdissement autour du talon, et par une perte entière et soudaine des forces du pied. La nuit dernière, vibrations violentes; sensation d'une grande pesanteur; il semble que le pied n'appartienne pas à la jambe; resserrement; chaleur brûlante. On adopte le traitement qui suit :

℞ Hydr. submur. gr. iv.
Pulv. antimon. gr. ij.
Extr. colocynth. comp. gr. x.
Saponis duri. gr. iij. — M. fiant pilulæ iij.
Statim sumendæ.

℞ Magnes. ℈ iv.
Sulph. magnes. ʒ vj.
Aquæ menthæ viridis ℥ v.
Aceti colchici } ana ℥ ss. M. hujus misturæ
Syrupi croci. } capiat partem.

Quartam, 6 tis vel, 8 vis horis, prout alvus soluta fuerit.

On limite le régime au gruau, au thé et au pain, à l'eau d'orge ou de reinette. On prescrit aussi l'application constante de la

---

dans les veines des parties supérieures des deux bras. Au bras affecté, la distension commence au poignet.

lotion évaporatoire sur les parties affectées, d'après la formule que nous avons fait connaître, en y ajoutant quantité suffisante d'eau chaude, pour la rendre agréablement tiède.

Le 10 mai, neuf heures. Les remèdes ont parfaitement bien fait. Il y a eu deux évacuations alvines copieuses de matières très-vertes et fétides; l'une à minuit, et l'autre à huit heures du matin. La douleur a été promptement diminuée par la lotion. Aussitôt après la première selle, la peau s'est rafraîchie; il a éprouvé du mieux être et a passé une assez bonne nuit; il n'a pas transpiré. La première urine du matin est d'une couleur d'ambre, avec un léger sédiment briqueté, et beaucoup moins de mucosité qu'hier. Sa pesanteur spécifique est de 1,0099. Quatre onces ont donné 3,17 de grains d'acide phosphorique.

Il a continué à être assez bien jusqu'à cinq heures de l'après-midi, que le paroxisme s'est renouvelé à l'articulation du pied droit : les souffrances deviennent alors telles qu'il répète une expression dont il s'était déjà servi dans le cours de cet accès, *qu'il serait reconnaissant envers celui qui lui tirerait un coup de fusil.* L'inflammation est profondément située dans le pied nouvellement entrepris; fortes distensions des gaines tendineuses et des capsules synoviales; la douleur s'étend dans les deux articulations des pieds; vibrations et brûlemens violens; sensation d'un poids énorme et d'un extrême resserrement; spasmes, picotemens et élancémens fréquens; soubresauts des tendons et état convulsif des muscles gastrocnémiens; intervalles de soulagemens qui ne sont que momentanés. Pouls offrant 72 pulsations, plein, mais non inflammatoire; soif excessive, peau tempérée. L'application de la lotion a été négligée cet après-midi; maintenant il en fait un usage constant et répété. Les intestins ayant eu des évacuations abondantes, et l'irritation inflammatoire constitutionnelle étant très-abattue, l'indication d'un traitement adoucissant direct paraît de toute évidence; je prescris conséquemment les pillules suivantes :

℞ Pulv. opii crudi gr. xx.
Pulv. antimonialis. gr. x.

Confect. rosæ canin. G. S. — M. et divide in pilulas xx, quarum capiat III statim et repetatur I, omni horâ, donec dolor sublevetur.

11 mai, une heure après midi. La lotion lui a procuré un mieux être immédiat,

mais le plus grand soulagement qu'il ait obtenu est certainement dû à l'opium. Au bout de quelques minutes, il fut un peu tranquille : vingt minutes après il survint un engourdissement presque agréable des parties affectées, avec abattement de la chaleur, des vibrations, etc. L'action convulsive des muscles, ainsi que les soubresauts des tendons, cessèrent dans l'espace d'une demi-heure. Il ne jugea pas nécessaire de prendre une seconde dose d'opium. La nuit se passa dans le calme et le sommeil. Maintenant il éprouve une légère transpiration, et la peau n'offre aucune chaleur fébrile; diminution de la soif; langue plus chargée qu'hier, mais commencement d'appétit; mal de tête, sans aucune confusion des idées; pouls excellent et présentant 76 pulsations. Le malade est étendu sur un lit, et la chaleur de son appartement est modérée. Un dépôt d'acide urique paraît se former immédiatement sous l'épiderme de deux des doigts. Les deux pieds sont presque libres, et il ne reste qu'un peu de décoloration de la peau; diminution de la distension des capsules synoviales et de la plénitude des veines; les tégumens cèdent encore un peu à la pression;

la température de l'articulation du pied droit, qui est à présent le plus malade, est de 97°; il a pris régulièrement la mixture toutes les six heures; il en est résulté deux selles abondantes de matières très-fétides, avec de la bile très-âcre et très-brûlante, mais moins verte qu'auparavant. Les effets diurétiques du remède ont été également très-marqués.

L'urine est plus copieuse et d'une apparence meilleure qu'à aucune autre époque, depuis le commencement de l'attaque. Elle dépose un sédiment briqueté, quelques cristaux rougeâtres, et une grande quantité de mucosités. Sa pesanteur spécifique, avant la filtration, est de 1,0242. Après, elle est de 1,024. Quatre onces donnent 3,88 de grains d'acide phosphorique.

Continuation de la mixture toutes les six heures; pillules d'opium suivant que la douleur l'exigera, et chaque soir, cinq grains de sous-muriate de mercure en pilulles; usage constant de la lotion; régime fluide et non stimulant, comme auparavant. On permet du pain et du lait ou de la soupe au lait, à discrétion.

12 mai. Le malade est bien mieux. Il n'a pas eu de douleur intense; légère apparition des symptômes, sur les neuf heures du soir.

Ils durent jusqu'à minuit, mais sans le faire assez souffrir pour l'engager à prendre de l'opium, dont une petite dose m'aurait alors paru très-convenable. Agitation et fièvre pendant la nuit. La goutte, vers les quatre heures du matin, affecte un des doigts médius, mais sans beaucoup d'intensité. Je trouve ce doigt tuméfié, brûlant et partiellement rouge. Il n'y a plus aucune inflammation dans le pied gauche; il en reste un peu, ainsi qu'une légère rougeur, dans l'articulation du pied droit; les deux pieds cèdent encore très-légèrement à la pression; le petit orteil du pied droit est rouge et douloureux : le malade se loue beaucoup des bons effets de la lotion; il a pris la mixture régulièrement toutes les six heures. Pouls naturel; retour du courage; surface tempérée; langue moins chargée; le nez, qui était d'un rouge luisant, est redevenu pâle; la chaleur de l'estomac et des intestins, dont le malade se plaignait, n'existe plus. Les selles, moins brûlantes, sont encore fétides et d'un verd jaunâtre; soif naturelle, point de nausées, appétit modéré. L'urine n'offre aucun sédiment, mais bien un énéorème muqueux; sa pesanteur spécifique est de 1,012. Quatre onces donnent 1,02 de grains d'acide phosphorique. Continuation du même traitement.

13 mai. La position du malade est très-satisfaisante. Il a passé une bonne nuit; la douleur ne s'est pas remontrée; toutes les parties presque entièrement exemptes d'inflammation; celles qui hier étaient les plus affectées supportent aujourd'hui une pression considérable; un des petits orteils, présentant une légère rougeur à sa face supérieure, est encore douloureux; les anciennes concrétions, voisines du talon, sont très-sensibles, quoiqu'un simple cataplasme de mie de pain suffise pour les adoucir. Le malade commence à marcher assez bien; les remèdes ont produit leur effet ordinaire. L'apparence de l'urine est semblable à celle d'hier, avec addition de quelques cristaux ténus; pesanteur spécifique 1,0105. Quatre onces donnent 1,47 de grains d'acide phosphorique.

14 mai. La nuit n'a pas été aussi bonne que la précédente, à cause de la douleur qui s'est fait ressentir dans la dernière phalange du petit orteil, et le long de l'os du métatarse avec lequel cet orteil s'articule : la rougeur, dont nous avons parlé ci-devant, continue; néanmoins les souffrances n'ont pas été au

point de nécessiter la pillule d'opium; légers spasmes depuis le pied jusqu'au genou; les articulations des pieds, dont la peau est pâle, cèdent légèrement à la pression ; le pouls et la peau sont naturels; la langue est encore chargée. L'apparence des trois selles qui ont eu lieu dans les dernières 24 heures est très améliorée; leur consistance est liquide et leur couleur d'un jaune léger; elles ont été accompagnées de fort peu de chaleur. Urine abondante, de couleur paille, avec sédiment floconneux de mucosités et une petite quantité de cristaux d'acide urique ; pesanteur spécifique 1,0106. Quatre onces donnent 3,47 de grains d'acide phosphorique.

Le malade avait vécu jusqu'à présent d'alimens liquides, mais aujourd'hui il a mangé du *bread-pudding* (1), avec appétit et satisfaction. Il a pris, les deux dernières nuits, la pillule altérante, au moment du coucher. Il a soigneusement continué la lotion sur toutes les parties encore affectées.

16 mai. Il va bien, sous tous les rapports. La pesanteur spécifique de l'urine est de 1,0085. J'ai dès-lors cessé mes expériences. Il prend maintenant la mixture deux fois par

---

(1) Sorte de hachis. Note des traducteurs.

jour, avec la dose de sulfate de magnésie réduite à un gros, et les autres ingrédiens, comme auparavant; la pillule altérante est donnée de deux nuits l'une. Toute inflammation étant dissipée, on applique des bandes; depuis le pied jusqu'au genou : les extrémités sont épongées avec de l'eau, contenant du sel en dissolution. On maintient ensuite la peau parfaitement sèche, en faisant soigneusement des frictions. Le malade se trouve bien de l'usage d'une brosse de crin, à travers ses bas. On apporte de grandes précautions dans son régime, et on ne lui permet qu'un peu de viande facile à digérer, une fois par jour, avec une légère quantité de petite bierre récente. La température étant douce, on lui conseille de se tenir long-temps à l'air et de prendre journellement quelque exercice.

J'observerai ici que, chaque jour, l'urine a rougi le papier bleu; qu'elle a fourni par l'oxi-muriate de mercure un précipité floconneux blanc-rougeâtre ou blanc-brunâtre, plus ou moins abondant, et un précipité brun par l'infusion de noix de Galles (1) : ce fluide

(1) J'ai toujours trouvé que la première urine du matin, même quand elle est sécrétée dans l'état de santé, devient

n'a souffert aucun changement de transparence par l'acide nitrique, ou par l'application de la chaleur.

---

immédiatement trouble par l'infusion de noix de Galles ou par les solutions d'oxi-muriate de mercure et d'alun. Ce précipité, qui finit par cesser, est plus ou moins abondant et plus ou moins dense et coloré, selon la proportion de matières salines et animales qu'il renferme, et aussi en raison de la pesanteur spécifique plus ou moins considérable de l'urine. Le précipité, produit par la noix de Galles, est d'un brun forcé, tandis que celui qui a lieu par l'oxi-muriate de mercure, ordinairement plus dense, est d'une teinte rougeâtre. Ce dernier a l'apparence de pus, légèrement coloré et mêlé avec de l'eau. Celui qui résulte de la solution d'alun, est plus blanc et plus floconneux, et il offre aussi un dépôt d'acide urique en cristaux. M. Cruickshank a représenté, à tort, dans les termes suivans, l'effet de l'oxi-muriate de mercure, comme étant une indication de maladie (*Rollo on Diabetes*, 2e édition, p. 443). « Le muriate corrosif de mercure est un réactif très-utile, en ce qu'il n'a aucun effet immédiat sur l'urine saine récente, tandis que, dans tous les cas d'augmentation d'action des vaisseaux, plus particulièrement d'action inflammatoire, il produit à l'instant un précipité blanchâtre, d'une douceur plus ou moins grande ». Cette assertion erronée est copiée par Berzelius (view of animal chem, p. 98). J'avais déjà fait connaître que l'effet était plus grand dans l'urine d'une pesanteur spécifique considérable, et par conséquent dans certains

21 mai. Sa santé s'est journellement améliorée ; l'appétit est bon et la digestion se fait bien ; la langue offre encore un enduit blanchâtre, mais il diminue. Le malade marche avec beaucoup plus de force ; les articulations des pieds se gonflent un peu, après l'exercice, quoique la tuméfaction soit sur son déclin : les veines ont acquis une apparence saine qu'on ne leur connaissait pas, avant cette attaque. Les capsules synoviales sont plus petites, la température à l'articulation du pied, qui, dans le paroxisme, était de 97°, est maintenant de 86°,5. On a diminué convenablement la fréquence des doses de la mixture qui, jusque-là, avait entretenu la liberté du ventre. Les matières fécales, quoiqu'elles offrent un aspect meilleur, ne sont pas encore dans l'état naturel. L'urine est presque comme à l'ordinaire. Cessation de la mixture;

états de maladie, mais l'erreur très-matérielle dont il est question, méritait, je pense, d'être signalée. Le docteur Blackall (on Dropsies, p. 15), parle d'une manière ambiguë, de l'effet de l'infusion de noix de Galles, relativement à la nature et à l'étendue de ses indications, dans les maladies ou dans quelques circonstances de santé *apparente*. Dans ces ouvrages, encore, l'action de ce réactif ne parait pas être très-bien conçue.

le malade prend, de trois nuits l'une, la pillule altérante, et occasionnellement la pillule purgative suivante :

Pulv. aloes compos. ʒ j.
Pulv. antimon. gr. v.
Saponis duri. gr. x.
Decoct. aloes comp. p. q. S. M.

Fiant pilulæ xx, quarum capiat II, vel III, h. s. alvo astrictâ.

Les bandes, causant une grande gêne, on permet au malade d'en discontinuer l'application, en l'engageant cependant à continuer régulièrement les lotions avec l'éponge, et les frictions du matin. Comme il reprend ses occupations, on lui accorde une demi-pinte de porter à son dîner, et de la viande à un de ses repas, pourvu qu'elle soit d'une digestion facile. Si la condition de ce malade l'avait permis, j'aurais préféré lui accorder deux ou trois verres de vin, chaque jour, que la demi-pinte de porter.

27 mai. La convalescence marche très-favorablement. Langue presque nette; appétit et courage bons; pouls fort et naturel. L'urine passe très-librement, mais l'irritabilité, depuis long-temps acquise, de la vessie, persiste à un degré considérable; les selles

qui ont lieu chaque jour ne sont pas encore revenues à leur état ordinaire ; la gêne des mouvemens n'existe presque plus ; il y a un peu de sensibilité sur le côté du talon, où se trouve la concrétion d'acide urique. Pour en aider l'absorption, prescription soir et matin de frictions avec la lotion qui suit :

℞ Liquoris potassæ.
Misturæ amygdalæ. } ana ℥ij. M. fiat lotio.

On fait appliquer, sur la partie, un emplâtre de savon étendu sur de la peau douce. Il a continué les pillules pendant une quinzaine de jours, comme on l'y avait engagé : maintenant il a cessé tout remède, à l'exception de l'emploi occasionel de la pillule purgative.

Pendant plusieurs jours de suite, il a pris une pinte de porter et plus. On l'engage à ne pas dépasser la quantité d'une pinte et demi dans les 24 heures, à ne manger qu'une fois par jour de la viande, et à se mettre soigneusement en garde contre l'humidité. Chaque matin, il doit éponger les pieds et les articulations des pieds, selon la méthode indiquée précédemment (1) ; ensuite les te-

(1) Voyez aussi le chapitre du régime prophylactique.

nir soigneusement secs et employer consécutivement les frictions, jusqu'à ce qu'il y ait production d'une chaleur convenable de la peau. L'opération sera achevée sur un pied, avant de s'occuper de l'autre.

4 juillet. Il m'assure avoir exécuté fidèlement tout ce qui lui a été prescrit. Il jouit maintenant d'une très-bonne santé ; la langue est nette ; la figure meilleure qu'à aucune autre époque ; la digestion et l'appétit sont bien ; les sécrétions alimentaires naturelles ; l'esprit est libre ; les membres sont plus forts qu'ils ne l'ont été depuis plusieurs années ; les concrétions d'acide urique, sont tout-à-fait absorbées, et les parties où elles étaient déposées, presque exemptes de sensibilité.

L'urine du matin de ce jour est d'une couleur d'ambre, avec un léger nuage muqueux ; sa pesanteur spécifique est de 1, 0172. Quatre onces ont donné 2, 8 de grains d'acide phosphorique. Je viens de faire une expérience comparative sur les proportions d'urée et d'acide urique, et j'ai trouvé que ces principes étaient actuellement en moindre quantité que dans l'urine rendue pendant le paroxisme.

Juin 1816. Ce malade a entièrement échappé à la goutte, depuis le dernier rapport, quoiqu'il ait rempli régulièrement ses fonctions de cocher, et que, par conséquent, il ait été exposé aux changemens de température des jours et des nuits. Il a aussi jouit, durant toute cette période, d'une santé et d'une gaîté extraordinaires. Il serait difficile de choisir un exemple d'un tempérament plus complètement goutteux. D'après les inconvéniens, par rapport à l'humidité, qui résultent de la profession du malade et d'après ces excès accidentels, on ne peut pas espérer que la goutte soit passée sans retour chez lui : mais on voit que le traitement de ce dernier paroxisme si violent (semblable par son intensité aux accès antérieurs qui, négligés ou légèrement traités, duraient toujours douze ou quatorze semaines), fut promptement couronné de succès, et qu'en raccourcissant la maladie par une rapide disparition des symptômes les plus urgens, ce traitement, loin de produire quelque disposition à leur retour plus rapproché, opéra tout le contraire.

Juin 1817. Il fait actuellement un exposé très-favorable de l'amélioration de son état constitutionnel. Dans le cours de l'hiver et du printemps derniers, il a eu deux ou trois attaques très-légères, par suite d'une exposition prolongée au froid et à l'humidité de l'air extérieur, et d'une habitation mal-saine, mais elles ont été peu opiniâtres et de courte durée. Il se réjouit de sa bonne santé et paraît rempli d'espérance.

OBSERVATION II.

Avril 1815. W. C., âgé de 38 ans, plombier et vitrier, poitrine arrondie, taille mince et petite, assure avoir été corpulent autrefois, quelques temps avant et après être devenu goutteux; complexion délicate, tempérament nerveux. Il est doué d'une grande sensibilité de nerfs qui ne s'aperçoit pas extérieurement; transpire aisément au moindre exercice; souffre beaucoup du froid de l'hiver, et particulièrement aux pieds: depuis deux ans, il est sujet à une évacuation hémoroïdale copieuse, et il affirme que, quand elle a lieu pendant le paroxisme de goutte, il en retire un soulagement immédiat et très-considérable. Avant ce flux, il éprouve une plénitude, une pesanteur et une chaleur locales; constipation habituelle depuis qu'il est devenu goutteux ; auparavant, le ventre exécutait régulièrement ses fonctions. Il a rempli son état, à Londres, pendant dix-neuf ans. Il a toujours bu journellement du porter et de l'eau-de-vie de genièvre, et autrefois avec excès ; ce qui depuis l'a rendu faible : il est un grand mangeur de viande ; n'est point sujet à d'autres maladies. La goutte est inconnue dans sa famille. Il en fut attaqué, pour la première fois, il y a neuf ans, vers la fin du printemps : la température était chaude alors, et il n'eut d'abord d'entrepris que le gros orteil d'un des pieds. L'accès dura dix jours. La seconde attaque eut lieu le jour de Noël suivant, d'abord dans la même partie que la première fois, et lorsque celle-ci fut guérie, au gros orteil de l'autre pied : cet accès fut de trois semaines. Dans les attaques consécutives, les genoux et les mains furent cruellement affectés. L'exposition au froid est la cause excitante la plus ordinaire. L'invasion du paroxisme a lieu, en général, vers minuit ou une heure du matin, quelquefois après que le malade s'est couché avec les signes apparens d'une bonne santé. Lorsqu'il a des symptômes précurseurs, ce sont les suivans : une plénitude extraordinaire des veines ; des picotemens aux extrêmités des doigts, quand les mains sont menacées, et des douleurs instantanées dans les pieds, quand ces parties doivent devenir le siége du mal. Les mouvemens des jambes sont gênés ; il éprouve de l'agitation pendant les nuits, et son sommeil est court et fatigant ; l'esprit est abattu ; l'appétit nul ; des crampes pénibles se font ressentir sur le côté de la main et dans les doigts, si la main est sur le point d'être entreprise, et dans le gras de la jambe, si c'est le pied que la goutte ait choisi : ordinairement, il a des frissons, lors de l'invasion de l'accès, et quelquefois après, mais d'une manière très-irrégulière ; ses douleurs les plus fortes ont lieu toujours pendant la nuit, et dans une partie anciennement affectée, lorsqu'elle va le devenir de nouveau. Dans quelques accès, la douleur a persisté quinze jours, avec peu d'intermission, même pendant le jour ; la plus longue durée d'une attaque a été de huit semaines ; la plus courte, de dix jours ; le plus long intervalle entre elles, de quatorze mois ; le moindre, de trois semaines à un mois.

Le paroxisme actuel a commencé le 3 avril. J'ai vu le malade, pour la première fois, le 15.

Il rapporte que le 3 il fut exposé, pendant plusieurs heures, à un air froid et à la pluie, en nettoyant des croisées; il se coucha, sans aucun mal : il fut réveillé entre une heure et deux heures du matin, par une douleur au doigt médius de la main droite, lequel s'enflamma et se tuméfia rapidement. La totalité de la main fut aussi bientôt affectée. La goutte resta dans ces parties, pendant huit jours; ensuite, elle se porta sur la main gauche, d'abord à l'articulation moyenne du doigt indicateur, et après, à l'articulation métacarpienne du même doigt; l'inflammation se propagea également au dos de cette main. Le malade décrit ses douleurs comme excessivement cruelles et allant au point de produire le délire. Pour employer son propre langage, il crie comme dans l'agonie; il lui semble que les parties affectées sont dans le feu le plus ardent; pendant ses douleurs, la sueur sort des extrêmités des doigts; souvent il croirait que des chiens lui rongent la chair des os; les vibrations sont violentes; quelquefois, il sent comme des épingles et des aiguilles qu'on lui enfonce sous les ongles et qu'on arrache ensuite avec violence, il a au pied une pesanteur pareille à celle d'un tonneau qui y serait attaché. Il assure que cette dernière sensation, quoique très-forte à la main, quand elle est le siége du mal, est encore plus violente au pied ; il ne parle pas du resserrement dont se plaignent si souvent les goutteux. Actuellement, 15 avril, le poignet et le dos de la main gauche, ainsi que le doigt médius de cette main, et son articulation métacarpienne, sont les parties les plus affectées. Un abcès s'est formé extérieurement sur l'articulation moyenne du doigt. Une partie de la peau qui enveloppe la matière est noire, par suite de l'épanchement du sang veineux; l'autre partie offre l'apparence de taches blanchâtres, calcaires. On ouvre l'abcès et il en sort une quantité considérable d'un pus blanc coagulé (1).

Les parties enflammées sont d'un rouge vif; le dos de la main cède beaucoup à la pression; les veines adjacentes, et particulièrement celles de la ligne d'inflammation, sont extrêmement distendues. Les gros orteils paraissent très-volumineux par l'engorgement des capsules synoviales, la peau est d'un rouge faible et la distension des mêmes capsules est très-grande à la partie externe de chacune

(1) Voyez l'appendix de cette observation.

des articulations des pieds; par suite de leur faiblesse, le malade éprouve une grande gêne en marchant, principalement sur un sol inégal, où les pieds tournent quelquefois tout-à-coup avec une vive douleur.

Le pouls plein et vibrant, inégal et irritable, offre 104 pulsations; langue humide et non très-chargée. Il y a quelque jours, ce malade a vomi des matières muqueuses, d'un jaune verdâtre, et il est sujet à cet accident pendant les paroxismes; pression légèrement sensible à l'hypochondre droit, mais nullement à la région épigastrique; point de constipation; selles fétides, glaireuses et grisâtres; vessie très-irritable; l'urine, rendue fréquemment, est d'une couleur orange foncée, mais sans aucun sédiment et seulement avec un léger énéorême muqueux. Celle du matin se trouve avoir les propriétés suivantes : la pesanteur spécifique est de 1,014; elle rougit le papier bleu, comme à l'ordinaire; la chaleur la rend légèrement laiteuse, et par le refroidissement, elle dépose un précipité albumineux qui se manifeste en flocons blanchâtres. Quatre onces ont donné 1,02 de grains d'acide phosphorique. Pour traitement, on prescrivit immédiatement les pillules avec le calomélas, la coloquinte, etc., contenant trois grains de calomélas, et deux de poudre antimoniale ; la potion est composée de sulfate de magnésie et de préparation acétique de colchique, toutes les six heures : la lotion évaporatoire fut faite constamment sur les parties enflammées, et on appliqua un cataplasme de mie de pain sur le siége de l'abcès. La diète consista en gruau, thé et pain.

Le 16 avril. Il est beaucoup mieux : il a pris les pillules et trois doses de la potion, sans nausées ; il a eu deux évacuations copieuses, noires et fétides, liquides et brûlantes. L'urine, bien plus abondante qu'hier, passe avec moins de fréquence et d'irritation ; sa pesanteur spécifique est de 10,105 ; la chaleur l'affecte comme hier. Le pouls, dont l'irritabilité est diminuée, offre 84 pulsations : le malade a passé une bonne nuit, ayant dormi depuis dix heures du soir, jusqu'à six heures du matin, sans l'aide d'un opiat. Auparavant, les nuits étaient douloureuses, très-pénibles et sans sommeil. Il a retiré un grand soulagement du cataplasme, et il m'a assuré que la lotion, au bout d'une heure, avait déjà diminué l'inflammation des parties. L'apparence de l'articulation, devenue le siége de l'abcès, est améliorée; la peau est maintenant d'un rouge pâle; il y a diminution de l'œdême; le doigt est moins tuméfié, et le malade le plie un peu. Les muscles éprouvent encore beaucoup de tressaillemens; palpitations fréquentes et état très-nerveux de la constitution. Continuation du traitement entier, en ajoutant du bouillon léger et un peu de pain au régime.

Le 17 avril. L'amendement est très-prononcé. Le malade a eu des frissons hier dans l'après midi, avec la sensation d'une transpiration froide au bas du dos, qui n'a pas été suivie par la chaleur; il a encore des tressaillemens; il se plaint de la soif et du manque d'appétit; le pouls, plus égal et plus naturel, offre 72 pulsations; la langue est humide, mais chargée. La goutte est excessivement diminuée dans les parties qui en étaient affectées hier. Le petit doigt de la même main s'est enflammé tout-à-coup, il y a deux heures; la peau est d'un rouge vif brûlant; des pulsations s'y font ressentir. Nulle sécrétion apparente ultérieure dans l'abcès. On dirait que l'inflammation de la peau provient de l'eau bouillante; il y reste quelques traces d'une douleur vive. Le malade dit avoir observé, il y a trois jours, une ligne rouge, dont tout le trajet était fort sensible, et qui, partant de l'abcès, passait autour du coude, et allait se rendre à l'épaule. Ce matin, en se levant, il était faible et prêt à se trouver mal. L'urine, quoique rendue aisément et en assez grande quantité, n'a pas été aussi abondante depuis hier, que dans les 24 heures qui avaient précédé. La chaleur a agi sur elle de la même manière que les autres jours, et je viens d'observer qu'elle devenait trouble à 180°. La potion a produit quatre selles brûlantes et aqueuses, mais sans tranchées. Hier, elles étaient presque noires; aujourd'hui leur couleur est moins foncée. On continue les pillules et tous les autres remèdes.

18 avril. Mieux être fort sensible. Le malade a passé une bonne nuit; le pouls est naturel; il reste à peine de la rougeur dans les parties; le malade peut remuer sans douleur le doigt où est l'abcès; son apparence est meilleure; il supporte une pression légère; la tuméfaction de la main est presque dissipée; le malade se trouve très-satisfait de la lotion; il n'a plus de frissons, et l'appétit lui revient. Les intestins ont continué d'être très-affectés; les évacuations sont devenues

naturelles. L'urine se réunit encore en flocons par la chaleur, mais à un degré moindre. Il continue la potion deux fois par jour, et prend cinq grains de pillules de calomélas composées, de deux nuits l'une. L'ulcère est couvert d'un simple appareil. On augmente graduellement les alimens, en faisant observer néanmoins un régime convenable. On éponge les membres, et on emploie ensuite la friction chaque matin, d'après la méthode indiquée précédemment.

20 juin. Il rapporte avoir continué les remèdes environ une semaine. Il s'est rétabli promptement, et maintenant il va bien : il se trouve mieux, à ce qu'il m'assure, qu'il ne l'a encore été depuis deux ou trois ans. L'urine de ce matin paraît saine sous tous les rapports, et elle n'est affectée ni par la chaleur, ni par l'acide nitrique. Sa pesanteur spécifique est de 1,0137. Quatre onces ont donné 0,91 de grains d'acide phosphorique. Une petite tache de concrétion d'acide urique paraît au-dessous de la peau, mais la partie est exempte de sensibilité, et l'usage du doigt est tout-à-fait libre.

Outre l'injonction d'observer un régime sévère, et de pratiquer chaque matin les lotions et la friction, on l'engage à régulariser l'action des intestins, au moyen de pillules contenant des proportions convenables de poudre d'aloës, composées de sous-muriate de mercure, de gomme gutte et de savon médicinal.

Appendix à l'examen chimique de la matière de l'abcès.

Une portion suffisante de ce pus coagulé, recueillie et exposée à une dessication spontanée, m'a fourni les résultats suivans, par l'analyse chimique (1).

Cette matière, qui offre l'apparence de particules calcaires entremêlées de pus, semble être un mélange d'albumine et d'urate de soude. Au chalumeau, elle décrépite légèrement comme l'albumine, en fournissant une odeur ammoniacale, et en brûlant avec flamme. Lorsqu'on la traite avec une augmentation de chaleur, le résidu blanc se fond comme le carbonate alkalin, et il agit puissamment, comme lui, sur le papier bleu. Le résidu ex-

---

(1) Mon ami, le docteur John Davy, etait présent et m'a obligeamment secondé dans ces expériences.

posé à l'influence d'une atmosphère humide, entre en efflorescence; d'où l'on peut conclure que l'alkali est de la soude.

Comme l'urate de soude, il présente distinctement la couleur rose, lorsqu'on le traite à la manière ordinaire, avec l'acide nitrique.

Mars 1816. Ce malade est resté parfaitement exempt de goutte et n'a éprouvé nulle interruption de bonne santé: il est cependant retombé depuis peu dans des écarts de régime, et conséquemment, sa sécurité future doit être très-précaire.

Juin 1817. Je l'ai perdu de vue et n'en sais rien de nouveau.

OBSERVATION III.

J. W., âgé de 42 ans, d'une petite stature; mince, poitrine arrondie, d'un tempérament nerveux; habitudes actives; marchant beaucoup, chaque jour; il boit journellement du porter et des spiritueux, mais jamais avec excès, et mange modérément. Sa mère souffrit cruellement de la goutte, et en mourut, dit-il, à 46 ans. Il n'est pas sujet à d'autres maladies. Sa première attaque a eu lieu à l'âge de 28 ans, à un des gros orteils seulement, par suite d'une exposition prolongée au froid, pendant la nuit. Cet accès fut de courte durée. La seconde attaque se déclara sept mois après, dans la même partie. La troisième, qui se manifesta l'année suivante, au mois de juillet, entreprit successivement ces diverses parties, le gros orteil du même pied, comme précédemment, chacune des mains et l'un des coudes. Il continua à avoir la goutte annuellement, et souvent deux fois par an; une année, il en eut quatre attaques, après avoir usé de l'eau médicinale à hautes doses. Ce remède lui procura du soulagement, mais pendant long-temps il éprouva une faiblesse locale, à un degré très-fort. Il resta constipé, et sa peau, pendant plusieurs mois, parut jaunâtre : quelques-uns de ses accès ont duré douze à quatorze semaines. Une attaque, l'année dernière, affecta dans l'ordre suivant le pied, le coude, la main du côté droit, le coude, la main, le pied gauche et les deux genoux. Le diaphragme fut fréquemment affecté de spasmes. Les symptômes précurseurs les plus remarquables de ses accès sont des crampes dans les muscles des membres inférieurs qui le tourmentent cruellement plusieurs jours d'avance, pendant qu'il est livré à son premier sommeil : quelquefois une semaine auparavant, il éprouve beaucoup d'ardeur en urinant, et un sentiment de strangurie. Il est aussi dyspeptique et son courage est très-abattu. L'accès (décembre 1813), pendant lequel je le vis, fut excité par le froid et l'humidité, en marchant avec des souliers minces, sur un sol couvert de neige. Comme à l'ordinaire, il fut attaqué vers le milieu de la nuit. L'accès avait commencé trois jours avant ma visite, qui eut lieu dans la soirée. Je trouvai l'inflammation arthritique cessant dans un pied, pour se porter avec des douleurs atroces sur une main qui était enflammée et tuméfiée. Il y avait constipation et l'urine déposait un sédiment briqueté abondant. Je la filtrai, et je reconnus qu'elle se coagulait fortement à une chaleur de 180°. Elle fournissait également un précipité blanchâtre très-dense, au moyen de l'acide nitrique (1). Je prescrivis

(1) Le docteur Wells observe (Trans. of a society for the improvement of medical an chirurgical Kuowledge, p. 208.), qu'il n'a rencontré que deux fois un sédiment briqueté dans l'urine, contenant une petite quantité de

les pillules purgatives, la potion dont il est déjà fait mention dans les deux observations précédentes et l'usage de la lotion. Ce malade, demeurant à une distance considérable, je ne pus le revoir, mais, quelques jours après, je reçus un détail circonstancié de son état. Dans l'espace de trois heures, des évacuations alvines abondantes eurent lieu : il fut immédiatement soulagé, en sorte qu'il put goutter un sommeil passable. Les matières fécales étaient noires et glaireuses. La lotion aida beaucoup à produire du mieux être. Il n'a pas eu besoin d'opium. La potion a été régulièrement continuée deux ou trois fois par jour, avec des effets purgatifs et diurétiques très-marqués. L'urine dépose encore un sédiment

---

serum. Outre les cas actuels, j'ai été témoin de ce phénomène, chez une femme qui avait une ascite. Le sédiment briqueté était considérable, et l'urine fut fortement affectée par l'acide nitrique. Le précipité, qui a lieu par l'acide nitrique ou les autres réactifs, reçoit communément, mais très-improprement, le nom de coagulation qui ne devrait se dire que du produit de la chaleur. L'erreur en question fut primitivement démontrée par le docteur Bostock, dans son mémoire intéressant, *on the nature and analysis of animal fluids*. Medical and surgical. Trans. vol. IV., p. 56.

briqueté, et elle est affectée légèrement par la chaleur et l'acide nitrique. La semaine suivante, le rapport fut satisfaisant. Retour de l'appétit, du sommeil et du courage; apparence naturelle des matières fécales; urine claire et qui n'est plus altérée ni par la chaleur ni par l'acide nitrique. D'après la sévérité des symptômes et son expérience antérieure, le malade croit que, sans secours, cet accès aurait duré deux ou trois mois, et qu'il se serait porté sur diverses parties. Après ses longues attaques, il a éprouvé beaucoup de débilité locale et constitutionnelle, pendant plusieurs semaines. Maintenant ses forces et son énergie reviennent journellement.

La seule circonstance de ce cas, que je noterai, est l'état albumineux de l'urine qui fut plus remarquable que dans l'histoire précédente. Notre attention fut plus particulièrement attirée sur ce phénomène par l'estimable ouvrage du docteur Blackal, sur l'hydropisie (1).

---

(1) Le docteur Wells, dans le mémoire dont je viens de parler, et qui fut lu à la société au mois de juin 1811, a considéré le sujet de l'urine séreuse d'une manière très-exacte, en présentant, à l'appui de ses opinions, une série d'exemples. — M. Cruickshank, dans la seconde

Chez dix-huit goutteux, dont j'ai examiné l'urine sous ce rapport, je l'ai trouvée albumineuse chez cinq. J'ai déjà décrit deux de ces observations, et je vais passer rapidement sur les autres.

OBSERVATION IV.

J. M., homme robuste, d'un tempérament sanguin-nerveux, a maintenant la goutte aux pieds, mais le paroxisme diminue : il reste un léger gonflement œdémateux; pouls naturel; nerfs irritables; langue chargée; constipation; l'urine peu abondante, d'une couleur orange, dépose un sédiment briqueté très-considérable; sa pesanteur spécifique est de 1,0196; filtrée et séchée, elle devient floconneuse, et par l'acide nitrique, elle fournit aussi un précipité copieux en flocons. Deux doses de pillules avec le calomélas, la coloquinte, etc., et l'emploi journalier de la potion, ont bientôt rétabli la santé du malade; en sorte que, quelques jours après, l'urine examinée se trouve posséder tous ses caractères naturels.

édition du traité du docteur Rollo, sur le Diabetes, 1798, paraît avoir été le premier auteur auquel on doive la connaissance du phénomène en question.

OBSERVATION V.

E. L., de moyen âge, et originairement d'une forte constitution, a eu dernièrement un paroxisme intense de goutte aux deux pieds et au genou. Les pieds sont très-œdémateux ; la peau est pâle; le pouls faible : ce malade est extrêmement nerveux, et se plaint beaucoup de lassitudes. Des spasmes passagers affectent les membres supérieurs et inférieurs. Son urine claire et légère n'a qu'un sédiment muqueux. Je n'ai pas eu occasion de déterminer sa pesanteur spécifique. La température, voisine de celle de l'eau bouillante, la fait coaguler d'une manière très-consistante; elle fournit un précipité dense par l'acide nitrique. Ce malade fut bientôt rendu à la santé par un tonique ferrugineux, une diète fortifiante, par la méthode locale des frictions avec un liniment stimulant, et par l'usage des bandes circulaires. L'urine, examinée une semaine après le commencement de ce traitement, était parfaitement saine.

OBSERVATION VI.

T. W., âgé de 64 ans, d'un tempérament sanguin-nerveux, fréquemment dyspeptique et sujet à une obstruction bilieuse. Martyr de la goutte, il a de nombreuses concrétions d'acide urique aux mains et aux pieds. Personne de sa famille ne l'a eue, qu'une tante qui en a cruellement souffert. J'examinai d'abord son urine, pendant un paroxisme de goutte, avant qu'aucun gonflement œdémateux ne fût survenu, et je la trouvai fortement albumineuse. Sa pesanteur spécifique était de 1,0141. Elle devenait trouble à 120°, et formait des flocons épais à une température avancée. Elle fournissait un précipité dense, au moyen de l'acide nitrique. Cette urine contenait une très-petite portion de matières salines, puisque, sur quatre onces, elle ne donnait, par le nitrate de plomb, que 4,6 de grains de précipité. Elle n'offrait que des traces légères d'urée ou d'acide urique.

Lorsque ce malade fut revenu à son état de santé habituel, je fus très-surpris de trouver encore de semblables caractères dans son urine. J'en fis l'examen à diverses périodes, dans le cours d'une année, quand la digestion et l'appétit, quoique non entièrement bons, semblent être cependant très-rapprochés de la condition ordinaire. Ce fluide a toujours été sécrété en abondance, et je l'ai constamment trouvé plus ou moins affecté par la chaleur et l'acide nitrique. Sa pesanteur spécifique, dans ces essais, a varié entre 1,0041 et 1,0076. A peine m'a-t-il présenté les moindres traces d'urée (1) ou d'acide urique. L'acide phosphorique n'y était aussi qu'en très-petite proportion; mais ce qui méritait l'attention, c'est que, dans toutes les expériences, on obtenait comparativement une évidence irrécusable de la présence de ces principes, malgré le peu d'abondance de chacun d'eux. Cette urine rougissait invariablement le papier bleu.

A ma demande, le docteur Prout examina obligeamment une portion de l'urine de ce malade, dans le moment où il était le moins indisposé. Voici les résultats auxquels il parvint : la pesanteur spécifique de cette urine, à la température de 45°, était de 1,0084; elle se coagulait à la température d'environ 130°,

---

(1) Les acides oxalique et nitrique furent employés pour reconnaître l'urée qui pouvait être contenue dans cette urine. Le premier, quoiqu'agissant plus lentement que l'acide nitrique, fait parvenir à des résultats plus exacts que celui-ci, et c'est au docteur Prout que je suis redevable de cette connaissance.

qui est considérablement au-dessous du point de coagulation de l'albumine. M. Prout ne put s'assurer, comme il l'aurait voulu, de l'existence de l'acide urique, quoiqu'il fût persuadé qu'elle en contenait une petite quantité.

Elle renfermait aussi un peu d'urée, mais moins que dans l'état naturel. Après un repos de quelques jours dans une bouteille, elle acquérait l'odeur du petit lait aigre, et rougissait très-bien le papier bleu, évidemment par le développement de l'acide acétique. La matière animale, qui s'y trouvait, différait un peu de l'albumine et se rapprochait du lait caillé, par ses propriétés, quoiqu'elle fût une substance distincte de l'un et de l'autre. Il me paraît probable que les particularités offertes par l'urine de ce malade sont en rapport avec la sécrétion étendue d'acide urique qui a lieu continuellement à ses mains et à ses pieds. Il a diverses ulcérations, dont l'écoulement épais m'a fourni une concrétion blanche, qui, traité par l'acide nitrique, a produit la couleur rose. Dans la digression qui nous occupe, je me propose de considérer brièvement les caractères pathologiques de l'urine séreuse. Le docteur Blackall croit qu'une disposition inflammatoire des vaisseaux prédomine, surtout dans les cas où l'urine est coagulable. L'auteur n'applique cette observation qu'aux seules hydropisies : n'ayant pas l'intention de discuter l'exactitude de cette opinion, et des nombreux et instructifs principes de pratique qui en découlent, je me bornerai à présenter quelques remarques à cet égard.

La fonction anomale du rein, dont il s'agit, m'a parue quelquefois associée plutôt à une irritabilité nerveuse et à une faiblesse générale, qu'à un état inflammatoire de la circulation. J'ai examiné l'urine d'un malade en proie à l'excitation inflammatoire du mercure, et la transparence de ce fluide était parfaite, à la température de l'eau bouillante. Quelque temps après, lorsqu'il ne restait plus que de la débilité, l'urine se coagulait d'une manière très-considérable par la chaleur.

Le rein m'a paru constamment éprouver une irritation morbide, chez les hydropiques et les autres malades dont l'urine se trouvait plus ou moins albumineuse : dans tous les cas, elle était rendue avec une fréquence et une irritation considérables, et son abondance était très-grande dans quelques-uns. Je ne prétends pas néanmoins par là attribuer ce phénomène à un simple dérangement nerveux. En règle générale, je crois qu'on peut réellement établir que la plupart des actions morbides des reins proviennent de quelque erreur dans les fonctions des organes digestifs, et telle est probablement aussi la source de l'anomalie présente. Dans six exemples d'urine albumineuse, rencontrée chez des malades qui n'étaient pas hydropiques, j'ai reconnu, par un examen attentif, qu'il y avait une absence remarquable d'urée, d'acide nitrique et des autres principes salins ordinaires. Il me paraît donc probable que l'action sécrétoire des reins s'exécute d'une manière très-imparfaite dans ces circonstances, et aussi que l'urine séreuse ne contient pas beaucoup de véritable albumine; mais que ce principe albumineux est principalement une modification de la matière animale sécrétée, en tout temps, du sang par le rein. En conséquence, il n'est pas nécessaire de croire à une séparation extraordinaire de sérosité du torrent circulatoire, comme on pourrait y être porté, d'après la théorie commune sur ce sujet.

Si l'on adopte la croyance que l'urine, affectée par la chaleur et par l'acide, contient toujours une portion de la sérosité du sang, il serait à souhaiter d'avoir les moyens de former aisément un calcul approximatif de la quantité que l'urine en renferme dans une mesure quelconque donnée, et d'en déduire consécutivement la somme totale qui peut en être évacuée dans les 24 heures. Le docteur Wells, d'après des expériences comparatives, a adopté pour base le degré apparent de coagulation offerte par l'urine, à la suite de l'application de la chaleur. J'ai suivi la méthode de cet auteur, mais sans pouvoir arriver à aucun résultat satisfaisant.

L'essai par l'acide nitrique, dont je vais parler, me semble être à la fois un procédé simple et instructif. J'ai trouvé qu'une partie de serum, étendue dans cinq cents parties d'urine ou d'eau, fournissait instantanément, au moyen de l'acide nitrique, un léger précipité parfaitement blanc. Cette partie de serum, étendue même dans sept cents parties de liquide, donne lieu, au bout de quelque temps, à un précipité sensible; et c'est le maximum de la quantité sur laquelle l'acide puisse agir. Néanmoins, le résultat immédiat, provenant des proportions dont nous avons d'abord parlé, est le plus convenable. En conséquence donc, que l'urine examinée, étendue dans de l'eau distillée, n'en continuera pas moins à fournir un précipité immédiat sensible, par l'acide nitrique, on estimera que la proportion de serum ne dépasse pas un sur 500. Par exemple, l'urine qui offre cet effet, après avoir été étendue dans quatre parties d'eau, peut être considérée comme contenant un centième de serum, ou plutôt d'albumine. On ajoutera l'acide nitrique dans la proportion d'un sixième, parce que l'albumine est soluble dans les acides très-affaiblis, et que, sans cette précaution, la méthode que je propose ne réussirait pas. J'ai reconnu que l'action de l'acide nitrique, comme réactif, était supérieure à celle de la chaleur que rend le fluide (urine ou eau), faiblement laiteux, quand la proportion de serum est de 1 sur 600, mais qui n'altère pas sa transparence, quand sa proportion est de 1 sur 700. L'acide nitrique produit bien plus d'effet dans la proportion de 1 sur 500, que l'acide muriatique dans celle de 1 sur 100. La pesanteur spécifique du serum que j'ai employé dans ces expériences était à 60°, de 1,0285.

Enfin, sous le rapport pratique, je ne crois pas nos connaissances actuelles assez étendues, pour établir un diagnostic certain sur l'état albumineux de l'urine, et il me semble convenable, dans les maladies où on l'observe, de baser le traitement sur d'autres indications.

Comme des détails ultérieurs sur des cas généraux seraient plus fatigans qu'intéressans pour le lecteur, je me contenterai de rapporter quelques exemples où la rechute a suivi de près la guérison du paroxisme, ainsi que d'autres, où son prompt retour a été la conséquence de causes faciles à expliquer, et qui pourront fournir des leçons instructives au médecin et au malade.

OBSERVATION VII.

J. L., âgé de 46 ans, artisan, poitrine arrondie, corpulent, d'un tempérament sanguin-nerveux, pléthorique, d'une constitution irritable; souvent dyspeptique et sujet à un écoulement hémorrhoïdal; habitudes de vie peu réglée et adonné autrefois à des excès. Son père et sa mère n'ont pas eu la goutte, mais la grand'mère de son père en fut affligée. Ce malade en fut attaqué, pour la première fois, à l'âge de 35 ans, au gros orteil de chacun des pieds successivement. Les articulations des pieds, les genoux, les mains et les coudes ont été entrepris dans les accès consécutifs. La maladie a graduellement augmenté sous les rapports de son intensité et de la fréquence de ses retours.

Je le visitai, pour la première fois, au mois de mars 1815. Il avait souffert, pendant cinq semaines, un accès cruel et il éprouvait encore une inflammation active à l'articulation du pied droit, à la main droite et au coude droit. D'autres parties avaient été antérieurement affectées. Il avait principalement employé les remèdes sudorifiques, une diète nourrissante, et des enveloppes de flanelle autour des parties. La langue est chargée; le pouls irritable; la peau relâchée; la figure fatiguée; l'urine d'une couleur naturelle, mais déposant un sédiment briqueté et muqueux: il y a constipation; les matières fécalés sont glaireuses et noirâtres; le système nerveux est dans un état d'irritation extrême. Pendant la plupart des nuits, la goutte l'a fait cruellement souffrir. J'ai adopté le traitement mentionné dans les observations qui précèdent, en le purgeant deux fois avec les pillules purgatives, et journellement par des doses de la potion: la nuit, je l'ai tranquillisé avec la pillule calmante. La lotion a procuré les effets auxiliaires les plus satisfaisans. Au bout d'une semaine, il est entré en convalescence, et j'ai discontinué mes visites, en lui recommandant de s'observer sévèrement sur le régime, de se défendre de l'humidité, etc., et en lui prescrivant, comme doux altérant, la pillule de Plummer, un apéritif amer chaque jour, ainsi que l'usage du bandade, du liniment et de la friction sur les parties affaiblies.

Satisfait de son amendement rapide, le malade a trop vîte compté sur sa guérison définitive, et négligeant le traitement méthodique auquel je l'avais soumis, il n'a pas craint de s'exposer, sans précaution, à l'humidité et au vent froid de l'est.

Au mois de mai, je l'ai trouvé souffrant de nouveau aux deux pieds et au genou. La douleur, l'abattement nerveux, le dérangement de l'estomac, et l'état morbide fort marqué des sécrétions, indiquaient, concurremment avec le teint *plombé* du malade, et une légère sensibilité dans la région hypochondriaque droite, l'existence d'une altération très-grande dans les fonctions du foie. Du reste, on ne découvrait aucun changement de structure.

Le premier traitement dont nous avons parlé ayant été répété, le malade entra bientôt en convalescence une seconde fois, et je lui prescrivis les moyens que je vais faire connaître. L'emploi du mercure comme altérant, avec l'apéritif amer, fut continué jusqu'au rétablissement, dans leur état naturel, des fonctions sécrétoires que devait indiquer le mieux être extérieur de la constitution. Je l'engageai aussi à régulariser soigneusement, et en tout temps, l'action des intestins, par les pillules purgatives, à prendre journellement, selon les fatigues qu'il essuierait, de deux à quatre verres de Porto vieux, ou de vin d'Espagne, à éviter les liqueurs fermentées, à ne manger de la viande qu'à un de ses repas, et à poursuivre avec attention, chaque matin, les lotions avec l'éponge, et la friction sur les membres inférieurs.

Il a retiré de grands avantages de tous ces moyens réunis. A l'époque actuelle, avril 1816, il existe un plus long intervalle de santé, entre ses attaques, qu'à aucune autre période des années dernières, et sa santé générale, ainsi que l'augmentation de vigueur de ses membres, lui causent une satisfaction complète.

Dans ce cas, nous avons la preuve qu'un état morbide des organes digestifs, et en particulier du foie, peut être la cause d'une rechute intense. Une exposition au froid, qui aurait été impunément supportée, si le rétablissement de la santé eût été parfait, a de nouveau excité la goutte.

La conclusion, qui se présente ici d'elle-même, est que le médecin ne doit jamais déclarer son malade guéri d'un accès, ou à l'abri du retour prochain et accidentel de ce même accès, tant que les fonctions digestives, dans l'acceptation la plus étendue de cette expression, ne sont pas revenues d'une manière permanente à leur état naturel.

OBSERVATION VIII.

D. S., âgé de 38 ans, poitrine arrondie, stature élevée; robuste et corpulent; d'un tempérament nerveux-sanguin, très-pléthorique : il s'est livré à des écarts de régime, buvant du vin et d'autres liqueurs avec excès. Son père a été cruellement tourmenté par la goutte. Il en fut attaqué pour la première fois au genou, à l'âge de 34 ans, et pendant le mois de juin. Il crut que c'était une foulure. Dans l'automne de la même année, il eut un second accès à l'articulation du gros orteil de la jambe de ce côté.

Depuis cette époque, jusqu'au moment où je le vis, sa goutte revint fréquemment, en augmentant chaque fois d'intensité. Les deux genoux et le pied furent entrepris. Je le visitai, pour la première fois, au mois de décembre 1814. Il avait une goutte cruelle aux pieds. Il avait été très-tourmenté par des crampes, et il assurait qu'elles se déclaraient ordinairement dans ses jambes, après un exercice fatigant, en marchant ou en dansant, après avoir porté des bas minces, et s'être arrêté avec une chaussure légère, sur un sol humide, ou enfin après s'être exposé à l'air froid de la nuit. Les mêmes causes lui faisaient ressentir des spasmes accidentels dans l'estomac. Le punch n'affectait pas sensiblement cet organe, quoique le malade lui fît le reproche d'avoir quelquefois occasionné un accès. Dans quelques-unes de ses attaques précédentes, il avait pris régulièrement de l'ellébore et du laudanum, et parfois des doses purgatives de calomélas. Ce traitement avait procuré du soulagement aux parties affectées, et avait diminué la longueur des paroxismes; mais quelquefois l'ellébore développait une grande chaleur inflammatoire dans l'estomac, et, ainsi que je l'ai dit, la goutte revenait promptement.

Actuellement il existe un grand dérangement des viscères; la langue est chargée; les intestins ne sortent de leur torpeur qu'au moyen de purgatifs, et les évacuations que produisent ces remèdes sont fétides et très-bilieuses; l'urine, d'une couleur foncée, dépose un sédiment briqueté fort abondant. Mon traitement ordinaire a été suivi d'un succès rapide, et j'ai quitté le malade en lui recommandant beaucoup de prudence et de ménagement.

Au mois de février 1815, s'étant exposé au froid, sans être bien couvert, il eut des frissons suivis d'une chaleur de la peau et d'un mal de tête, et la gorge s'ulcéra légèrement. La goutte ne tarda pas à survenir à un des pieds, puis à l'autre, mais non avec son intensité ordinaire. Le traitement antérieur général et local fut repris. Je vis le malade, pour la première fois, le 6 février, second jour de son attaque; et le 16, il était parfaitement rétabli. J'ai reconnu alors que ses sécrétions n'étaient pas devenues saines, d'une manière permanente, dans l'intervalle des deux accès. En conséquence, je poursuivis le plan ordinaire de remèdes toniques, jusqu'à ce que j'eusse obtenu ce résultat. Je fis connaître en même temps au malade qu'il était essentiel, pour sa guérison radicale, de s'astreindre à un régime stricte et prophylactique. Aujourd'hui, avril 1816, il me dit qu'il a échappé à la goutte et à tous ses maux. Il a régularisé l'action des intestins avec les pilules purgatives, et des circonstances accidentelles l'ayant parfois échauffé, il a pris aussi d'une solution de sulfate de magnésie dans de l'eau de menthe. Il a mis en usage, avec une grande exactitude, les lotions et les frictions du matin, et il attribue à ces moyens l'augmentation très-sensible de la force de ses membres, et la diminution de sa susceptibilité constitutionnelle aux variations de l'atmosphère.

Ce malade, jeune et robuste, aurait besoin de se soumettre exactement à un genre de vie très-réglé et à des exercices fatigans, pour combattre avec succès son état pléthorique, et prévenir les retours de la goutte.

OBSERVATION IX.

J. S., âgé de 43 ans, poitrine arrondie, d'une haute stature, robuste, corpulent et très-pléthorique, d'un tempérament nerveux-sanguin, sujet à une constipation habituelle, aux hémorroïdes, et parfois à la gravelle. Un long exercice le fait transpirer abondamment; il a commis des écarts de régime et a bu avec excès du porter, du vin et d'autres liqueurs. Ses exercices ont été irréguliers. Il y a sept ans qu'il demeure à Londres, et sa goutte est devenue plus intense et plus fréquente depuis qu'il a quitté son pays (1). Il a beaucoup souffert de la dyspepsie. Son père avait la goutte. Ce malade fut attaqué, pour la première fois, à l'âge de 28 ans, à l'articulation du gros orteil d'un de ses pieds; mais depuis, aucune partie de ses membres supérieurs et inférieurs n'a été à l'abri de l'affection. Douze mois ont été le plus long intervalle de santé entre deux accès, et quatre mois le plus court. La plus longue durée d'une at-

(1) L'augmentation de fréquence de l'affection, chez ce malade, ne doit pas être attribuée à cette circonstance seule, mais plutôt à la continuation ou à l'accroissement probables des mauvaises habitudes de vie, agissant concurremment avec la perte de l'air natal : on peut ajouter à ces causes la tendance certaine de la goutte à se développer de plus en plus dans la constitution, quand elle n'est pas combattue par un régime prophylactique approprié.

taque paraît avoir été de dix semaines, et la moindre de cinq ou six jours. Il a souvent été averti d'un accès par les symptômes d'une dyspepsie intense, d'une constipation très-opiniâtre, d'une urine peu abondante et très-foncée, d'un abattement d'esprit, d'un engourdissement dans les parties qui vont devenir le siége du mal; et, au moment de l'invasion, des crampes le font cruellement souffrir.

L'accès pour lequel je le vis la première fois, au mois de février 1815, existait déjà depuis sept semaines et se maintenait encore avec intensité dans diverses parties. Un froid humide avait été la cause excitante, et différens endroits avaient été entrepris dans l'ordre qui suit : le coude et le genou gauche, l'épaule, le coude et la main du côté droit. Il éprouvait chaque nuit, des douleurs intenses, de la fièvre, des crampes et des soubresauts violens. Il avait employé continuellement une température et des remèdes chauds pour produire la transpiration, mais sans aucun bon effet marqué, et avec un accroissement sensible de la faiblesse et de l'irritabilité des membres, accompagnées d'une langueur générale. La peau de la main semble brûlée par l'eau bouillante, et les doigts sont aussi débiles que s'ils étaient paralysés. Les sécrétions sont très-altérées. La langue est chargée; l'urine, peu abondante, contient un sédiment briqueté et muqueux, et les matières fécales sont glaireuses et bilieuses. L'irritation nerveuse et l'abattement d'esprit ne peuvent être plus grands.

Le traitement heureux d'une maladie aussi long-temps négligée, entretenue par un dérangement interne aussi considérable, et accompagnée de sympathies morbides anciennes et habituelles, offre une grande difficulté. On applique la lotion avec l'avantage le plus marqué sur les parties encore enflammées et sensibles. On prescrit cinq grains de pilules de calomélas composées, de deux nuits l'une, et les pilules ordinaires d'opium, selon que la douleur ou l'agitation l'exigeront. La liberté du ventre fut parfaitement connservée par la potion répétée trois fois par jour, et la diète qui, jusque-là, avait été trop fortifiante, devint alors simplement adoucissante. La convalescence s'annonça si rapidement, que le 8 février, on put permettre une augmentation d'alimens. L'urine avait repris son apparence naturelle, mais les intestins n'étaient pas encore dans un état convenable. On continua la pillule altérante, et à la première potion on en substitua une autre, avec l'infusion composée de rhubarbe et de colombo, la magnésie et la teinture de cardamomum. Les membres affaiblis et œdémateux (indépendamment des lotions ordinaires, et des frictions attentives qu'on pratique à leur surface), sont frottés avec parties égales du liniment camphré composé, et du liniment de savon composé, et on les entoure de bandes.

Le 14 et le 15, il sortit en voiture. A ma visite du 16, je trouvai qu'il s'était exposé à un air froid, avec trop peu de précaution, et qu'il commençait à en ressentir les fâcheux effets.

Le 17, il se plaignit d'avoir éprouvé des douleurs et de l'agitation pendant la nuit. Un genou et un pied étaient enflammés, et toutes les parties du pied affecté étaient en proie à des élancemens très-cruels. Le système nerveux se trouvait d'une sensibilité exquise, et l'esprit abattu du malade craignait le retour des souffrances. On reprit le premier traitement général et local; mais on jugea nécessaire, pour calmer la douleur et l'irritation, de donner, plus fréquemment qu'auparavant, des doses d'opium en pilules; néanmoins la quantité totale de ce médicament ne fut pas très-augmentée.

Actuellement le sédiment briqueté de l'urine a reparu en abondance, et les sécrétions alimentaires présentent une apparence morbide. On permet une diète très-légère, et l'usage des mêmes remèdes est continué. Quelques jours après, le sédiment briqueté de l'urine disparaît pour faire place à un autre sédiment blanchâtre : je fais l'analyse chimique de ce dernier, et je le trouve composé principalement de phosphate de chaux, de mucus, d'un peu de matière animale, et d'environ un quart de son poids d'acide urique. L'urine elle-même rougit le papier bleu. L'état des intestins s'améliore graduellement.

Le 28, il devient une seconde fois convalescent, et on a recours, de nouveau, à un traitement approprié, en rapport avec un changement favorable de circonstances L'état morbide de la sécrétion bilieuse réclamait encore l'attention, et dans cette vue, ainsi que pour améliorer les fonctions digestives en général, on ordonne, toutes les trois nuits, la pilule altérante de calomélas, et deux fois par jour, la mixture de colombo avec la cascarille et la rhubarbe. Le traitement local du 8 février est repris; mais l'on emploie alors le liniment stimulant dont il est parlé précédemment, attendu qu'il existe dans les parties si souvent affectées, une débilité telle qu'elles ont besoin d'une excitation artificielle. Je conseille au malade de ne manger qu'à un de ses repas de la viande d'une digestion facile, avec quelque légume de la saison, d'éviter les liqueurs fermentées et les spiritueux, et de boire, après son dîner, quelques verres de vieux vin d'Espagne.

Ces moyens sont couronnés de succès, et la santé générale étant rétablie, on régularise l'action des intestins avec les pilules purgatives, et l'on fait observer un régime très-exact. Les membres souffrent encore beaucoup de la faiblesse due à la négligence apportée jadis dans le traitement. Sur un sol inégal, les pieds tournent encore subitement (1),

---

(1) Il rapporte qu'en se levant le matin, son genou, en craquant avec une légère douleur, semble glisser hors de l'articulation. Dernièrement, sur le point de monter en voiture, il appuya un instant, par inadvertance, le poids de son corps sur ce membre seul, et il en ressentit consécutivement une vive douleur et une grande gêne.

avec une douleur excessive, et ce n'est qu'avec peine qu'il peut échapper à une chute immédiate. Le soir, les articulations des pieds sont fréquemment œdémateuses, et affectées d'un grand mal-aise et de quelques crampes. Douze mois se sont écoulés avant que j'aie eu occasion de revoir ce malade, et ma satisfaction n'a pas été médiocre de trouver qu'il était resté, depuis ce temps, presque entièrement à l'abri de la goutte, quoique ses membres ne fussent pas totalement rétablis. Il est vrai qu'il n'a pas continué avec persévérance les frictions et le reste du traitement. En conséquence, je lui ai recommandé l'emploi des moyens que nous avons indiqués, en les continuant avec une attention convenable, te en ajoutant encore au liniment la teinture de cantharides.

J'ai maintenant le plaisir d'annoncer (avril 1816), que ce mal a deagraduellement recouvré la force et l'aisance de ses membres, de la manière la plus avantageuse, et que tout annonce une guérison radicale.

OBSERVATION X.

Le cas suivant, offrant l'exemple le plus marqué d'une diathèse goutteuse acquise, me semble particulièrement intéressant, par l'instruction qu'on peut en retirer. Il prouve la disposition de cette maladie à jeter par degrés des racines plus profondes dans la constitution, lorsque, d'après la doctrine de Sydenham, on l'abandonne à son propre cours. Il montre aussi l'efficacité d'un traitement régulier, et la nécessité d'attentions très-suivies vers la fin du paroxisme, quelques favorables que puissent être les circonstances de la convalescence.

B. M., âgé de 41 ans, taille moyenne, poitrine arrondie, musculaire, est depuis quelques années disposé à la corpulence, d'un tempérament nerveux - sanguin et d'une forte constitution. Il n'est sujet à aucune maladie; la goutte est inconnue dans sa famille; habitudes de vie peu réglées, et nulle attention au régime : exercices irréguliers, mais forts et violens, particulièrement celui du cheval. Ce malade fut autrefois très-sujet à des hémorragies abondantes du nez. Sa première attaque de goutte eut lieu à 30 ans, au gros orteil d'un des pieds seulement. Il pensa que c'était une entorse. Les accès ne furent ni fréquens ni intenses pendant les cinq années suivantes. Dans les cinq dernières années, le plus long intervalle entre deux accès a été de huit mois; le plus court, de deux mois. Il n'a pas remarqué qu'aucun symptôme précurseur distinct annonçât ses attaques, mais il a trouvé qu'il acquérait de la corpulence, surtout à l'abdomen, et que, pendant l'été, il devenait pléthorique, d'une manière très-sensible.

Depuis trois ans, les paroxismes les plus violens ont eu lieu en novembre et en décembre, et ont duré, avec très-peu d'intermission de souffrances, jusqu'en mars. Dans quelques-uns de ses accès, il se reposait sur la nourriture seule, et sur les expédiens les plus simples pour régulariser l'action des intestins, instruit à penser que, pour la sûreté de la constitution, le cours de la goutte devait être encouragé et nullement troublé. Dans d'autres accès, cependant, à l'exemple de tous les goutteux qui sont très-portés aux extrêmes, et à faire trop ou trop peu, il avait recours à des méthodes nuisibles et irrégulières.

Dans la cinquième année de sa goutte, les pieds étant très-enflammés et douloureux, il les plongea dans l'eau froide pendant une demi-heure : il répéta ce bain local, dans le cours de la nuit; ce qui diminua beaucoup les symptômes. Peu d'instans après, l'estomac fut affecté de spasmes, mais les membres se trouvèrent tellement mieux le lendemain, qu'il put sortir de son lit et marcher. Un dérangement interne très-considérable succéda bientôt et dura le reste de l'année : l'estomac et le tube digestif devinrent aussi sujets, d'une manière alarmante, à des douleurs et à des spasmes accidentels.

Depuis ce temps, le paroxisme a été plus fréquent et plus violent. En 1814, l'attaque commença la première semaine de décembre, après deux mois d'exercices très-fatigans, et d'habitudes de vie irrégulières. Le jour précédent, il avait chassé très-long-temps, et il n'eut pas la précaution, en rentrant chez lui, de changer ses vêtemens qui étaient humides. Dans cet accès, il souffrit grandement de la fièvre et de l'irritation générales, ainsi que d'une douleur locale excessive. Les pieds, les genoux et les coudes furent affectés successivement. Il eut une transpiration abondante et un grand mal de tête. Les apéritifs ordinaires et le laudanum constituèrent le seul traitement. Il ne put se rétablir qu'au beau temps. Pendant le printemps et l'été, il prit chaque jour une cuillerée de crême de tartre dans un verre d'eau tiède ; mais, malgré cette attention constante sur l'action des intestins, et un soin bien plus considérable dans ses habitudes de vie, tant par rapport à la diète qu'à l'exercice, un accès violent n'en revint pas moins l'année suivante. Il passa bien son été, comme à l'ordinaire, jusqu'au mois de septembre, qu'il eut un léger retour de goutte à un pied, et en novembre, il en fut entrepris de nouveau avec intensité, tant un accès était impuissant pour empêcher la prompte manifestation d'un second. La fin de chaque paroxisme était accompagnée de spasmes très-violens, dans le genou surtout, mais aussi dans les pieds. Pendant cette attaque de novembre, les symptômes devinrent plus que jamais sévères et intraitables. Le malade prit du laudanum et des *gouttes noires* (Black-drop), à très-hautes doses, et n'en retira qu'un léger soulagement. Il eut des transpirations excessives et fréquentes, sans le moindre bon effet permanent. Le genou, alors le siége d'une douleur profondément située, fut fortement frictionné, avec un liniment d'huile d'olives et d'acide sulfurique, qui produisit des ampoules à la peau. Un soulagement très-marqué eut lieu dans les parties, mais quelques jours après, l'estomac et le tube intestinal devinrent cruellement et dangereusement affectés de vomissemens, d'obstructions et de spasmes violens, sans qu'on voulût considérer ces accidens comme les résultats de l'application. Ces symptômes cédèrent bientôt aux remèdes; cependant, la semaine suivante, les muscles du thorax et les vertèbres cervicales furent saisis d'une douleur atroce. Des vomissemens violens reparurent pendant deux jours: il y eut ensuite un intervalle de mieux; mais, la semaine d'après, une diarhée pénible commença le samedi et dura jusqu'au mercredi, en amenant une faiblesse excessive. Dès-lors il marcha progressivement vers la santé, quoique le défaut de forces fût très-considérable. Il vint à Londres au milieu de février 1816, et, durant la première semaine de mars, il fut attaqué par de vives douleurs au thorax, dans les vertèbres du cou et dans les épaules. Les pieds et les articulations des pieds furent très-promptement enflammés et cruellement entrepris: ensuite ce fut le tour des genoux et des coudes. On donna, pendant cette attaque, des purgatifs et quelques remèdes stomachiques. Nul retour de maladie interne. Le paroxisme, sous tous les rapports, fut beaucoup plus doux que celui de novembre dernier. Le rétablissement fut très-lent : dans l'été, il se trouva en bonne santé. Il prit régulièrement chaque matin, pendant tout le cours de cette saison, une cuillerée et demie à café de magnésie calcinée, qui agit bien sur les intestins, et qui lui donna lieu d'espérer sa guérison.

Tel était alors le caractère déterminé de la maladie chez cet individu, dont la constitution était irritable au plus haut point. Il était à peine possible de rencontrer une affection arthritique aussi difficile et aussi irritable.

Je vis ce malade, pour la première fois, au mois d'octobre 1816. Il fut, bientôt après, cruellement affecté, l'accès étant revenu un mois plutôt que les années précédentes. Le premier jour, l'articulation du pied gauche fut entreprise; le lendemain, ce fut le pied droit; trois jours après, le pied gauche fut attaqué avec une grande violence. J'adoptai ma méthode ordinaire de traitement avec un succès immédiat. Les symptômes, dans chaque partie, ne durèrent pas plus de deux jours, quoique la main eût été plus fortement affectée que dans aucune des occasions précédentes. Le malade employa la lotion sans discontinuer. Les parties internes n'éprouvèrent pas le moindre dégré de spasme ou de douleur.

Presque dans la première semaine, il commença à se croire convalescent. Cet amendement si favorable fut malheureusement interrompu. Pressé de sortir, le malade s'exposa un peu à l'air atmosphérique. Il retrancha une de ses couvertures de nuit, et un des jours les plus froids du mois de novembre, qu'il devait prendre un purgatif mercuriel, il se rendit de très-grand matin dans son salon, fort légèrement vêtu. Tout-à-coup l'estomac, les intestins et les reins, furent affectés de spasmes, de douleurs intenses, et les symptômes se succédèrent avec la plus grande rapidité. Le pouls était faible, et cet accès reconnaissait évidemment une cause spasmodique. Il céda aux fomentations externes, aux purgatifs et aux anti-spasmodiques. Le malade, rétabli des accidens sérieux qu'il venait d'essuyer, s'exposa de nouveau, vers le soir, à l'impression très-contraire pour son état, d'un brouillard épais et d'un vent perçant du nord-est, malgré la grande susceptibilité nerveuse qu'il se connaissait, et pendant qu'il faisait usage du remède altérant. Une rechute intense et très-longue en fut la suite et mes visites; qui avaient été interrompues, devinrent alors régulières. La sévérité des symptômes fut heureusement combattue par le traitement qui procura du sommeil et du soulagement, au milieu de ces souffrances atroces : trois ou quatre cents gouttes de laudanum, administrées à de courts intervalles, n'avaient pu faire obtenir de semblables avantages. Dans aucun cas, je n'ai été témoin d'un dépôt aussi constant et aussi excessif de sédiment briqueté, ni d'un état d'altération aussi complet des sécrétions alimentaires.

Les indications suivantes prouvèrent que dans ce cas, la goutte reconnaissait pour véritable cause une maladie du foie : outre les symptômes dont j'ai déjà parlé, la douleur de l'hypocondre droit augmentait par une forte compression des côtes; le teint était très-jaune et la langue toujours chargée. Néanmoins l'appétit avait à peine souffert d'interruption. Il serait superflu d'entrer dans d'autres détails sur les progrès de la guérison. J'adoptai les principes ordinaires de conduite dans le traitement des affections du foie, apportant seulement une attention très-grande dans l'usage du mercure, par les raisons que j'ai fait connaître. La potion purgative diurétique fut régulièrement prise deux fois par jour, et ensuite une fois par jour pendant un long-temps ; la dose de la préparation acétique de colchique était d'un gros et demi. Elle ne produisit pas une seule fois des nausées ou d'autres accidens. On imaginera facilement que quelques douleurs chroniques des membres et et une certaine gêne dans les mouvemens aient suivi une affection des viscères aussi déterminée ; mais la comparaison qu'établissait le malade entre les souffrances de ses précédens accès et celle de ce dernier, malgré les accidens qu'il s'était attirés par ses imprudences, était tellement en faveur de celui-ci, qu'il ne parlait qu'avec la plus grande satisfaction de tous les remèdes qu'on lui avait prescrits.

Nul autre cas ne pourrait mieux démontrer l'innocuité de la lotion, quelque usage illimité que l'on en fasse, puisquè la constitution de ce sujet avait montré souvent de la tendance à la rétrocession, et même avait souffert quelques attaques. Après plusieurs contre-temps, les progrès de l'amendement devinrent à la fin parfaitement favorables, et à nulle autre période, le malade ne s'est senti plus exempt de la goutte que depuis quelques mois. Il s'est exposé impunément, en diverses occasions, à l'influence de causes nuisibles. On l'a engagé à suivre exactement tous les points du régime prophylactique, à prendre constamment le lait d'ânesse et quelque doux remèdes altérans, afin d'améliorer, autant que les moyens thérapeutiques le permettent, l'état du foie et des fonctions qui en dépendent.

En observant ces règles, il est à l'abri de craintes sérieuses à l'égard des rechutes. Si la goutte revient, il sait, par expérience, que les symptômes douloureux peuvent être aisément combattus, et il espère, d'après son rétablissement actuel, que des soins pourront détruire la tendance de sa constitution aux accès arthritiques.

Je n'ai pas restreint trop sévèrement son régime, et je lui ai permis de boire, en petite quantité, du porto, du madère, ou du vin d'Espagne.

J'ai l'intime conviction que, par l'observance convenable du régime prophylactique, l'issue future de ce cas sera entièrement satisfaisante.

OBSERVATION XI.

L'exemple suivant est remarquable par la fréquence des attaques, quoique la diathèse goutteuse fût entièrement acquise, et qu'elle dépendît principalement de l'influence d'un état morbide du foie. Il nous prouve que dans ces circonstances, la seule méthode pour guérir la goutte, est d'adopter le traitement le plus propre à rétablir l'action saine du foie et des fonctions digestives en géneral. Il démontre en outre que l'action de la goutte, quoique non combattue par aucun traitement, est un rémède curatif entièrement inconvenant pour un tel dérangement interne, et que cette action ne sert en apparence qu'à harasser et à abattre les forces de la constitution.

S. J., âgé de 40 ans, stature et corpulence moyennes, non très-pléthorique, d'un tempérament sanguin-nerveux, offre une grande diathèse bilieuse. Il y a dix-sept ans qu'il éprouva la fièvre jaune dans un climat chaud, et il ne s'en est jamais parfaitement rétabli. Depuis, il a essuyé un ictère intense. Ses habitudes de vie sont modérées; il est en général sédentaire, et il aime la solitude: la goutte est inconnue dans sa famille. Sa première attaque eut lieu au mois de janvier 1814, au gros orteil d'un des pieds seulement. Il a eu, depuis, cinq paroxismes réguliers. Il a passé deux hivers à Paris, sans retirer aucun avantage du climat de cette ville, par comparaison avec celui de Londres. Ses attaques sont toujours violentes. Dans le quatrième accès, les pieds et les mains ont été affectés. Il a ordinairement adopté un traitement simple, et pendant ces deux premières attaques, il n'a fait d'autre remède que de recouvrir les parties de flanelle.

Dans un paroxisme, il prit de la magnésie à très-hautes doses; elle agit avantageusement comme purgatif; mais quand il la discontinua, il resta de la constipation.

Il s'est plaint parfois d'une grande débilité de l'estomac, qui, d'après lui, est accompagnée de frissons, de froid aux extrémités, d'un pouls faible, d'un abattement très-grand d'esprit, d'un manque total d'appétit, et d'une sorte de désir instinctif, (contraire à ses habitudes) de prendre quelques liqueurs spiritueuses. Quand il s'est trouvé dyspeptique et atteint de symptômes bilieux, il s'est plaint aussi de la sensation ordinairement appelée *celle des épingles et des aiguilles*, dans les jambes surtout, et plus légèrement dans les bras.

Pendant son troisième accès, ayant une douleur violente, de l'inflammation et du gonflement dans un des pieds, il se mit un quart d'heure dans un bain très-chaud à 95°, qui diminua beaucoup, pour l'instant, l'intensité des souffrances ; mais lorsqu'il en sortit, la douleur revint avec une augmentation d'action ; et cet accès fut d'une durée plus prolongée, et produisit plus d'œdème et de faiblesse des membres qu'aucun des précédens.

Je fus consulté par ce malade au mois de janvier 1817, époque à laquelle la goutte avait d'abord affecté les pieds à la manière ordinaire, et ensuite les mains. En outre, le teint était très-jaune, la langue chargée ; il y avait perte d'appétit, abattement de courage ; l'urine, d'une couleur foncée, déposait un sédiment briqueté ; les matières fécales verdâtres indiquaient, sous tous les rapports, un dérangement bilieux, et l'hypocondre droit était également sensible à la pression. Je prescrivis des doses purgatives répétées de calomélas et de coloquinte, la potion avec le colchique, et la lotion évaporatoire, jusqu'à la disparition de tous les symptômes aigus. Le secours du narcotique ne fut nécessaire qu'une seule nuit. Le malade assure que la lotion diminua promptement la douleur, la chaleur et les pulsations des parties, et qu'il trouva bientôt ses pieds sensiblement fortifiés par son usage. Il n'éprouva pas ensuite l'œdème et la débilité des articulations des pieds, qui, dans les occasions antérieures, l'avaient rendu très-infirme. On lui fit éponger ces parties le matin, pendant toute la période de la convalescence, avec de l'eau salée tiède; le jour, il les entourait de bandes; et le soir, il se servait d'un liniment stimulant. Ces moyens, unis à de douces préparations mercurielles prises à l'intérieur comme correctifs, à la potion stomachique que nous avons indiquée, et au lait d'ânesse soir et matin, produisirent les meilleurs effets.

Une grande persévérance dans ce traitement, et une stricte attention au régime général, dissipèrent graduellement l'ictère et la sensibilité à la pression qui existait dans la région du foie; l'appétit revint, et le malade finit par retrouver l'énergie et la santé.

OBSERVATION XII.

Un homme âgé de 48 ans, d'un tempérament sanguin-nerveux, et d'une diathèse très-bilieuse, affecté d'une goutte héréditaire, et en ayant essuyé de fréquens accès depuis dix ans, fut attaqué de symptômes aigus intenses aux deux pieds et à un genou. Quelques jours auparavant, le second orteil d'un des pieds avait accidentellement souffert une très-forte pression d'une botte nouvelle, et il en était résulté de la douleur et de la tuméfaction. Au moment où l'inflammation se déclara dans les autres parties, les tégumens de l'orteil recouvraient évidemment un abcès, et l'ouverture qu'on y fit donna lieu, par la pression, à l'écoulement d'une quantité considérable de matière coagulée, mêlée de particules d'une substance calcaire. Son examen chimique présenta des résultats absolument semblables à ceux que j'ai déjà fait connaître dans un des cas précedens. L'un des doigts, dont les gaines tendineuses étaient depuis long-temps épaissies sous l'influence d'une lésion externe, devint, pendant ce paroxisme, plus tuméfié qu'à l'ordinaire, et tellement distendu à son côté palmaire, que le toucher y fit distinguer la présence d'un fluide. La ponction en fit sortir une grande quantité de sang et un peu de pus coagulé. Les propriétés de ce pus se trouvèrent absolument les mêmes que celles de la matière de l'abcès. Le doigt épaissi, qui avait été long-temps privé de la liberté des mouvemens, fut traité avec le plus heureux succès par l'emplâtre de mercure et de savon pendant le jour, et par une application mercurielle pendant la nuit. Quant à l'orteil, il fut bientôt guéri avec des moyens simples. L'inflammation goutteuse des pieds et du genou céda très-favorablement à l'influence combinée des purgatifs mercuriels, de la potion avec le colchique, des pilules d'opium cru et d'antimoine, et du libre usage de la lotion évaporatoire.

J'ai offert cette courte esquisse pour rapporter un second exemple de l'inflammation arthritique allant jusqu'à la suppuration. Ici, comme dans l'observation XI, les tégumens communs furent le siége de l'abcès. Dans l'orteil, qui fut lésé par une violence externe, nous pouvons croire que l'inflammation ordinaire se joignait à l'inflammation goutteuse. Toutefois, il paraît certain que dans la goutte, lorsque les vaisseaux capillaires sont excités par une cause quelconque à cette augmentation d'action analogue à l'action suppurative, la sécrétion d'urate de soude en est le résultat consécutif.

Dans le cas présent, durant tout le cours des symptômes inflammatoires, l'urine déposa une quantité excessive de sédiment briqueté, et elle était chargée de beaucoup d'urée. Les matières fécales contenaient de la bile altérée ; l'hypocondre droit était très-sensible, et douloureux même à la pression ; et tous ces symptômes indiquaient évidemment un état morbide du foie, et la nécessité d'un traitement altérant.

Ce malade n'avait jamais apperçu précédemment aucun signe de concrétion d'urate de soude, quoique, pendant le paroxisme, le sédiment briqueté fût toujours abondant dans l'urine : ce sédiment s'éleva à un degré extrême durant toute la période d'inflammation. Il me rapporta que dans des accès antérieurs, qui n'avaient pas commencé avec plus de violence que celui-ci, il avait souffert bien plus cruellement et bien plus long-temps. A l'époque de la convalescence, je conseillai l'usage des remèdes altérans pendant plusieurs semaines, avec le lait d'ânesse à hautes doses, et je fis appliquer sur la partie sensible de la région hypocondriaque droite, l'emplâtre de mercure ammoniacal, étendu sur de la peau.

FIN DU TOME I.

www.ingramcontent.com/pod-product-compliance
Ingram Content Group UK Ltd.
Pitfield, Milton Keynes, MK11 3LW, UK
UKHW020313200726
13857UKWH00001B/160